Transtornos de Ansiedade

Transtornos de Ansiedade

2ª Edição

Luiz Alberto B. Hetem
Psiquiatra. Doutor em Saúde Mental pela
Faculdade de Medicina de Ribeirão Preto da Universidade de São Paulo.
Pós-doutorado na Unidade INSERM 405 –
Serviço de Psiquiatria do Hospital Civil de Strasbourg – França.

Frederico Guilherme Graeff
Professor-Titular Aposentado da Universidade de São Paulo
(Câmpus de Ribeirão Preto)

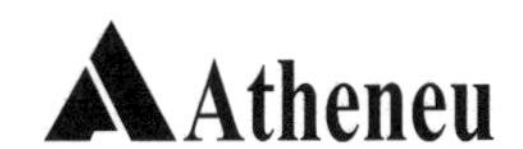

EDITORA ATHENEU

São Paulo — Rua Jesuíno Pascoal, 30
Tel.: (11) 2858-8750
Fax: (11) 2858-8766
E-mail: atheneu@atheneu.com.br

Rio de Janeiro — Rua Bambina, 74
Tel.: (21)3094-1295
Fax: (21)3094-1284
E-mail: atheneu@atheneu.com.br

Belo Horizonte — Rua Domingos Vieira, 319 — conj. 1.104

CAPA: Paulo Verardo
PRODUÇÃO EDITORIAL: Equipe Atheneu

Dados Internacionais de Catalogação na Publicação (CIP)
(Câmara Brasileira do Livro, SP, Brasil)

Transtornos de ansiedade / [editores-chefe] Frederico Guilherme Graeff, Luiz Alberto B. Hetem. -- 2. ed. -- São Paulo : Editora Atheneu, 2012.

Vários colaboradores.
Bibliografia.
ISBN 978-85-388-0328-7

1. Ansiedade 2. Psiquiatria I. Hetem, Luiz Alberto B. II. Graeff, Frederico G.

12-11660 CDD-616.85223
NLM-WM 172

Índices para catálogo sistemático:

1. Ansiedade: Transtornos : Neuropsiquiatria: Medicina 616.85223
2. Transtornos de ansiedade: Neuropsiquiatria: Medicina 616.85223

HETEM, L. A. B.; GRAEFF, F. G.
Transtorno de Ansiedade – 2ª edição

Colaboradores

Albina Rodrigues Torres

Psiquiatra. Doutora em Psiquiatria pela Universidade Federal de São Paulo (UNIFESP). Pós-Doutora pela Universidade de Londres, King's College, Inglaterra. Professora de Psiquiatria da Faculdade de Medicina de Botucatu, Universidade Estadual Paulista (UNESP). Coordenadora do Ambulatório de Transtornos Ansiosos e Obsessivo-Compulsivos (PROTOC) da FMB-UNESP.

Antonio Egidio Nardi

M.D., Ph.D. Professor-Titular da Faculdade de Medicina, Instituto de Psiquiatria, Universidade Federal do Rio de Janeiro (UFRJ).

Antonio Waldo Zuardi

Psiquiatra, Professor-Titular de Psiquiatria do Departamento de Neurociências e Ciências do Comportamento da Faculdade de Medicina de Ribeirão Preto da Universidade de São Paulo (USP).

Cristina Marta Del-Ben

Professora-Associada do Departamento de Neurociências e Ciências do Comportamento da Faculdade de Medicina de Ribeirão Preto da Universidade de São Paulo (USP).

Dinarte Ballester

Psiquiatra, Doutor em Psiquiatria e Psicologia Médica da Unifesp, Assessor-Técnico em Saúde Mental, Sistema de Saúde Mãe de Deus.

Francisco S. Guimarães

Professor-Titular de Farmacologia da Faculdade de Medicina de Ribeirão Preto da Universidade de São Paulo (USP).

Hélio Zangrossi Jr.
Professor-Doutor do Departamento de Farmacologia da Faculdade de Medicina de Ribeirão Preto da Universidade de São Paulo (USP). Pós-Doutor pela Faculdade de Filosofia, Ciências e Letras de Ribeirão Preto, USP e pela University of Otago, Nova Zelândia.

Heloisa Helena Ferreira da Rosa
Psicóloga Clínica Analítico-Comportamental.

Jair Barbosa Neto
Mestre e Doutorando em Psiquiatria pelo Departamento de Psiquiatria da Escola Paulista de Medicina (UNIFESP).

José Alexandre Crippa
Professor-Associado de Psiquiatria, Departamento de Neurociências e Ciências do Comportamento da Faculdade de Medicina de Ribeirão Preto da Universidade de São Paulo (USP).

Luis Fernando Tófoli
Psiquiatra, Doutor em Psiquiatria pela Faculdade de Medicina da Universidade de São Paulo (FMUSP). Professor-Adjunto do Curso de Medicina e do Programa de Pós-Graduação em Saúde da Família da Universidade Federal do Ceará, Campus de Sobral.

Marcelo Feijó de Mello
Professor-Adjunto do Departamento de Psiquiatria da Escola Paulista de Medicina (UNIFESP).

Marco Antonio Alves Brasil
Professor-adjunto da Faculdade de Medicina da UFRJ, chefe do Serviço de Psiquiatria e Psicologia Médica do HUCFF-UFRJ.

Marcos Hortes N. Chagas
Psiquiatra-Assistente, Mestre em Neurociências pela Faculdade de Medicina de Ribeirão Preto, Universidade de São Paulo (FMUSP).

Maria de Lourdes Felix Gentil
M. Phil. em Psicologia, Instituto de Psiquiatria, Universidade de Londres. Psicoterapeuta (psicoterapia dinâmica) em clínica particular.

Maria Silvia Lopes Figueiredo
Psiquiatra. Mestre em Saúde Mental pela Faculdade de Ciências Médicas da Unicamp. Supervisora do Programa de Transtornos de Ansiedade do Serviço Ambulatorial de Clínica Psiquiátrica do Hospital das Clínicas da Faculdade de Medicina de Ribeirão Preto da Universidade de São Paulo (USP).

Mário Eduardo Costa Pereira

Psiquiatra. Psicanalista. Professor-Titular em Psicopatologia Clínica pela Universidade de Aix-Marselha I (França). Professor do Departamento de Psicologia Médica e Psiquiatria, Unicamp. Diretor do Laboratoire de Psychanalyse et Psychopathologie Clinique da Universidade de Aix-Marselha I . Doutor em Psicopatologia Fundamental e Psicanálise pela Universidade Paris 7.

Mary Sau Ling Yeh

Médica-Assistente do Programa de Atendimento e Pesquisa em Violência (PROVE) da Universidade Federal de São Paulo (UNIFESP). Mestre em Ciências pela UNIFESP.

Michelle Nigri Levitan

Psicóloga, mestre em Saúde Mental. Instituto de Psiquiatria da Universidade Federal do Rio de Janeiro (UFRJ).

Ricardo Uchida

Psiquiatra. Mestre e Doutor em Saúde Mental pela Faculdade de Medicina de Ribeirão Preto da Universidade de São Paulo (USP). Coordenador da Equipe de Psiquiatria Geral de Adultos do Centro de Atenção Integral á Saúde Mental (CAISM) da Santa Casa de São Paulo. Professor-Assistente do Programa de Pós-Graduação em Ciências da Saúde da Faculdade de Ciências Médicas da Santa Casa de São Paulo.

Roseli Gedanke Shavitt

Psiquiatra. Pós-Doutor pelo Departamento de Psiquiatria da Faculdade de Medicina da Universidade de São Paulo (FMUSP). Coordenadora do Programa Transtornos do Espectro Obsessivo-Compulsivo (PROTOC) do Instituto de Psiquiatria do Hospital das Clínicas da Faculdade de Medicina da Universidade de São Paulo (IPq-HCFMUSP).

Sandra Fortes

Psiquiatra, Professora-Adjunta de Saúde Mental e Psicologia Médica da Faculdade de Ciências Médicas da Universidade do Estado do Rio de Janeiro (UERJ). Coordenadora do Núcleo de Saúde Mental, Policlínica Piquet Carneiro, UERJ. Coordenadora do LIPAPS – Laboratório Interdisciplinar de Pesquisa em Atenção Primária à Saúde, CBio, UERJ.

Saulo Castel

Psiquiatra. Diretor do Serviço de Internação, Departamento de Psiquiatria, Sunnybrook Health Sciences Centre, Toronto, Ontário, Canadá. Diretor de Educação Médica e Pesquisa, Ontario Shores, Centre for Medical Sciences, Whitby, Ontário, Canadá. Professor-Assistente, Departamento de Psiquiatria, Faculdade de Medicina, Universidade de Toronto, Toronto, Ontário, Canadá.

Valentim Gentil

Ph.D., Instituto de Psiquiatria, Universidade de Londres. Professor-Titular de Psiquiatria, Faculdade de Medicina da Universidade de São Paulo (FMUSP).

Vera Regina Lignelli Otero

Psicóloga Clínica Analítico-Comportamental.

Dedicatória

À Cristina, Mariana e Mateus,
razão do meu viver.

L.A. Hetem

Prefácio à 2ª edição

Nas duas últimas décadas, o Brasil passou por um processo de urbanização crescente, com avanços científicos e tecnológicos sem precedentes. Contudo, vivemos numa sociedade competitiva, com níveis epidêmicos de violência e condições de salário, moradia e transporte nem sempre condizentes com as necessidades humanas. Não é por acaso que os transtornos mentais contribuem com 18% da carga das doenças no Brasil devido à sua incidência e prevalência, e da forma como impactam a capacidade funcional e a qualidade de vida das pessoas.

A ansiedade é condição essencial dessa equação por ser, com frequência, o primeiro sinal de alerta de que algo não está bem na vida de uma pessoa, seja por conflitos internos, seja pelas pressões sociais e ambientais que fazem parte da vida moderna. A ansiedade está aumentando no tempo? A ansiedade é o grande mal do século? Estamos predestinados a ser ansiosos?

O livro fornece uma contribuição importante para se conhecer a história, as teorias que explicam a função da ansiedade na humanidade e suas fronteiras entre o normal e o patológico. O leitor vai encontrar nele uma descrição precisa das tendências atuais para um diagnóstico acurado dos diversos transtornos de ansiedade e das reações a situações traumáticas. O livro explora as conexões etiológicas da ansiedade com a genética, a contribuição das neurociências para se compreender sua fisiopatologia e resume os principais tratamentos medicamentosos e psicológicos disponíveis e com eficácia comprovada na prática clínica.

O conteúdo do livro é resultado de uma interação harmoniosa entre um clinico preparado (Luiz Alberto Hetem) e um pesquisador renomado (Frederico Graeff). Esse casamento profícuo propiciou um livro que reflete o que há de melhor na psiquiatria brasileira contemporânea. A combinação das habilidades de cada editor permitiu uma compilação ampla de conhecimento clínico e de bancada, em sintonia fina com o que há de mais sólido na produção científica internacional.

O livro poderá ser de interesse tanto dos profissionais que atuam na clínica geral ou especializada quanto dos aficionados no desvendamento do comportamento humano.

São Paulo, setembro de 2012

Prof. Jair de Jesus Mari,
Professor-Titular do Departamento de Psiquiatria
da Universidade Federal de São Paulo (Unifesp).

Apresentação

"Há uma luz no túnel dos desesperados,
há um cais de porto para quem precisa chegar"
Herbert Vianna, "Lanterna dos afogados"

Sete anos se passaram desde a publicação do *Transtornos de ansiedade*. Sua boa aceitação no meio acadêmico e a utilidade como obra de consulta do clínico na prática cotidiana justificaram uma nova edição revista e ampliada. O volume e a renovação do conhecimento aumentam de maneira exponencial nos tempos atuais, mas nem tudo o que parece avanço o é de fato. Muitos modismos já foram inclusive deixados para trás nesse período. Como professores que somos, consideramos nosso dever analisar os dados disponíveis, separar o joio do trigo e divulgar da melhor maneira possível o resultado desse trabalho.

Para isso, reordenamos o conteúdo do livro de modo a que ficasse mais compacto e de fácil leitura. Na Parte 1, as mudanças no conceito de ansiedade e a classificação dos transtornos de ansiedade são abordadas em três capítulos, um dos quais inexistente na edição anterior. A Parte 2 apresenta e analisa os modelos experimentais de ansiedade, em animais e em seres humanos, de forma palatável para os leitores não familiarizados com o assunto. Os capítulos da Parte 3 tratam dos diversos transtornos de ansiedade e, nesta edição, cada um acrescenta informações sobre genética, epidemiologia e um caso clínico ilustrativo dos quadros discutidos. Na Parte 4 são apresentadas as comorbidades mais comuns com os transtornos de ansiedade: depressão e abuso de álcool e de outras substâncias. Finalmente, o capítulo da Parte 5 aborda o impacto dos transtornos de ansiedade na Saúde Pública, discutindo sua ocorrência e manejo nos serviços de atenção primária.

Nosso objetivo não mudou. Esperamos com essa segunda edição oferecer ao leitor informação atualizada, objetiva e estruturada sobre os transtornos de ansiedade, acreditando que, de alguma forma, isso repercutirá na atenuação do sofrimento dos pacientes, frequentemente incompreendidos, até mesmo pelos familiares.

Este livro é primariamente dirigido a psiquiatras, mas poderá interessar a colegas de outras especialidades e àqueles que trabalham com saúde da família. Isso porque, seguramente, todos examinam pacientes ansiosos e com transtornos de ansiedade na sua prática cotidiana, provavelmente com frequência maior do que imaginam.

Quanto mais preciso o diagnóstico, mais adequado o encaminhamento terapêutico e maiores as chances de recuperação. Nunca é demais lembrar que os transtornos de ansiedade são comuns e limitantes, prejudicando o desempenho social, familiar, acadêmico e profissional, mas têm (todos, sem exceção) tratamento eficaz, sendo suas metas a remissão, a remissão sustentada e a recuperação. Há luz no túnel dos desesperados, cada vez mais intensa.

Não poderíamos encerrar esta Apresentação sem uma palavra de agradecimento aos colaboradores e à equipe da Editora Atheneu. No total, desde a concepção até a publicação, foram dezoito meses de trabalho intenso. Somos muito gratos pelo empenho e pela paciência de todos, que, sem dúvida alguma, foram responsáveis pela qualidade do material aqui compilado.

São Paulo, setembro de 2012

Luiz Alberto B. Hetem

Frederico G. Graeff

Sumário

PARTE 1 - CONCEITO E CLASSIFICAÇÃO

PARTE 2 - MODELOS EXPERIMENTAIS

PARTE 3 – DIAGNÓSTICO E TRATAMENTO

PARTE 4 – PRINCIPAIS COMORBIDADES

PARTE 5 – SAÚDE PÚBLICA

Parte 1

Conceito e classificação

1

Mudanças no conceito de ansiedade

Mário Eduardo Costa Pereira

INTRODUÇÃO

O estudo das transformações do conceito de ansiedade é tarefa que ultrapassa em muito as fronteiras da psiquiatria. Condição afetiva de difícil delimitação teórica, a ansiedade – ou angústia (termos que adotaremos como sinônimos, por motivos que serão esclarecidos mais adiante) – é um antigo objeto do interesse do pensamento ocidental, com profundas raízes tanto na tradição médica quanto na tradição filosófica. No século XX, essas duas vertentes principais de abordagem racional da angústia se entrecruzarão precisamente no campo da psiquiatria. A elas se somará o aporte da teoria freudiana, configurando o panorama das três grandes visões contemporâneas sobre os fenômenos ansiosos em voga na psiquiatria: a empírico-experimental, a fenomenológico-existencial e a psicanalítica. Em grande parte, a história atual da psiquiatria articula-se em torno de um grande esforço para superar os impasses criados pela irredutibilidade de cada uma dessas perspectivas teóricas, mediante a criação de um campo mínimo de entendimento ao menos quanto à descrição dos fenômenos.

Assim, a angústia, como afeto universal e diretamente ligado à própria condição humana, coloca um desafio para o campo da psicopatologia. Trata-se de abordar esse fenômeno fundamental com todo o rigor metodológico e conceitual, evitando os reducionismos explicativos, mas sem perder de vista a dimensão da prática clínica e do sofrimento concreto dos que a experimentam de forma excessiva ou inapropriada.

Neste trabalho, procuraremos examinar criticamente a evolução das concepções psiquiátricas sobre os fenômenos ansiosos de modo a que se possa compreender mais claramente as grandes questões contemporâneas a eles relacionadas. Não se tem a pretensão de apresentar aqui uma abordagem completa ou definitiva desse tema tão complexo. Num âmbito mais restrito, nossa tarefa estará realizada se a leitura deste texto permitir uma delimitação crítica dos principais problemas em jogo no processo diagnóstico e de conceituação psicopatológica da angústia, tal como estes se apresentam concretamente em nosso contexto psiquiátrico atual.

Para tanto, começaremos pela retomada das principais linhas de desenvolvimento do "conceito da angústia" no pensamento ocidental, para situar a psiquiatria como disciplina médica que se inscreve, a partir de um determinado momento histórico, em uma longa tradição de reflexões e de práticas – muito diversas – endereçadas a esse fenômeno maior da vida afetiva. Em seguida, trataremos da especificidade da abordagem psiquiátrica desse tema, focalizando essencialmente o momento histórico crucial da construção do diagnóstico de "neurose de angústia", no fim do século passado. Serão discutidos alguns dos pontos decisivos nas transformações dessa entidade nosológica, tanto do ponto de vista diagnóstico quanto conceitual. Finalmente, o estudo da criação da categoria de "transtorno de pânico" e da reorganização radical que esta impôs à compreensão dos fenômenos ansiosos permitirá melhor delimitação do campo problemático no qual esses se inscrevem atualmente.

A ANGÚSTIA E O NEGATIVO: A ANGÚSTIA NA TRADIÇÃO DO PENSAMENTO OCIDENTAL

O surgimento da concepção de uma clivagem radical inscrita no coração da subjetividade foi, sem dúvida, a condição essencial para que o pensamento ocidental tivesse podido, um dia, colocar-se o problema da angústia. Isso implica dizer que o conceito de "angústia" não existiu desde sempre e, para ser plenamente situado, exigiria uma perspectiva histórica ou mesmo arqueológica na acepção de Michel Foucault. Infelizmente, não dispomos ainda de uma "história da angústia" suficientemente consolidada, dado que algumas das questões mais prementes com as quais depara a psicopatologia atual parecem exigi-la dramaticamente. O monumental livro de Jean Delumeau, *La peur en Occident* (1978), que trata das relações dos fenômenos ansiosos com a cultura de um ponto de vista histórico, constitui, sem dúvida, uma das maiores contribuições nesse sentido. No Brasil, devemos mencionar a tese de livre-docência do professor Isaías Pessotti, publicada em 1978, que trata especificamente do tema.

Como mostra Jean-Pierre Vernant, para o homem da Grécia antiga, a ideia de uma clivagem irredutível no sujeito ainda não se colocava. Inteiramente constituído por e na realidade concreta de suas obras e pelo valor de seus feitos, o homem grego concebia-se numa abertura total sobre o mundo. Tratava-se da concepção de um *eu* "nem delimitado, nem unificado", que se manifestava não por uma psicologia interior, mas pela honradez e nobreza de seus atos:

> O indivíduo projeta-se e também se objetiva naquilo que cumpre efetivamente, no que realiza: atividades ou obras que lhe permitem compreender a si mesmo, não em potência, mas em ato, *enérgeia*, e que nunca está em sua consciência. (Vernant, J-P. *L'individu, la mort et l'amour: soi-même et l'autre em Grèce ancienne*, 1989, p. 224-5)

O termo "eu" aqui empregado deve, portanto, ser compreendido na dimensão específica que J-P. Vernant lhe concede:

(...) o conjunto das práticas e das atitudes psicológicas que dão ao sujeito uma dimensão de interioridade e de unicidade, que o constituem por dentro de si como um ser original, único, um indivíduo singular cuja natureza autêntica reside inteiramente no segredo da sua vida interior, no cerne de uma intimidade à qual ninguém, fora ele, pode ter acesso, pois ela se define como consciência de si mesmo. (p. 215-6)

Ou seja, trata-se de um fenômeno constituído histórica e antropologicamente e não de um *a priori* fixo e universalmente necessário para o funcionamento psíquico humano.

A individualidade grega cumpria-se no ideal do herói homérico, daquele que é medido segundo o prestígio de suas façanhas. Ora, esse ser constituído nas e pelas realizações concretas de sua existência e totalmente aberto ao mundo não tinha de conceber uma cisão insuperável dentro de si uma vez que, como diz Vernant, a própria ideia de um "interior de si" não fazia nenhum sentido: "Sua consciência de si não é reflexiva, dobra sobre si mesmo, enclausuramento interior, face a face com a própria pessoa: ela é existencial" (idem, p. 225). Nesse estranho "existencialismo" em que o homem grego se colocava, a possibilidade de conceber a angústia como objeto conceitual se via afastada. A *Retórica*, de Aristóteles, fornece uma surpreendente confirmação dessa ideia, uma vez que nesse texto fundamental sobre as "paixões", apenas o *temor* (*Phobos*) entra em pauta e é concebido como um estado particular da alma, quando esta se encontra em relação direta com um objeto em si mesmo assustador ou com uma situação objetiva de perigo.

Nesse sentido, Jacqueline de Romilly, estudando o medo e a angústia no teatro de Ésquilo, ressalta que, na obra do grande tragedista, há a evocação de diferentes tipos de temor: do castigo, do sofrimento, da desonra, da ira de um deus terrível ou, simplesmente, do fracasso. Em suma, para Ésquilo, a angústia é antes de tudo *o temor de alguma coisa portadora de infortúnio*. Trata-se da ideia de um temor relacionado à percepção ou à previsão da vontade dos deuses, uma vez que nenhuma desgraça acontece sem o consentimento deles. Ainda estamos longe da proposição de Kierkegaard, formulada quase 24 séculos mais tarde, segundo a qual a angústia seria o correlato anímico do homem que se descobre diante do Nada, com qual o espírito depara ao voltar-se para si mesmo tentando compreender sua própria realidade: "A realidade do espírito mostra-se sempre como um figura que tenta o seu possível, mas desaparece logo que se quer apanhá-la, e que é um nada podendo apenas nos angustiar" (Kierkegaard. *Le concept de l'angoisse*, 1844)

A emergência do Nada no cerne do Ser é correlativa de uma mudança de olhar, que leva a definir o indivíduo humano naquilo que este tem de mais íntimo em si mesmo, de mais secreto, ou como a psicanálise fará mais tarde, a partir de uma clivagem fundamental do sujeito (*Spaltung*) que *se esconde* e *se revela* na narração de seus sonhos. A própria concepção de "indivíduo" comporta em seu cerne a ideia da unidade, da totalidade, da não divisão do sujeito. Essa ideia será profundamente posta em questão sobretudo no século XX.

Para o advento dessa mudança de perspectiva, a influência dos grandes pensadores e dos místicos da Igreja foi decisiva. Com eles colocou-se resolutamente a visão de um sujeito não transparente a si mesmo, cujo mundo subjetivo permanece em grande parte inacessível à sua própria consciência e preocupado com a percepção de movimentos anímicos que sente e reconhece como seus, mas, apesar disso, não compreende:

> Agostinho é uma boa testemunha desta reviravolta na história da pessoa, quando fala do abismo da consciência humana, *"abyssus humanae conscientiae"* ao indagar-se diante da profundeza e infinita multiplicidade de sua própria memória sobre o mistério do que ele é: "Isto é meu espírito, sou eu mesmo. Mas, afinal, o que será mesmo que sou, meu Deus?" (Vernant, J-P. *L'individu, la mort et l'amour: soi-même et l'autre em Grèce ancienne*, 1989, p. 231-2)

O tema da angústia coloca-se justamente partindo das tentativas de reposta a essa pergunta. Ou seja, desde o começo, o problema da angústia é indissociável de um questionamento sobre o sentido do "eu", daquilo que o "indivíduo" pode conceber como seu ser.

Nos textos dos grandes místicos da Igreja, essa clivagem interna apresentava-se como angústia relacionada ao incompreensível amor de Deus. Neles, o tema da angústia já aparece intimamente relacionado a esse amor de e por Deus. Em São João da Cruz, a angústia constitui o ponto de partida e o motor afetivo de uma longa trajetória de ascese rumo à perfeição, ou seja, rumo à "união de amor com Deus". Nessa ascese, o Nada é apresentado como as trevas profundas da "noite escura". Esse momento inicial de absoluta falta de garantias é descrito como "a noite dos sentidos". A alma "cheia de angústias e incendiada de amor" começa a sentir um desejo de Deus permeado de ansiedade. É esse amor extremo, sem pontos de referência nem certezas, que leva a alma rumo à noite escura e manda-a, desamparada, em busca de Deus. A esse respeito, São João da Cruz cita as palavras de Davi:

> (...) Eu fui reduzido a nada, aniquilado, e nada soube; pois, como já disse, a alma, sem saber por onde vai, vê-se aniquilada em relação a todas essas coisas de cima e de baixo onde colocava os seus consolos. Ela constata apenas que está toda exaltada de amor, sem saber como tal mudança aconteceu. (São João da Cruz. *La nuit obscure*, 1984)

Diferentemente dos gregos, a angústia da noite escura não é objetivável no temor de uma ameaça vinda do exterior, fosse de Deus. A angústia encontra-se de fato instalada na alma individual, indeterminável, uma vaga nostalgia repleta de desejo inconciliável, que lança o homem numa busca sem qualquer outra garantia a não ser a de seu próprio desejar.

Já em Mestre Eckhart, bem como em toda a chamada "teologia negativa", o desespero é precisamente o que funda a relação do homem com Deus, isto é, a condição humana é a de absoluta impossibilidade de chegar a Deus apesar de uma profunda aspiração a esse encontro. Nessa perspectiva, a não completude do homem é menos uma qualidade contingente de sua alma do que a condição fundamental da existência. O vazio da angústia começa assim a ser concebido como dimensão intrínseca da própria condição humana.

Não é, pois, por acaso que as ideias de Pascal sobre o problema do vazio situam-se entre os elementos precursores da problemática da condição humana desenvolvida com tanta profundidade e paixão durante o século XX. Sua conhecida máxima a esse respeito, situa de maneira contundentemente clara e pessoal os termos da questão: "O silêncio eterno desses espaços infinitos me assusta". Jean Beaufret, na sua *Introduction aux philosophes de l'existence* (1971), considera que Pascal é um desses filósofos cuja obra "ataca-se diretamente ao homem", "visando ao âmago de seu 'existir'", tentando "arrancar da escuridão de sua condição uma verdade que seja, de saída, à medida da nossa nostalgia fundamental".

Didier Anzieu mostra como o tema aristotélico do *horror vacui* da natureza é profundamente questionado no pensamento de Pascal. Suas famosas experiências com as colunas de líquido permitiram-lhe tornar o vazio tangível, visível. Ao contrário do que pretendia Aristóteles, Pascal demonstrou que a natureza não tem horror ao vazio. No entanto, não se tratava, para este, de tentar "abolir" o conceito de "vazio" dando-lhe uma forma de apresentação imediata, perceptível, mas, antes, de deslocar seu registro de modo a situá-lo no próprio homem, no plano do pensamento: "Assim, para Pascal, não é a natureza, mas o pensamento que tem horror ao vazio".

Para Pascal, o tédio (*ennui*), "que tinha, no século XVII, o sentido forte que hoje damos à angustia", que distingue a condição humana, tem relação com o vazio interior deixado pela perda de uma antiga felicidade, de uma felicidade plena mas perdida para sempre, e que lança o homem num "abismo infinito" que só pode ser preenchido por um objeto infinito e inalterável (em outro artigo discutimos em detalhe esse aspecto clássico e paradoxal da fascinação exercida pelo abismo: Costa Pereira, 1994). Mais tarde, Freud sustentará a tese de que esse lugar vazio, ao tornar-se insuportável, é preenchido no psiquismo pelas ideias de um Deus protetor e pelas promessas de um paraíso eterno após a morte, como formas imaginárias de indenização das pesarosas incertezas da existência.

Com Kierkegaard, a angústia torna-se um conceito pleno para o pensamento ocidental. Esse conceito situa a angústia em relação à dimensão mais radical da condição humana: a dimensão do possível, indissociavelmente relacionada à liberdade. A angústia advém da infinita possibilidade diante da qual se coloca a liberdade: nesse momento, o espírito compreende sua finitude e "a ela se agarra":

> Podemos comparar a angústia com a vertigem. Quando o olho se lança sobre o abismo, sentimos vertigem, coisa que provém tanto do olho quanto do abismo, dado que podíamos não o ter olhado. Da mesma forma, a angústia é a vertigem da liberdade, que nasce porque o espírito quer estabelecer a síntese e porque a liberdade, lançando-se então no seu possível, compreende neste momento a finitude e a ela se agarra. (Kierkegaard, *Le concept de l'angoisse*, 1884, p. 66)

Essa situação de abertura desesperada diante do possível não é acidental; ela não é nem contingente, nem "curável". Constitui a essência mesma da condição humana e convoca cada um a se situar em relação a ela. Desse modo, a situação particular de cada homem diante do desespero total de sua condição coloca-o necessariamente numa perspectiva que chamaríamos "psicopatológica" para com sua existência, o que, aliás, o texto de Kierkegaard já deixa entrever:

> O hipocondríaco tem medo do menor sinal, mas quando é a vez dos verdadeiros acontecimentos, então ele começa a respirar, e por quê? Porque essa realidade grave não é, no entanto, tão terrível quanto o possível que ele tinha criado para si e cuja formação canalizava toda a sua força, enquanto que agora ele pode empregá-la toda contra a realidade. (Kierkegaard. *Le concept de l'angoisse*, 1884, p. 166)

Neste exemplo kierkegaardiano, a condição hipocondríaca é a de se colocar em uma relação particular em face dos possíveis da existência, antecipando o pior por temer ser por ele surpreendido. O contato com a dimensão do possível é angustiante e pode tomar dimensões afetivas intoleráveis, terríveis, dado que o homem descobre que o possível do sofrimento e da infelicidade também é inesgotável: "Na realidade ninguém nunca é tão infeliz a ponto de não ter guardado para si uma pequena sobra de possível (...)" (p. 162). Como nas palavras de Edgar, no *Rei Lear*, quando em meio ao desespero da insensata batalha em que estava envolvido por fidelidade a um rei desatinado, reencontra seu velho pai, o Conde de Gloucester, cujos olhos foram arrancados pelo inimigo: "*O gods! Who is 't can say "I am at the worst*"? (Shakespeare, *Rei Lear*, Ato IV, cena1). De fato, sempre é possível sofrer mais e o desamparo diante da incerteza quanto às formas de realização desse possível inerente à própria condição humana. Correlativamente, a esperança é sempre inesgotável.

Pelo conjunto dessas perspectivas, a condição humana impõe-se como a estrutura e o limite onde uma existência concreta pode se constituir. O homem não escolheu essa condição, mas dela sofre, padece; ele a suporta. Podemos ver que desde Kierkegaard anuncia-se a possibilidade de constituição de uma psicopatologia como disciplina fundada sobre o estudo das formas individuais de existência e seus padecimentos diante das estruturas fundamentais da condição humana. Trata-se, paradoxalmente, da concepção de uma angústia incurável, mas não doentia, pois ancorada em coordenadas constitutivas e imutáveis do existir, como a instalação no tempo que passa, a certeza da finitude e, ainda assim, a abertura ao possível, que contém também o pior.

Conhecemos, por outro lado, o papel fundamental desempenhado pelo pensamento de Martin Heidegger, depois de Kierkegaard, nesse movimento-chave de questionamento radical do tema da angústia: Heidegger abre o caminho para tratar do tema do Nada enquanto tal, ultrapassando a objeção de natureza lógica, segundo a qual transformar o Nada num conceito já é uma forma de objetivá-lo, de substantificá-lo. Em sua monumental conferência proferida na Universidade de Freiburg em 24 de julho 1929, publicada posteriormente com o nome de *Was ist Metaphysik?* [O que é metafísica?], Heidegger expõe os termos essenciais do problema. Ele mostra como, aos olhos da ciência, toda pergunta e toda resposta a respeito do Nada implicam um contrassenso. Ele expressa assim o desprezo da ciência diante do problema do Nada: "O Nada, precisamente a ciência o repele e o rebaixa como constituindo o puro negativo. (...) O Nada, o que pode ser para a ciência, a não ser um horror e uma quimera?" (Heidegger, M. *Qu'est-ce que la métaphysique?*, 1991, p. 45)

Para Heidegger, se, do ponto de vista lógico determinarmos o Nada como puro efeito da operação de *negação,* como uma "coisa negada", desembocaremos no impasse da subordinação do Nada a uma simples operação do entendimento. O passo dado por Heidegger, e cujas repercussões nos domínios da psicopatologia são profundas, foi o de demonstrar que mesmo se a questão do Nada se choca contra uma impossibilidade do ponto de vista lógico é, no entanto, ainda assim possível obter dele uma espécie de conhecimento válido pela via da experiência direta, da "experiência fundamental do Nada" (p. 48-9). A experiência que nos permite desvendar o Nada é a angústia, esta "(...) *tonalidade-afetiva* que, por sua ação o desvendando *num sentido absolutamente próprio*, nos revelaria o Nada" (p. 51).

Assim, para Heidegger, a angústia assume uma dimensão de verdade dado que revelando o Nada, desvenda, ao mesmo tempo, o ser dos entes. Num sentido bastante próximo do de Heidegger quanto ao caráter de Verdade conferido pela angústia, Jacques Lacan apresentará mais tarde (19 de dezembro de 1962) a angústia como "aquilo que não engana".

Uma corrente importante de psicopatologistas, fundada sobre a contribuição heideggeriana, passa a estudar a angústia não mais no sentido estrito de um sintoma médico, clinicamente descritível, como era o caso na tradição psiquiátrica desde o século XIX, mas a partir da estrutura fundamental do *Dasein*, em sua condição de ser-no-mundo (*In-Der-Welt-Sein*). O grande psiquiatra suíço Ludwig Binswanger, por exemplo, em seu famoso estudo sobre a esquizofrenia intitulado *O Caso de Suzan Urban*, determinará o "terror" não mais como um conjunto de alterações afetivo-corporais exteriormente delimitadas e reunidas num "quadro clínico", mas em razão da dimensão existencial fundamental da "*derrelição*" (*Geworfenheit*):

> Essa potência [*do terror*] emanando da presença [*Dasein*] apenas pode revelar sua onipotência, como Martin Heidegger tão bem precisou, sob a forma de um abandono a alguma coisa, no sentido da derrelição. Ao usarmos um atalho falando em "potência do terror", é sempre no sentido da derrelição que pensamos. (Binswanger, L. *Le cas Suzanne Urban, étude sur la schizophrénie,* 1988, p. 62)

Vale notar de passagem que o pânico coloca em primeiro plano certa fenomenologia da derrelição dado que diz respeito à existência confrontada com uma situação de desamparo total e encontrando-se, de repente, abandonada e desprovida de qualquer ajuda, seja humana ou divina. Essa observação clínica exige, de fato, que os fenômenos ansiosos sejam examinados para além de sua fenomenologia, partindo das coordenadas propriamente analítico-existenciais, segundo o método de Binswanger, dando atenção particular à relação da existência de quem deles padece com a dimensão de derrelição.

Assim, na perspectiva analítico-existencial, o próprio campo epistemológico da psicopatologia da angústia é questionado, uma vez que as estruturas existenciais do *Dasein* nele estão introduzidas, o que o caso de Suzan Urban ilustra muito bem. A abertura do projeto kierkegaardiano a uma psicopatologia baseada no estudo das formas concretas de situar-se na existência recebe com Binswanger a pedra fundamental de sua efetivação.

A contribuição de Binswanger para a delimitação do estatuto psicopatológico da angústia constitui em grande parte uma resposta às limitações da fenomenologia nesse campo específico. Trata-se da dificuldade de situar existencialmente o problema do vazio que surge a cada vez que o tema da angústia é examinado de modo rigoroso. Mais precisamente, a partir do método fenomenológico, em especial de seu uso em psiquiatria, o psicopatologista pode facilmente deslizar de uma problemática do vazio enquanto tal em direção à positivação deste, pela construção de uma teoria psicológica do afeto. Os termos desse problema podem ser resumidos por este trecho de um texto de Pierre Fédida,[2] tratando especificamente do estatuto do vazio na teoria da cura psicanalítica: "(...) as tentações substancialistas são grandes, ao garantir ao vazio a qualificação de uma vivência ou de uma experiência subjetiva, ou ainda quando se lhe atribui uma imagem corporal da qual ele é, no entanto, uma denúncia radical" (Fédida, 1975, p. 97).

Assim, nas perspectivas do pensamento filosófico e da psicopatologia o problema da angústia se coloca historicamente a partir da concepção de uma relação indissociável do ser ao nada que lhe é intrínseco, de tal modo que essa negatividade é neles concebida como dimensão fundadora e insuperável da existência. Tudo acontece de modo diferente na abordagem psiquiátrica clássica. De fato, na ótica da psiquiatria, como disciplina médica, a abordagem da angústia ocorre essencialmente por sua dimensão de fenômeno afetivo positivo, descritível, objetivável e, até mesmo, de modo mais moderno, mensurável.

As relações entre as abordagens empírico-descritiva e humanista-filosófica na psiquiatria são extremamente complexas, como esperamos mostrar a seguir. As imbricações entre os dois campos são profundas e frequentemente levam a confusões insuperáveis. Uma das noções mais ambíguas a serem superadas na psicopatologia contemporânea é justamente a ideia de uma "angústia mórbida", que se distinguiria claramente da angústia correlativa da condição do existir humano. Em grande parte, a tendência contemporânea a uma abordagem empírica e pragmática dos fenômenos ansiosos, tem por objetivo liberar a psiquiatria de um debate psicodinâmico e existencial. Contudo, se o tratamento descritivo e operacional dessas categorias psicopatológicas produziu avanços práticos incontestáveis, grande parte das limitações do discurso psiquiátrico contemporâneo, incluindo sua tendência a certo reducionismo, deve-se precisamente ao esquecimento das dimensões subjetivas e existenciais implicadas na angústia e manifestas na clínica cotidiana.

A ABORDAGEM PSIQUIÁTRICA DOS ESTADOS ANSIOSOS: BASES PARA UMA HISTÓRIA DOS CONCEITOS MÉDICOS SOBRE A ANGÚSTIA

Em trabalho publicado em 1995, o importante historiador da psiquiatria German Berrios, da Universidade de Cambridge, sustenta que o estudo da evolução histórica do que conhecemos atualmente como "transtorno de ansiedade generalizada", "transtorno de pânico" e "fobia" tem sido relativamente negligenciado. De fato, quando um pesquisador busca informar-se sobre a constituição dessas concepções nosotáxicas fundamentais termina por defrontar com uma ausência quase absoluta de estudos rigorosos nesse campo. Não há um trabalho histórico no campo dos fenômenos ansiosos equivalente aos dedicados à esquizofrenia ou mesmo à histeria. Dessa forma, é preciso que se proceda de maneira modesta, abandonando-se de antemão qualquer pretensão ao estabelecimento de uma versão acabada de uma história dos conceitos psiquiátricos sobre os fenômenos ansiosos. Procuraremos aqui tão somente situar alguns dos marcos decisivos na evolução das ideias psiquiátricas que possam servir de base a uma história das concepções médicas sobre a angústia.

Uma delimitação conceitual preliminar impõe-se a todo autor de língua românica: a de definir comparativamente os conceitos de ansiedade e de angústia. Tal problema não se coloca, ou pelo menos não é tão agudo, no inglês e no alemão e nas línguas a estas aparentadas. Pierre Pichot, em artigo de 1996, lembra que os termos latinos correspondentes a *angústia* e a *ansiedade* derivam do verbo grego *agkhô*: eu aperto, eu estreito. Dele, surgem no latim as palavras *ango* e *anxio* que significam, respectivamente, aperto, constricção física e tormento. Essas duas raízes deram origem aos termos atualmente empregados em medicina nas línguas modernas. No português, como no francês e nas línguas românicas em geral, surgem dois termos técnicos: "angústia" e "ansiedade". Em inglês tem-se apenas *anxiety* (o termo *anguish* tem uso quase exclusivamente literário, sem significação técnica). No alemão, aparece apenas *Angst*, do qual deriva o adjetivo *ängstlich*.

Jean Laplanche assinala uma interessante possibilidade semântica do termo alemão de *Angst*, ausente no português. A *Angst* alemã significa fundamentalmente "medo", evocando a angústia, tal como compreendida pelos latinos, de maneira apenas incidental. O verbo derivado de medo, em alemão *Furcht*, é transitivo: *Ich fürchte* (tenho medo *de tal coisa*). A angústia, originalmente, não é transitiva, mas reflexa ou média: *Ich habe Angst* ou *Ich ängstige mich* (eu me angustio). Contudo, quanto à percepção do objeto de perigo, Laplanche mostra que, nas situações fóbicas, a transitividade da angústia é secundária, indireta: *Ich habe Angst* ***vor*** *dem Pferd.* Ou seja, não tenho "medo" *do* cavalo, mas experimento "angústia" quando estou *diante do* cavalo. O que por si só já introduz sutileza na distinção clássica entre medo (afeto onde o perigo é objetivo) e a angústia (onde não haveria objeto intencional delimitável que explicasse o afeto: um "medo sem objeto"). Ou seja, no alemão, a fobia aparece como um objeto ou situação *na qual* ou *diante da qual* – e não necessariamente *por causa da qual* – o indivíduo experimenta angústia. Dito em outras palavras, talvez não haja no homem qualquer objetividade ou universalidade do medo, toda identificação de uma situação de perigo se constituindo subjetivamente.

Em seu livro fundamental para o estudo psicopatológico da angústia, Juliette Boutonier (1945) faz um balanço preciso da história da separação das noções de angústia e ansiedade. Ela mostra que esse debate clássico da psiquiatria francesa funda-se sobre as ideias de Brissaud que, em 1902, propunha que se considerasse a angústia (*angoisse*) como um conjunto de sintomas físicos, como a sensação de constrição torácica, tremores e sufocação, ao passo que o termo ansiedade (*anxiété*) deveria ser reservado para designar o estado mental de perturbação, inquietação indefinível e terror. Tal distinção clínica teria, segundo o médico francês, bases neurofisiológicas: na concepção fisiológica de Brissaud, "a angústia é um fenômeno bulbar, a ansiedade é um fenômeno cerebral".

Durante muito tempo, esse ponto de vista teve ampla aceitação no meio psiquiátrico francês. Contudo, Boutonier contesta a pertinência dessa distinção afirmando que se trata de uma teoria "que tem, na melhor das hipóteses, apenas um valor prático grosseiro" (1945, p. 29), introduzindo artificialmente uma separação que não é quase nunca observada na clínica. Segundo ela, "a angústia é um estado afetivo ao mesmo tempo que orgânico". Dessa maneira, essa autora, escrevendo no pós-guerra imediato, vai abolir a tendência da época, especialmente em psicologia, de usar a palavra "ansiedade" no lugar de "angústia", pois aquela evocaria a dimensão mais "psíquica" do fenômeno. Ela propõe que se use apenas o termo "angústia", que remete simultaneamente às dimensões psíquica e corporal do fenômeno.

Em 1950, Henri Ey considerou que a posição de Juliette Boutonier se situa na continuidade de "uma velha tradição humanista", que considera a angústia dimensão existencial fundamental da condição humana. Quanto à sua própria opção, Ey propõe em seu estudo clássico sobre a "*anxiété morbide*" o que será a tendência contemporânea na psiquiatria dos países de línguas românicas: a de se considerar os termos "angústia" e "ansiedade" sinônimos.

De fato, tal como apontava Ey, o livro de Juliette Boutonier, de 1945, contesta a distinção entre uma angústia "normal" e uma angústia dita "patológica". Ao contrário, ela afirma que o afeto de angústia, qualquer que seja sua intensidade, não pode ser considerado em si mesmo normal ou patológico, pois constitui uma possibilidade afetiva aberta a todos os seres humanos. Contudo, essa posição será matizada alguns anos mais tarde.

Em seu artigo sobre a "Unidade e diversidade da angústia", de 1956, ainda que reafirmasse a "unidade da angústia", Juliette Boutonier considerava que é importante, do ponto de vista clínico, estabelecer as particularidades da angústia normal em relação às angústias de caráter neurótico e psicótico. Segundo ela, a angústia do sujeito normal é uma "angústia de libertação", uma vez que o homem é capaz de se angustiar pelo fato mesmo de ser livre.

A angústia neurótica pode tomar tanto a forma de uma "angústia de impotência", que coloca em questão o que se pode ser, como é o caso na histeria, quanto a de uma "angústia de escravidão", que implica a submissão a alguém tido como "superior" ou "todo-poderoso", como ocorreria na neurose obsessiva.

Finalmente, a autora evoca um tipo particular de angústia, mais próxima dos processos depressivos e psicóticos, que ela chama "angústia de aniquilamento". Esse tipo de angústia não deve ser confundido com a angústia de morte, como temor do desaparecimento físico, pois o que está em jogo aqui é o desabamento "daquilo que se é – a essência do ser" que se encontra ameaçada. A angústia de aniquilamento coloca em questão a própria experiência imediata de existir. Trata-se de uma angústia do "disforme", de se desfazer, mais do que propriamente de morrer. É a angústia de viver sob uma forma monstruosa, irreconhecível, fragmentada, com perda dos limites do eu. São estados nos quais o indivíduo não pode mais encontrar um ponto de ancoragem para delimitar sua identidade, nem distinguir as qualidades de seu corpo.

Vê-se, assim, que a obra de Boutonier leva a colocar o problema da angústia em relação às categorias de "normalidade" e de "patologia" em um plano exclusivamente psicopatológico, sem necessitar, para tanto, recorrer a distinções quanto a eventuais alterações específicas da matéria corporal.

Henri Ey, por sua vez, adere abertamente à ideia de uma "ansiedade mórbida", da qual ele tentará mostrar as diferentes formas clínicas. Inicialmente, distingue as duas grandes maneiras de apresentação da angústia:

> (...) (1) as crises de ansiedade típica, tal como se encontram no curso dos "estados ansiosos", caracterizadas pela *organização ansiosa do campo da consciência* e (2) as psicoses e neuroses caracterizadas pela *estrutura ansiosa da personalidade.* (Ey, 1950, p. 388)

Segundo Henri Ey, "é antes de tudo sob a forma de crises que se apresenta a ansiedade mórbida" (1950, p. 384-5). A descrição que ele faz das crises típicas da ansiedade mórbida distingue diferentes formas clínicas: as crises de angústia do tipo de *estupor* ou de *agitação*, as crises *confuso-oníricas* e as crises de *perplexidade ansiosa.*

Ainda no plano clínico, Ey propõe a distinção entre a "*grande anxiété*" (grande ansiedade) e a "*petite anxiété*" (pequena ansiedade). À primeira, corresponderiam "as organizações próprias ao pesadelo", nas dimensões de mistério, de morte, de infelicidade, de castigo e de desespero. O autor afirma que

> (...) essas intuições e esse jogo de imagens trágicas são vividos na grande crise de ansiedade paroxística como um "presente contundente", por pouco antecipados, como se se apagasse na intensidade da consciência angustiada a espessura do tempo que a separa de um perigo virtual, mas inelutável. (Ey, 1950, p. 384-5)

Reencontramos aqui a problemática do aniquilamento ligada à "grande ansiedade" e, correlativamente, a indicação de que é preciso conceber uma temporalidade existencial própria ao ataque de angústia, descrita como "presente contundente".

Inteiramente descrita no contexto de sua teoria organodinamista neojacksoniana, a noção de ansiedade mórbida de Henri Ey implica uma concepção de relações não lineares, do tipo causa-efeito, entre a lesão/disfunção cerebral – fosse ela de natureza anatômica ou bioquímica – e os sintomas ansiosos. Segundo Ey, nenhum sintoma psíquico pode ser considerado a manifestação direta de uma modificação cerebral. Ele representa, antes de qualquer coisa, o resultado da interação entre o déficit gerado pela alteração neuronal e os efeitos de liberação, inibição e tentativas de compensação das estruturas psíquicas – não unicamente cerebrais – preservadas da alteração de seus substratos orgânicos.

Assim, o organodinamismo de Henri Ey, fundado sobre as ideias de Jackson de uma organização hierárquica das funções cerebrais, intervém no debate contemporâneo sobre a origem orgânica da ansiedade, de forma a colocar em questão a tendência à simplificação etiológica e psicopatológica, tão frequentes nesse campo. A retomada desse debate francês sobre a noção de ansiedade mórbida mostra que há aspectos psicopatológicos extremamente complexos ligados ao problema da angústia e que não se deixam reduzir por uma abordagem puramente operacional desse fenômeno.

AS GRANDES DESCRIÇÕES CLÍNICAS

Encontram-se descrições clínicas do que chamamos "estados de angústia" bem antes do século XIX, período em que a psiquiatria se firmou como disciplina médica independente.

Berrios, no trabalho já mencionado, comenta que sintomas isolados de ansiedade são conhecidos da medicina desde tempos imemoriais. Contudo, cada um dos sintomas de ansiedade, especialmente os de natureza orgânica, era tratado como queixa médica independente, como problema físico isolado. Por sua própria característica, as manifestações ansiosas eram identificadas e descritas não pelos alienistas, mas, sobretudo, pelos médicos clínicos. Elas só serão reunidas numa entidade nosológica unificada em torno de 1890, quando Brissaud publica seu célebre artigo sobre a ansiedade paroxística, e com os trabalhos de Morel, Hecker e Freud.

No século XVII, o inglês Robert Burton (1577-1640) apresentava em seu famoso tratado sobre a melancolia (1621) uma descrição clínica bastante precisa de uma crise aguda de ansiedade. Burton a considerava uma forma de "medo" (*fear*):

> This fear causes in man, as to be red, pale, tremble, sweat; it makes sudden cold and heat to come over all the body, palpitations of the heart, syncope, etc. It amazeth many men that are to seak or show themselves in public assemblies (...)
> Many men are so amazed and astonisched with fear, they know not where they are, what they do, and which is worst, it tortures them many days before with continual affrights and suspicions...

É interessante notar que essa descrição apresenta os traços essenciais do que atualmente a psiquiatria codifica sob o título de ataques de pânico e seus correlativos psíquicos pós-críticos.

Berrios sustenta que, antes de 1820, os sintomas ansiosos eram, em sua maioria, considerados parte de estados melancólicos. Maudsley, por exemplo, descreve em 1879 um "pânico melancólico", primeiro emprego técnico de que se tem notícia do termo "pânico" em psiquiatria.

Na segunda metade do século XIX, começam a surgir descrições cada vez mais pormenorizadas e específicas dos estados ansiosos e da agorafobia. Nesse contexto, o trabalho de Morel sobre o "*délire émotif*" (1866) foi decisivo.

Segundo Morel, a categoria de "delírio emotivo" reuniria sintomas "da sensibilidade física e moral do organismo" que não se confundem nem com a histeria, nem com a hipocondria. Morel insistia que essa nova entidade nosológica, embora chamada "delírio", não tinha qualquer relação com a loucura propriamente dita: o termo "delírio emotivo" não implicava "alucinações dos sentidos", nem "as interpretações malsãs dos delirantes por perseguição". A descrição dada por Morel coloca em evidência tanto as manifestações orgânicas quanto as alterações das funções morais:

> Ao lado das funções fisiológicas, notam-se desordens do sistema circulatório e digestivo, transtornos da sensibilidade que se traduzem sob a forma de hiperestesias e de anestesias gerais ou locais. A desigual distribuição do calórico, como as alternâncias de frio intenso e calor, seguidas de suores profusos, sensações dolorosas que partem do centro epigástrico e da profundeza das entranhas, vão se irradiando tanto no corpo todo quanto nas partes laterais e determinam anomalias estranhas na repartição normal da sensibilidade e do calor. (...)
> Do lado das funções morais, espanta a facilidade com a qual se criam as emoções de um tipo doentio, da instantaneidade com a qual certas ideias fixas se implantam na inteligência e conduzem a temores imotivados, impulsos por assim dizer irresistíveis, terrores ridículos que tomam às vezes as proporções de uma verdadeira panofobia. (Morel, 1866, p. 704)

A explicação dada por Morel para o delírio emotivo inscrevia-se em sua teoria geral da degenerescência, segundo a qual as causas morais e físicas estariam combinadas de forma unitária aos fatores hereditários para se manifestarem como doença desde que as condições determinantes (igualmente morais e físicas) estivessem colocadas em jogo. Como o título de seu artigo indica, a alteração de base é situada em uma fragilidade funcional do sistema nervoso ganglionar visceral. Vê-se claramente que, desde seu início, as abordagens médicas da angústia tendem a considerar seus aspectos incompreensíveis uma manifestação de alterações do funcionamento do sistema nervoso "autônomo", no sentido de que ele é autônomo em relação à consciência e à vontade do sujeito. O papel atribuído a esse sistema re-estabelece a continuidade dos fatos clínicos em um plano explicativo segundo uma concepção implícita de que a subjetividade só pode ser pensada em termos da consciência.

A concepção de Griesinger quanto ao papel da angústia é mais complexa e matizada. O famoso psiquiatra alemão pensava a *Angst* como um afeto capaz de desencadear a doença mental, por um mecanismo de cadeia causal aberta. Segundo Berrios, Griesinger acreditava que os sintomas psiquiátricos eram, de fato, resultantes de lesões cerebrais. Contudo, de acordo com sua teoria, essas lesões poderiam ser causadas por traumas psicológicos intensos, como a ansiedade excessiva e prolongada e por eventos vitais penosos. Ou seja, fatores morais poderiam estar na origem da cadeia causal que conduz a certos transtornos mentais.

O trabalho de Brissaud, sobre a ansiedade paroxística, desempenha um papel decisivo na história das conceituações psiquiátricas dos fenômenos ansiosos. Essa condição é caracterizada por crises de ansiedade extrema, de instalação súbita, durante a qual o indivíduo experimenta um sentimento atroz de morte iminente. Brissaud propõe o termo "angústia intelectual" para descrever a natureza desse afeto, uma vez que não há nada no estado físico da pessoa que justifique tal ataque. Sendo Brissaud, como vimos, um dos introdutores da distinção entre "angústia" e "ansiedade", o fato mesmo que ele tenha escolhido o nome de "***anxiété*** *paroxystique*" sugere imediatamente que, nesse quadro clínico os sintomas "psíquicos" são predominantes em relação aos sintomas físicos.

Mais ou menos nessa mesma época, nos Estados Unidos, dois autores desempenharam papel fundamental para a constituição da futura "neurose de angústia", proposta por Freud: Georges M. Beard e de Jacob Da Costa. O primeiro é especificamente citado por Freud em seus artigos sobre a neurose de angústia e, em muito, a criação dessa nova categoria constituiu uma tentativa de melhor delimitar clínica e teoricamente a neurastenia, estudada por Beard. O último é frequentemente citado como um dos pioneiros no estudo sistemático dos estados agudos de angústia, influenciando a concepção atual dos chamados "ataques de pânico".

O médico Da Costa foi nomeado chefe de um pavilhão médico de campanha durante a Guerra Civil americana (1861-65), improvisado para cuidar de soldados feridos. O afluxo de pacientes era intenso, o que lhe deu ocasião de observar em grande número de soldados um quadro clínico característico, que ele chamou "*the irritable heart*", ou a "síndrome do coração irritável". Os homens afetados apresentavam sintomatologia cujo elemento central eram palpitações de intensidade variável, mas frequentemente muito intensas, surgindo sob a forma de ataques, que podiam se prolongar por muitas horas. Em geral, as palpitações vinham acompanhadas de dores torácicas e de grande mal-estar. A dor era um sintoma quase constante, aparecendo de forma paroxística. Os exercícios físicos, os esforços ou as próprias palpitações produziam dor e ansiedade.

Da Costa dá a esse quadro clínico uma interpretação funcional no sentido mais estrito. Nenhuma consideração sobre as condições subjetivas dos soldados no campo de batalha era tomada em consideração para se determinar a etiologia. Não encontrando qualquer argumento que sustentasse a hipótese de lesão cardíaca orgânica, Da Costa concluiu que se tratava de uma perturbação do funcionamento do sistema nervoso simpático. Para ele, quando o coração é submetido a esforços e tensões muito intensas, torna-se fisiologicamente "irritável", de onde as fortes palpitações. A inervação visceral desordenada manteria o distúrbio, fato que mostra a grande proximidade entre as concepções etiológicas de Da Costa e de Morel.

O *Irritable Heart Syndrome* tornou-se uma categoria nosográfica que conheceu uma grande difusão, sobretudo entre os médicos e psiquiatras de exército. Durante a Segunda Guerra Mundial, a síndrome de Da Costa reaparece sob a nova designação de "síndrome da ação desordenada do coração", diagnóstico oficial do Exército britânico para uma afecção que atingiu cerca de 60 mil de seus soldados.

Pouco antes, durante a Primeira Guerra Thomas Lewis descreveu, em 1919, o *Soldier's Heart Syndrome* e a *Síndrome de Esforço*. Ele acreditava que este último surgia da ação de um grupo bastante heterogêneo de condições precipitantes (infecções não diagnosticadas, convalescença, doenças cardíacas em estado inicial etc.) agindo sobre pacientes portadores de certos tipos de disposição constitucional (física e mental). Os principais sintomas – dispneia, fadiga, dores torácicas, palpitações e taquicardia – também podiam aparecer sob a forma de crises. Lewis pensava que quase todos esses sintomas eram respostas fisiológicas exageradas ao esforço físico, de onde a denominação "síndrome de esforço", e assinalou a associação entre essa síndrome e a neurastenia.

Deve-se ressaltar a imensa importância das observações de médicos e psiquiatras militares, em períodos de guerra, para a descrição dos quadros ansiosos e de suas relações com o que ficou conhecido como "neuroses traumáticas". A própria noção de neurose traumática, tal como enunciada na psiquiatria (atualmente sobretudo na categoria de "estados de estresse pós-traumáticos"), coloca todo o problema psicopatológico do papel do acidental e do acontecimento fortuito no desencadeamento e na manutenção dos transtornos mentais. Mesmo Kraepelin, em sua descrição da neurose de terror (*Schreckhypnose)*, já atribuía um papel etiológico às experiências de angústia aguda extrema. Contudo, a psicanálise contribuiu para relativizar a ideia de linearidade do trauma, não permitindo mais a ideia simples de que um evento seria em si mesmo objetivamente traumático e capaz de causar o desencadeamento direto de um transtorno psíquico. A característica "traumática" de um evento não lhe seria imanente, dependendo de sua significação subjetiva particular – ou de sua impossibilidade de significar o que quer que seja – num certo momento histórico de uma existência.

Alguns anos após os primeiros trabalhos de Da Costa, William Osler descreveu a síndrome do coração irritável na população civil. Tal como seu predecessor, Osler considerava o "coração irritável" resultante de um esforço prolongado, intenso e repetido. Comparável às situações descritas por Da Costa, essa patologia se manifestava na população civil por intenso mal-estar e fortes sintomas de palpitação, de dores torácicas e dispneia. O quadro aparecia independentemente das situações de extrema tensão identificadas por Da Costa.

Assim, Osler propôs que se levasse em consideração outros fatores etiológicos, estabelecendo uma nova classificação do "*irritable heart*", dividida em quatro grupos, segundo os fatores etiológicos envolvidos: 1) casos tóxicos (abuso de café, chá, tabaco); 2) casos atribuídos à hiperexcitação (como nas condições de batalha descritas por Da Costa); 3) casos atribuídos a excessos sexuais (semelhante à primeira teoria freudiana sobre a angústia como excesso de libido corporal não elaborada psiquicamente); e 4) casos em que o "*irritable heart*" acompanha a neurastenia. Este último grupo mostra a imbricação dos estados ansiosos com o quadro clínico da neurastenia. Será sobre o pano de fundo desse problema psicopatológico em torno dos limites entre ansiedade e neurastenia que Freud fará sua descrição clínica decisiva da *Angstneurose* e será a partir de um debate sobre as concepções de Beard sobre a neurastenia que a concepção de *neurose de angústia* será criada.

BEARD E A NEURASTENIA

Georges M. Beard foi o segundo autor americano cuja obra teve repercussão decisiva na história do desenvolvimento das concepções médicas sobre ansiedade. Ele foi o interlocutor principal de Freud quando este criou a categoria psiquiátrica de neurose de angústia (*Angstneurose*).

O artigo de Beard de 1869 intitulado "Neurasthenia" constituiu o ponto de partida de uma série de trabalhos, cuja publicação continuaria por quase quinze anos, com o objetivo de estabelecer a especificidade da "neurastenia", tanto do ponto de vista descritivo quanto da formulação de hipóteses explicativas (os dois artigos de maior repercussão foram "American nervousness", de 1881, e "Sexual neurastenia (nervous exhaustion)", de 1884). Segundo Beard, o quadro clínico da neurastenia estaria centrado na fadiga física de origem nervosa, acompanhada de outros sintomas variáveis e múltiplos, como dores de cabeça, distúrbios digestivos, como a dispepsia, a flatulência e a constipação intestinal, dores mais ou menos difusas em todas as regiões do corpo, parestesias e diminuição do apetite sexual. A depressão, a apatia, a indiferença e a timidez eram igualmente consideradas sintomas frequentes. Contudo, o aspecto mais importante para a história das concepções psiquiátricas sobre os transtornos ansiosos é o fato de que a descrição dada por Beard à neurastenia era excessivamente ampla e incluía sintomas característicos de ansiedade aguda.

Assim, Beard sugeria a associação da neurastenia a "medos mórbidos de tipos particulares" (*morbide fears of special kinds*). Entre esses medos, havia um destaque à agorafobia, seguida da "antropofobia" (*fear of society*) e do medo de viajar só. Os exemplos clínicos relatados por Beard para cada uma dessas manifestações se entrecruzam de vários pontos de vista.

Para explicar esses medos mórbidos constatados nos casos de neurastenia, Beard, em 1879, expõe de forma clara sua hipótese de uma debilidade funcional do cérebro:

> The general philosophy of this morbid fear in the neurasthenic (cerebrasthenia) would appear to be that the debility of the brain – the nerve impoverishment – renders it impossible to walk; morbide fear is indeed like a psychical paralysis, but of a functional rather than an organic nature. (p. 255-6).

Um comentário deve ser feito aqui a propósito do termo "cerebrastenia", que aparece no trecho acima citado e o qual é frequentemente empregado por Beard, quase como sinônimo de neurastenia. Ambos os termos evocam imediatamente a noção de "psicastenia", desenvolvida por Pierre Janet em 1903. O próprio Janet insiste na diferença entre esses dois quadros clínicos. Com efeito, a neurastenia de Beard coloca-se em uma perspectiva descritiva e explicativa. A denominação "cerebrastenia" destaca o aspecto físico de insuficiência do cérebro em manter um nível ótimo de sua atividade, insuficiência esta que teria repercussões corporais em todas as funções que dependem da atividade nervosa. A "psicastenia" de Janet, por sua vez, recobre antes de tudo o campo clínico da neurose obsessiva freudiana. O termo acentua certa concepção do funcionamento psíquico segundo a qual uma tensão – não mais "cerebral", mas "psicológica" – manteria a integração dos diferentes níveis da atividade psíquica, hierarquicamente constituídos. Tal tensão deve ter um nível ótimo para exercer sua função de síntese das funções psíquicas. A psicastenia, diminuição dessa função sintética, influenciaria a atividade psíquica enquanto tal.

Beard propõe que à origem dessa *debility of the brain*, fonte da neurastenia, estariam "práticas sexuais nocivas", em especial a masturbação excessiva. Segundo Beard, a neurastenia é a manifestação orgânica do esgotamento da energia sexual em razão de uma atividade sexual anormal.

Será pela crítica à concepção de Beard sobre a neurastenia que Freud introduzirá sua própria descrição da "neurose de angústia". Trata-se de um momento decisivo no qual as concepções da psiquiatria, da psicopatologia e da psicanálise *in status nascendi* se encontram e, de certa maneira, se sobrepõem em um mesmo terreno de preocupação clínica. De vários pontos de vista, a história das concepções psiquiátricas sobre a angústia em nosso século é, ao mesmo tempo, a história dos esforços para repatriar as teorias sobre a angústia a seus campos de pertinência.

FREUD E A CRIAÇÃO DA "NEUROSE DE ANGÚSTIA" (*ANGSTNEUROSE*)

Como sugere Jean Laplanche, em 1981, o interesse de Freud pela neurastenia deveu-se provavelmente à possibilidade que este entrevia de poder demonstrar, de forma direta, sua teoria nascente da etiologia sexual das neuroses. Ora, segundo as teorias aceitas na época, sobretudo com base nas pesquisas de Beard, a neurastenia estaria relacionada a alterações diretamente observáveis da vida sexual atual dos pacientes, em particular ao excesso de masturbação. Tal ponto de vista era amplamente discutido, senão aceito pela oficialidade do mundo médico do fim do século XIX. Estudar a neurastenia significava, portanto, para Freud, partir de uma condição clínica em que o papel patogênico do fator sexual era menos polêmico, o que seria estratégico para diminuir as resistências contra sua nova teoria. A descrição da neurose de angústia será feita por Freud mediante um novo recorte nosológico do campo clínico até então recoberto pela neurastenia.

Provavelmente, a origem do termo "neurose de angústia" remonta aos trabalhos de Ewald Hecker que, em 1893, havia demonstrado a presença de estados de angústia "larvários" e "abortivos" na apresentação clínica da neurastenia. Freud faz menção explícita à contribuição de Hecker em seu primeiro artigo sobre a *Angstneurose*, de 1895, quando tenta caracterizar o papel desempenhado pelos "acessos rudimentares de angústia" e pelos "equivalentes do acesso de angústia". Ele cita também um livro de H. Kaan, de 1893, em que a angústia é apresentada como um sintoma maior da neurastenia. Contudo, nem Hecker, nem Kaan chegaram a propor a criação de um novo quadro clínico específico, organizado em torno do sintoma nuclear de angústia. Este foi o passo nosológico dado por Freud. Dessa forma, pertence a Freud o mérito de ter proposto pela primeira vez a descrição clínica específica desse quadro, que passaria a ser conhecido daí em diante como "neurose de angústia".

O próprio título do artigo inaugural de Freud sobre a *Angstneurose*, de 1895, já revela de forma clara a operação de recorte nosológico efetuada na "neurastenia": "Sobre a justificativa de separar da neurastenia um complexo particular de sintomas sob o nome de neurose de angústia".

Na verdade, a primeira referência escrita de Freud à *Angstneurose* aparece em sua correspondência a seu amigo Fliess no chamado "Manuscrito A", não datado, mas redigido provavelmente no fim de 1892. Esse texto foi elaborado de forma extremamente condensada, quase telegráfica. Nele, é exposto um projeto de pesquisa visando a demonstrar a etiologia sexual da neurastenia e da neurose de angústia. Tal objetivo é explicitado de forma mais completa no "Manuscrito B", de 1893:[5]

> Pode-se tomar como fato reconhecido que a neurastenia é uma consequência frequente da vida sexual anormal. Contudo, a afirmação que desejo fazer e verificar através de observações é que, a rigor, a neurastenia ***só*** (*nur)* pode ser uma neurose sexual.

A ideia segundo a qual o excesso de excitação sexual não consumada está em relação estreita com os estados de angústia não aparece com Freud. Na tradução francesa da correspondência Freud-Fliess, uma nota é acrescentada à passagem acima citada, mencionando um texto de A. Preyer. Nele, Preyer afirma os efeitos maléficos da masturbação e do coito interrompido, provocando estados ansiosos e a neurastenia. Foi essa ligação da neurose de angústia e da neurastenia com as alterações da vida sexual atual dos pacientes que levou Freud a classificá-las como "neuroses atuais", em oposição às "psiconeuroses de defesa", as quais teriam relação com memórias recalcadas da vida sexual infantil.

A descrição freudiana da neurose de angústia é bastante fina e precisa. Nesse quadro clínico, a angústia aparece sob duas formas principais: o acesso de angústia (*Angstanfall*) e o estado crônico e flutuante de angústia (*Angstzustand*). No "Manuscrito B", Freud propõe que o acesso de angústia e os sintomas ansiosos mais crônicos constituem só formas distintas de apresentação clínica da neurose de angústia, ainda que mantenham uma relação muito estreita entre eles:[5]

> A neurose de angústia aparece sob duas formas: como um estado crônico (*Angstzustand*) e como uma crise de angústia [*Angstanfall*]. As duas se combinam facilmente: o ataque de angústia jamais acontece sem sintomas crônicos.

Assim, o quadro clínico teria como elementos centrais a irritabilidade geral, a expectativa ansiosa e a crise de angústia propriamente dita.

1) A irritabilidade geral: "aparece invariavelmente na neurose de angústia" e traduz um acúmulo de excitação que o sujeito não consegue tolerar";
2) A expectativa ansiosa: "é o sintoma nuclear da neurose. Talvez possamos dizer que aqui está presente um *quantum* de ansiedade livremente flutuante, o qual, onde haja expectativa, controla a escolha das ideias e está pronto a ligar-se a qualquer conteúdo ideativo adequado". Essa capacidade de "ligação a um conteúdo ideativo adequado" será a base de sua concepção do surgimento das fobias na *Ansgtneurose* como secundárias às crises de angústia;
3) A crise de angústia: a descrição que Freud faz dos ataques de ansiedade da *Angstneurose* antecipa, nos mínimos detalhes, a delimitação operacional feita nas classificações contemporâneas dos chamados "ataques de pânico". Entre outras coisas, ele ressalta a possibilidade desses ataques surgirem de forma espontânea e imprevisível, de serem acompanhados da sensação de morte iminente ou do medo de ficar louco e de comportarem sintomas autonômicos proeminentes:

> A ansiedade pode, subitamente, irromper pela consciência *sem proceder de um encadeamento de ideias*, provocando um ataque de ansiedade. Um ataque de ansiedade desse tipo pode consistir apenas no sentimento de ansiedade, sem nenhuma ideia associada, ou então acompanhado da interpretação que estiver mais à mão, tais como ideias de extinção da vida, ou de uma pancada, ou de uma ameaça de loucura; ou ainda, alguma espécie de parestesia (similar à aura histérica) pode vir acompanhada ao sentimento de ansiedade, ou, finalmente, o sentimento de ansiedadepode estar ligado ao distúrbio de uma ou mais funções corporais – como a respiração, a atividade cardíaca, a inervação vasomotora e a atividade glandular. Dessa combinação, o paciente seleciona um ou outro fator em particular. Queixa-se de "espasmos do coração", de "dificuldade respiratória", de "inundações de suor", de "fome devastadora" e de coisas como essas (...). (Freud, 1895, p. 111)

O acesso ou o ataque de angústia (*Angstanfall*) ocupa uma posição psicopatológica central na concepção freudiana da *Angstneurose*. Segundo Freud, as características fundamentais desses ataques são a intensidade brutal e a frequente ausência de representações psíquicas capazes de atribuir-lhes um sentido. De ordinário, eles são completamente incompreensíveis aos pacientes, o que amplifica seu impacto aterrorizante. O extremo desespero provocado pelos ataques de angústia impõe que sejam imediatamente ligados a alguma forma de representação que lhes dê significação, limitando, assim, seu aspecto absurdo.

O caráter precário, arbitrário e artificial das explicações dadas retrospectivamente pelo paciente a seus ataques é evidente. Elas são adicionadas *in extremis* à recordação da experiência como uma tentativa de justificá-la, dando ao paciente algum tipo de controle sobre ela. Eis por que as sensações corporais experimentadas durante um ataque passam a desempenhar um papel tão importante na organização psicopatológica desses indivíduos:

é preferível agarrar-se a esse aspecto apreensível, corporal, do ataque do que permanecer num sem-sentido absoluto e num vazio assustador.

O ataque de angústia está, portanto, em relação direta com o desenvolvimento dos sintomas ulteriores de hipocondria, não sendo por acaso que Freud classificará esta última como uma neurose atual, categoria que abrange também a neurastenia e a neurose de angústia.

É dessa mesma perspectiva que Freud compreende a instalação tão frequente da agorafobia nesses casos. Essa corresponderia essencialmente à associação que faz o paciente entre seus ataques e o local ou a situação onde eles ocorreram. Desse ponto de vista, a agorafobia corresponde a um esforço do sujeito para evitar a repetição das crises de angústia, atribuindo sua aparição a circunstâncias ambientais fortuitas: evitar tais circunstâncias seria uma forma de tentar evitar a reinstauração dos ataques ou, pelo menos, de impedir que eles ocorram em situações particularmente desfavoráveis. No texto *Obsessões e fobias*, de 1895, Freud sustenta que "no caso da agorafobia etc., encontramos frequentemente a recordação de um ataque de ansiedade, e o que o paciente teme é a recorrência de tal ataque em condições especiais, nas quais acredita que não possa escapar dele". Tal ponto de vista corresponde de forma evidente às concepções contemporâneas da escola americana quanto às relações entre ataques de pânico e agorafobia, que atribui um papel determinante dos primeiros em relação a esta.

Vê-se, assim, que a criação da "neurose de angústia" por Freud no fim do século XIX representou, acima de tudo, uma operação de ordem nosológica e nosográfica. Ele distinguiu, no seio da neurastenia, um grupo particular de sintomas organizados em torno das manifestações ansiosas. Esse novo quadro clínico seria, em seguida, assimilado à nomenclatura psiquiátrica.

Os principais sistemas de classificação psiquiátrica até a *CID-9* incluíam entre os transtornos neuróticos o diagnóstico de "neurose de ansiedade", como descrito por Freud no começo de sua obra (ver Lopes, neste volume).

A abordagem histórica da evolução do conceito de neurose de angústia revela que o procedimento freudiano em relação à criação da *Angstneurose* é, de muitos pontos de vista, análogo àquele efetuado muito mais tarde pela terceira edição do *Manual de Diagnóstico e Estatística da Associação Psiquiátrica Americana* (*DSM-III*), publicado em 1980, com relação à constituição da categoria de *Transtorno de Pânico*. Em ambos os casos, tratava-se de separar no interior de uma categoria psiquiátrica já consagrada – seja a neurastenia num caso ou a neurose de ansiedade no outro – um subgrupo sintomatológico, atribuindo-lhe um estatuto nosológico autônomo e específico em razão de sua coerência psicopatológica interna. Assim, da perspectiva nosográfica, o *DSM-III* reorganizará as concepções sobre a neurose de ansiedade como o fizera Freud, um século antes, com a neurastenia.

A CRIAÇÃO DO TRANSTORNO DE PÂNICO: DONALD KLEIN E A IMIPRAMINA

Um olhar crítico sobre a história imediata da criação da categoria de transtorno de pânico revela bem mais do que uma simples mudança nosográfica dos estados de angústia.

Ele surge num momento de profunda transformação da psiquiatria moderna, quando esta começa a modificar suas relações com a psicopatologia. Quando começava a ser descrito o *panic disorder*, o momento era de declínio da dita "psiquiatria dinâmica" americana que havia conhecido grande prestígio sob a influência de Adolf Meyer, em uma época na qual, tanto do ponto de vista institucional quanto conceitual, a psiquiatria e a psicanálise daquele país mantinham relações bastante próximas.

Os anos 1960 marcam o começo da chamada "revolução psicofarmacológica" e, com ela, o início das abordagens nosográficas "operacionais" em psiquiatria, que caracterizam nossa época. Surgem, assim, sistemas classificatórios altamente padronizados como o *RDC*, o *PSE* e, em seguida, o *DSM-III*, que fundam uma nova era das relações entre a psiquiatria e a psicopatologia. O nascimento do transtorno de pânico é indissociável desse *Zeitgeist* e, de certa forma, dele constitui um exemplo maior.

À origem da criação da nova categoria de *panic disorder* encontram-se os trabalhos de Donald Klein sobre as ações clínicas da imipramina, publicados no início dos anos 1970. As observações que conduziram esse psiquiatra da Universidade de Colúmbia a propor um novo enquadre nosológico para os distúrbios ansiosos foram por ele apresentadas em um artigo célebre, publicado em 1980. Klein relata que desde o fim dos anos 1950 – certamente sob a influência das descobertas europeias da ação antipsicótica da clorpromazina – vinha fazendo pesquisas clínicas para estabelecer o perfil de ação de uma nova substância psicotrópica de então: a imipramina. O fato de esta, tal como a clorpromazina, ser uma molécula derivada de uma modificação estrutural das fenotiazinas, trazia a expectativa de que ela também demonstrasse ação antipsicótica.

Klein lembra que nessa época a psiquiatria norte-americana era fortemente influenciada pela teoria psicanalítica. Segundo as correntes predominantes na época nos Estados Unidos, toda manifestação psicopatológica era considerada secundária à angústia, a qual, por sua vez, seria originária de um conflito psíquico inconsciente. O sintoma clinicamente observável constituía o resultado de uma estratégia de defesa, uma tentativa de limitar o desenvolvimento da angústia derivada do conflito psíquico.

Nessa mesma linha, a psicose era considerada a consequência mais grave do excesso de angústia, que aniquilava o "ego" e impelia à regressão. Quanto à neurose, esta era considerada o resultado de uma estratégia defensiva particularmente bem-sucedida contra a angústia e que levava à formação de sintomas neuróticos, mantendo preservadas as principais funções do ego.

Correlativamente, a explicação dos efeitos antipsicóticos da clorpromazina era a de que se tratava de um agente ansiolítico extremamente poderoso, capaz de controlar as "angústias psicóticas" (por isso a denominação "tranquilizantes maiores", que acentuava a intensa ação sedativa dessa substância). Constata-se, assim, a confusão reinante na época entre as concepções psicanalíticas e a constituição das categorias propriamente psiquiátricas.

O surgimento, mais ou menos no mesmo período, dos sistemas operacionais de classificação de transtornos mentais corresponde a tentativas de se fundar a nosografia psiquiátrica sobre bases empíricas e descritivas mais independentes da influência das concepções teóricas tradicionais no campo da psicopatologia. Toda a descrição do "transtorno de pânico" e do "transtorno de ansiedade generalizada" – primeiro no *RDC* e depois no *DSM-III* – acompanhará essa mesma lógica e será decisivamente por ela determinada. De certa maneira, a descrição do *panic disorder* pelo *DSM-III* pode ser considerada paradigmática da abordagem empírico-operacional que marca a psiquiatria contemporânea.

Klein conta que estava estudando um grupo de pacientes hospitalizados que apresentava sintomas ansiosos particularmente intensos, a maioria deles merecendo o diagnóstico genérico de "agorafobia". Eles não apresentavam nem alucinações, nem delírios, apenas medos infundados de frequentar lugares abertos ou de onde não pudessem sair rapidamente. Eles estavam sendo tratados com os sedativos convencionais sem, contudo, apresentarem melhora substancial de seu estado. Contra toda a expectativa teórica, esses pacientes não apresentaram qualquer melhora com o uso da clorpromazina; alguns chegaram mesmo a piorar com o uso dessa droga.

Nesse contexto, a chegada da imipramina despertou a esperança de que a nova molécula, dada sua semelhança estrutural com a clorpromazina, pudesse ser útil para tratar esses casos. Foi com tal expectativa que Klein iniciou um estudo-piloto com pacientes do grupo que tinha a seu cargo e que se apresentaram como voluntários para testar a eficácia clínica da imipramina.

Os resultados da avaliação da primeira semana (reuniões da equipe e dos pacientes com o psiquiatra e terapeuta do grupo, o próprio Klein) mostraram que pelo menos não houve agravamento dos quadros – o que ocorria, por vezes, com o uso da clorpromazina – mas nada até ali permitia supor que a eficácia da imipramina pudesse ser confirmada.

Após a terceira semana de tratamento, nem pacientes, nem equipe terapêutica haviam ainda notado qualquer modificação nítida no estado global dos enfermos. Contudo, diz Klein, outros membros da equipe estavam mais otimistas. Um atendente observou que antes do estudo-piloto, muitos pacientes corriam desesperados aos postos de enfermagem duas ou três vezes por dia, queixando-se de uma sensação de estarem morrendo e pedindo socorro urgente. As enfermeiras tentavam acalmá-los e sentavam-se junto deles até que se sentissem melhor. Ora, atendentes e enfermeiras passaram a dar-se conta de que, algumas semanas após o início do uso de imipramina, esse tipo de comportamento, antes tão frequente, havia praticamente desaparecido.

Progressivamente, a melhora era evidente aos olhos de todos. Os pacientes pareciam aliviados e mostravam maior autonomia em suas atividades rotineiras. A angústia e os estados agudos de desespero haviam nitidamente diminuído.

Para explicar esse efeito surpreendente, a primeira teoria que ocorreu a Klein foi a de que aqueles pacientes eram, em última instância, deprimidos e que a angústia e o comportamento fóbico não eram senão epifenômenos de uma "depressão mascarada". Contudo, muitos argumentos iam contra esse ponto de vista. Em primeiro lugar, a maioria dos pacientes não apresentava qualquer sinal psiquiátrico detectável de depressão: fora dos períodos de angústia, eles eram sociáveis, interessavam-se pelas conversas em grupo e experimentavam prazer em suas atividades diárias. Mesmo quando apresentavam algum sentimento de desmoralização, não referiam ideias de suicídio, de culpabilidade ou de autodesvalorização excessiva.

Posteriormente, estudando as particularidades da história clínica desses pacientes, Klein pôde caracterizar um período inicial de ataques súbitos de angústia. Só depois, por medo de serem surpreendidos por novas crises – as quais não eram previsíveis – os pacientes começavam a desenvolver sintomas secundários, como angústia crônica, tensão, depressão e a própria agorafobia. Vê-se aqui a enorme semelhança com a descrição inicial feita por Freud das relações entre ataques de angústia e o desenvolvimento ulterior da agorafobia. Por vezes, a "angústia de antecipação" – termo usado por Klein para nomear a expectativa ansiosa de ser acometido de um novo ataque – era tão intensa que quase não podia ser distinguida das crises propriamente ditas.

Em trabalho de 1962, Klein e Fink relataram sua experiência clínica com a imipramina, usada com 215 pacientes com diagnósticos os mais diversos. Nele, os autores descrevem oito padrões de resposta a esse medicamento, três favoráveis e cinco desfavoráveis. Entre os tipos favoráveis aparece um de particular interesse para o tema que aqui abordamos, denominado "*resposta de redução da ansiedade episódica*". Nesse grupo de pacientes suscetíveis de se beneficiar com o uso da imipramina, os indivíduos apresentavam antes do tratamento um quadro clínico caracterizado sobretudo pela instalação súbita de crise intensa de ansiedade, acompanhada por taquicardia, respiração rápida, sensação de sufocamento, palpitações, tonturas, opressão torácica, vivências de despersonalização e sensação de morte iminente. À medida que os ataques se repetiam, suas atividades se restringiam progressivamente até o ponto de não conseguirem mais ficar sozinhos. A agorafobia era extremamente frequente, embora o temor dos pacientes estivesse mais relacionado à possibilidade de não encontrarem socorro em caso de novo ataque do que de espaços abertos, como explicitado na definição clássica da "*peur des espaces*", de Legrand du Saule, de 1878). Os autores indicavam que nos pacientes tratados com imipramina ocorria o controle dos ataques de ansiedade, embora a "ansiedade de antecipação" não se modificasse imediatamente. A longo prazo, com o bloqueio das crises pela imipramina, o sintoma agorafóbico tendia a desaparecer.

Essas conclusões de Klein eram, portanto, compatíveis com o famoso trabalho de Sargant que, em 1962, demonstrara a melhora de certos sintomas fóbico-ansiosos com o uso de inibidores da MAO.

As descobertas de Klein levaram-no a postular uma *distinção qualitativa* entre a ansiedade crônica e os ataques de pânico, os quais, até aquele momento, pareciam ser diferentes apenas na intensidade. A observação clínica indicava que nos casos de neurose de angústia em que predominassem os ataques de ansiedade, a resposta à imipramina era mais positiva. Por outro lado, o tratamento com os tranquilizantes habituais mostrava-se pouco eficaz. Já nos casos em que a sintomatologia era caracterizada por estado de angústia crônica e flutuante, sem ataques recorrentes, não havia benefício considerável com o uso da imipramina e o tratamento convencional proporcionava melhor resultado.

Tal "dissociação farmacológica" (*pharmachological dissociation*) levou Klein a propor que a ansiedade do tipo "pânico" era *qualitativamente diferente* da ansiedade "não pânico", o termo "pânico" sendo escolhido pelo caráter súbito e inexplicável dos ataques. Foi só num segundo momento que se começou a pesquisar outras evidências clínicas e epidemiológicas de uma especificidade dos ataques de pânico em relação aos demais estados ansiosos. Um trabalho de delimitação não apenas empírico, mas especificamente psicopatológico ainda resta por ser aprofundado.

Observa-se, assim, o fundamento essencialmente fármacoclínico dessa distinção qualitativa inicial que deu origem ao chamado "transtorno de pânico". De um ponto de vista pragmático, a categoria "pânico" reunia, sob critérios empíricos, operacionalmente organizados, aqueles pacientes cujos sintomas eram suscetíveis de melhora com tratamento à base de imipramina. É nesse sentido que a criação da *panic disorder* é paradigmática da perspectiva operacional em psiquiatria, pois se trata de uma condição descrita desde o início numa perspectiva essencialmente pragmática (ou seja, visando à resolução dos sintomas por um tratamento específico: buscava-se delimitar clinicamente os pacientes suscetíveis de melhorar com o tratamento com imipramina), sem ser precedida por uma fundamentação psicopatológica propriamente dita.

Daí em diante, pesquisas de diversas orientações teóricas começaram a ser desenvolvidas para a criação de modelos explicativos e psicopatológicos dos ataques de pânico (Tabela 1.1).

Tabela 1.1

Propostas de modelos explicativos e psicopatológicos dos ataques de pânico

Autor	Ano	Proposta	Referência
Klein	1980	Relação com ansiedade de separação na infância, baseada nos modelos de Bowlby	Comp Psychiatry 21:411-427.
Sheehan & Sheehan	1983	Estritamente metabólica	J Clin Psychopharmacol 2:386-393.
Clark	1986	Cognitivo-comportamental	Behav Res Ther 24:461-470.
Margraf e cols.	1986	Cognitivo-comportamental	Behav Res Ther 24:535-567.
Shear e cols.	1993	Psicodinâmico-psicanalítica	Am J Psychiatry, 150:197-203
Milrod & Shear	1991	Psicodinâmico-psicanalítica	J Nerv Ment Dis 179:741-743
Costa-Pereira	1992	Psicodinâmico-psicanalítica	Pânico e desamparo. São Paulo: Escuta, 1999.

PANORAMA ATUAL DA NOÇÃO DE "ANSIEDADE" EM PSIQUIATRIA

Em 1980, a interpretação de Donald Klein dos fatos clínicos por ele observados foi assimilada pelo *DSM-III*, com a criação das categorias de *transtorno de pânico* ("*panic disorder*"), *agorafobia com pânico* ("*agoraphobia with panic*") e *transtorno de ansiedade generalizada* ("*generalized anxiety disorder*"). A revisão desse Manual, em 1987, conservava a categoria de *panic disorder*, embora suas relações com a agorafobia passassem a ser concebidas de forma mais estrita, para diminuir a importância da agorafobia como entidade clínica independente do transtorno de pânico: segundo o *DSM-III-R*, toda vez que uma situação clínica apresentasse agorafobia e ataques de pânico, a prioridade diagnóstica deveria ser dada ao *"transtorno de pânico com agorafobia"*. A publicação do *DSM-IV*, em 1994, ratificou a concepção de uma especificidade do transtorno de pânico em relação aos demais estados ansiosos, introduzindo apenas algumas modificações significativas dizendo respeito às relações entre este transtorno e a agorafobia, como veremos a seguir.

Em 1993, a décima edição da *Classificação Internacional de Doenças* (*CID-10*) integra essa nova concepção clínica da ansiedade às categorias oficialmente reconhecidas pela comunidade médica internacional através da criação de diagnósticos como os de *agorafobia com ataque de pânico, agorafobia sem ataque de pânico, transtorno de pânico e transtorno de ansiedade generalizada.*

O panorama contemporâneo da nosografia dos estados ansiosos completa-se com a especificação da independência das fobias em relação aos transtornos em que a ansiedade apresenta-se de forma isolada, independentemente de objetos, lugares ou situações sociais desencadeantes. Desse ponto de vista, a tendência atual é a de se aceitar a *agorafobia* como uma entidade clínica autônoma em relação aos ataques de pânico, embora possa haver casos em que a agorafobia esteja acompanhada de ataques de pânico. Tal concepção expressa-se na *CID-10*, como vimos, pelo estabelecimento das categorias diagnósticas de "agorafobia sem transtorno de pânico" e de "agorafobia com transtorno de pânico" e no *DSM-IV* pela aceitação de que possa haver o diagnóstico de "agorafobia sem história de transtorno de pânico".

Por outro lado, o *trantorno obsessivo-compulsivo* passa a ser visto de forma privilegiada a partir de seu vértice "ansioso", fazendo, em particular, que o *DSM-IV* o classifique expressamente entre os "transtornos ansiosos" *(*ver Torres, neste volume*).*

Finalmente, deve-se destacar a importância cada vez maior atribuída ao chamado *transtorno de estresse pós-traumático*, estudado cada vez mais em profundidade especialmente em sociedades desenvolvidas e expostas de forma sistemática ao terrorismo e à guerra.

Na revisão atualmente em curso que dará origem ao *DSM-V*, constitui ainda tema de debates se a nova edição desse *Manual* manterá a distinção entre os diagnósticos de "transtorno de pânico com agorafobia" e de "transtorno de pânico sem agorafobia". Persiste também a dúvida quanto à manutenção ou não do diagnóstico de "agorafobia sem ataques de pânico", o que demonstra claramente a incerteza referente às relações psicopatológicas entre ataques de pânico e agorafobia.

Para concluir, é importante que se ressaltem alguns desafios fundamentais que o estudo do fenômeno da angústia coloca para a psiquiatria contemporânea. Por um lado, deve-se considerar que a ênfase atual numa abordagem empírica e operacional dos estados ansiosos tem proporcionado progressos indiscutíveis em particular nos campos da neurobiologia, da epidemiologia e da psicofarmacologia da ansiedade. Do ponto de vista terapêutico, o avanço do controle sintomatológico tem sido substancial, estando este correlacionado à delimitação mais estrita de subgrupos clínicos de ansiedade, aos progressos da psicofarmacologia e ao desenvolvimento de técnicas psicoterapêuticas, em especial cognitivo-comportamentais, mais específicas e eficazes. Todos esses sucessos são correlativos a uma delimitação pragmática dos transtornos ansiosos. Contudo, globalmente os resultados obtidos têm sido mais encorajadores a curto do que a longo prazo.

Por outro lado, se a operacionalização técnica dessa dimensão afetiva fundamental tem sido positiva quanto a seus resultados pragmáticos, ela comporta em si o risco de corroborar uma ideologização cientificizante da angústia humana, destituindo-a de suas relações com a história, com a cultura, com a subjetividade e, em última instância, com a condição de finitude e incompletude da existência.

Ou seja, se a aproximação técnica da angústia é uma realidade científico-cultural desse início de século, representando mesmo um inegável progresso, ela não isenta a psiquiatria de tratar a angústia também a partir de sua perspectiva propriamente psicopatológica, na qual justamente todas as relações do ser angustiado com sua subjetividade e com sua existência – incluindo aí sua condição biológica e as ideologias a ela ligadas – surgem como problemas complexos. Em relação a esses problemas, a psiquiatria atual tem, sem dúvida, sua palavra. Mas – nunca é demais relembrar – ela não é a única, nem a última.

LEITURA RECOMENDADA

Berrios G, Link C. Anxiety disorders. In: G. Berrios (ed.). A history of clinical psychiatry. New York: New York University Press, p. 545-62, 1995.

Boutonier J. L'angoisse, Paris: PUF, Paris, 1945.

Costa-Pereira ME. Psicopatologia dos ataques de pânico. São Paulo: Escuta, 2003.

Delumeau J. La peur en Occident, Paris: Fayard, 1978.

Ey H. Etudes psychiatriques: aspects séméiologiques. Paris: Desclée de Brouwer & Cie, 1950.

Freud S (1895), "Sobre os critérios para destacar da neurastenia uma síndrome particular intitulada 'neurose de angústia'". Em: S. Freud, Edição Standard Brasileira das Obras Psicológicas Completas de Sigmund Freud, vol. 3, Imago, Rio de Janeiro, pp. 103-140, 1976.

Klein D. "Anxiety reconceptualized". Comprehensive Psychiatry, 21, pp. 411-427, 1980.

2

Os conceitos de ansiedade e a angústia em psiquiatria e psicanálise

Valentim Gentil
Maria de Lourdes Felix Gentil

Sentir-se inseguro ou apreensivo diante de uma ameaça ou de um desafio, como uma nova atividade ou experiência social, um exame, uma cirurgia, é considerado normal, comum, possivelmente universal e justificável, até certos limites. Quando esse estado interfere com o bem-estar, com o desempenho ou com funções fisiológicas, como sono ou pressão arterial, ele passa a ser potencialmente prejudicial à saúde, podendo ser relevante do ponto de vista clínico.

Apesar de seu uso leigo ser muito antigo, a palavra "ansiedade" só aparece em indexadores de revistas científicas a partir dos anos 1920, graças à introdução, por Freud, do conceito de "neurose de ansiedade" ou "neurose de angústia" (*"anxiety neurosis"*, em Inglês). Neurose, que antes significava afecção dos nervos, passou a ser o termo usado na segunda metade do século XIX para disfunções do então recém-descoberto sistema ganglionar (sistema nervoso autônomo). Segundo German Berrios, Morel fez tal uso em 1860 para quadros de medo, ansiedade, fobias, obsessões e sintomas autonômicos, por ele denominados *"delire emotif"*, em pessoas que até então não acorriam aos alienistas. Pelo menos dois desses pacientes "neuróticos" tinham sintomas hoje identificáveis como ataques de pânico, ansiedade generalizada ou depressão.

Em 1960, ciente das variações nos significados dos temos ansiedade e angústia e seus equivalentes na psiquiatria, na psicanálise e na filosofia, em vários idiomas, e pretendendo aprimorar a nomenclatura psiquiátrica para as neuroses, Aubrey Lewis publicou o artigo *"Problems Presented by the Ambiguous Word 'Anxiety' as used in Psychopathology"*, no qual formulou um "destilado técnico" que se tornou muito influente na psiquiatria contemporânea:

> Ansiedade pode ser tecnicamente conceituada como um estado emocional vivenciado com a qualidade subjetiva do medo ou emoção a ele relacionada, desagradável, dirigido para o futuro, desproporcional a uma ameaça reconhecível, com desconforto subjetivo e manifestações somáticas.

Embora Lewis tenha reconhecido o uso do termo "angústia" para expressar uma emoção mais corporal, pela psiquiatria de países língua latina e apesar do uso e da descrição do fenômeno na própria psicopatologia britânica ("*precordial anguish*", em Henry Maudsley, por exemplo), Lewis descartou "*anguish*" como termo técnico para os sintomas que usou para definir "*anxiety*" porque "*anguish*" expressa um sofrimento presente e não uma insegurança quanto ao futuro. As implicações e consequências desse descarte sem o reconhecimento das peculiaridades do sintoma, angústia, serão discutidas mais adiante.

Ainda com relação a termos próximos, "*anxiety*" não se confunde com "*arousal*", palavra que corresponde, aproximadamente, a "ativação" ou "alerta". Diferentemente da ansiedade, o nível de "*arousal*" tem relação em U invertido com o desempenho, segundo a chamada "Lei de Yerkes-Dodson", de 1908 – a ativação mental e fisiológica facilita o desempenho até um certo nível, a partir do qual ela interfere com funções cognitivas, como a atenção, prejudicando o desempenho. A ansiedade, como conceituada em psicopatologia, não é agradável, nem favorece o desempenho.

O limite entre a ansiedade normal e a patológica é arbitrário. Em geral, o avaliador, seja ele quem a sente ou um observador, leva em conta o sofrimento, as normas para a população, o contexto e os possíveis desencadeantes, além das características individuais do sujeito. A partir disso, decide se as manifestações são desproporcionais em intensidade, duração e interferência com o desempenho, ou na frequência em que ocorrem. Assim, um mesmo estado ansioso poderá ser considerado normal ou patológico, conforme o avaliador e as circunstâncias.

A ansiedade pode se manifestar de forma episódica, fásica ou tônica e pode estar relacionada a determinados eventos, situações ou objetos (chamada situacional ou específica) ou, ainda, ocorrer de forma aparentemente imotivada (chamada espontânea ou livre-flutuante). Quando habitual e frequente, pode corresponder a um *traço* de personalidade. No período em que ocorre, é chamada *estado* ansioso. Muitos testes, inventários, escalas e outros instrumentos de avaliação, como a Escala de Hamilton para Ansiedade e o Inventário de Ansiedade Traço-Estado de Spielberger, foram desenvolvidos nos últimos sessenta anos e permitem quantificar as manifestações da ansiedade e classificar as pessoas em mais ou menos ansiosas. O uso desses instrumentos tem sido útil em estudos epidemiológicos, sobre a etiopatogenia dos estados ansiosos e, sobretudo, para avaliação dos resultados de intervenções terapêuticas.

SINAIS, SINTOMAS, SÍNDROMES, TRANSTORNOS E MOLÉSTIAS CONCOMITANTES

Enquanto a angústia precordial, *sensu stricto*, é apenas um sintoma, a ansiedade pode ser um sintoma, uma síndrome, ou um transtorno, conforme suas manifestações e evolução temporal.

As manifestações objetivas da ansiedade são inespecíficas, ocorrendo de forma semelhante em emoções diversas, como ira, expectativa, medo, excitação ou mesmo após exercícios físicos. Segundo Malcolm Lader, sua vivência subjetiva é epistemologicamente inacessível: *somente podemos saber se alguém está ansioso por dedução ou questionando-o e comparando sua resposta com nossa experiência pessoal e nosso conceito de ansiedade.*

Os sinais e sintomas somáticos observados em estados ansiosos incluem aumento do tônus autonômico e suas consequências, com midríase, alterações respiratórias (taquipneia, sufocação, "o ar não falta, mas não satisfaz"), cardiovasculares (taquicardia, elevação da pressão arterial, vasoconstrição periférica, com palidez, sudorese, extremidades frias e úmidas), digestivas (sialosquese, dificuldade para engolir, aerofagia, dispepsia, queimação, empachamento, náuseas ou vômitos, aumento do peristaltismo, cólicas, diarreia ou constipação), contraturas musculares, cefaleia e outras dores tensionais, tremores, calafrios, piloereção, cenestesias e parestesias (formigamento, adormecimentos, sensação de frio ou calor), tontura e sensação de flutuação, entre outros. Em crianças, as manifestações objetivas da ansiedade são fundamentais para o diagnóstico: a presença de distúrbios do comportamento social, alimentar e do sono são bem características, assim como as manifestações autonômicas.

Os sintomas psíquicos incluem insegurança, apreensão, nervosismo, aflição, choro, sustos e reações de sobressalto, alterações cognitivas (com prejuízos à atenção e à concentração e consequente falha nos registros da memória recente), fadiga, insônia inicial ou sono entrecortado, pesadelos, terror noturno, sensações de despersonalização ou desrealização. Algumas pessoas queixam-se, também, de opressão, peso, vazio ou constrição na região precordial ou epigástrica, mais parecido com dor e tristeza do que com medo, de fundo emocional, que corresponde ao sintoma classicamente reconhecido como "angústia". Adolescentes tendem a expressar ansiedade como irritação. Em maior intensidade, o indivíduo ansioso pode sentir que vai desmaiar ou perder a consciência, o autocontrole, ou morrer, podendo entrar em pânico. Assim, o comportamento de uma pessoa em estado ansioso pode variar da inibição psicomotora à agitação e ao desespero.

Conhecido desde a Antiguidade e observado em grupos submetidos a inesperado perigo imediato, "pânico" é o termo usado para descrever um comportamento disfuncional e mal-organizado de busca de socorro, escape ou fuga de um local ou situação, ou, ainda, para reações de imobilidade, "congelamento" ou estupor diante de perigos reais ou imaginários. O fato de ser mal organizado agrava os riscos à integridade do indivíduo. Esse termo passou a ser empregado na psiquiatria contemporânea para designar crises isoladas ou em salvas de intensa insegurança e ansiedade com importante repercussão no comportamento sob a forma de busca de ajuda ou fuga de uma situação. Tais crises foram descritas por vários autores, inclusive Freud em seus estudos iniciais sobre histeria e sobre a neurose de angústia (ou de ansiedade). A valorização das crises ou dos ataques de pânico para o diagnóstico e o tratamento diferencial de pacientes com transtornos ansiosos ou depressivos derivou, porém, dos trabalhos de Donald Klein e cols., a partir de 1962. Hoje, os "ataques de pânico" são definidos pelo aumento súbito da intensidade da ansiedade com manifestações autonômicas, como uma onda que atinge seu pico em até 10 minutos, associado a grande insegurança em relação ao risco de morrer, perder o controle, a consciência, a identidade, ou a razão, independentemente da presença, ou não, da desorganização do comportamento que o termo pânico originalmente indica.

O medo, diferentemente da ansiedade, é uma reação universal diante de um perigo imediato ou mediato, relacionado a um objeto, pessoa ou situação definida. Alguns medos são inatos e característicos das espécies (como medo de serpentes em cavalos e macacos). Outros são aprendidos (de fantasmas ou estímulos dolorosos). Em geral, são considerados justificáveis e compartilhados pelo grupo social do indivíduo. Quando desproporcional e não compartilhado pelo grupo ou cultura, o "medo" passa a ser considerado "fobia", o que implica necessidade imperiosa de esquivar-se ou evitar tal estímulo e cuja aproximação gera a chamada "ansiedade antecipatória". Há descrições de uma gama de fobias, que incluem as relacionadas com objetos (insetos, facas), doenças e condições de saúde (câncer, Aids, contaminação), locais (claustrofobia, agorafobia), situações sociais (falar ou se apresentar em público, participar de reuniões sociais), estímulos sensoriais (fobia de espaço, fobia de altura) ou, ainda, reflexos incondicionados (por exemplo, a síncope vagal diante de sangue ou trauma). Quando a esquiva não é possível, pode ocorrer um "ataque de pânico situacional", os quais são sintomaticamente semelhantes aos ataques de pânico "espontâneos", que surgem de forma não provocada, inclusive durante o sono.

Sintomas depressivos subsindrômicos (tristeza, desamparo, baixa de auto-estima), ansiosos e esquiva fóbica podem se desenvolver a partir de crises paroxísticas, da repetição de crises, ou da persistência de estados ansiosos e da sensação de impossibilidade de controlar e prevenir tais manifestações. "Transtorno ansioso" ou "transtornos de ansiedade" são termos usados para identificar quadros clínicos caracterizados pela repetição ou persistência de sinais, sintomas e comportamentos nos quais a ansiedade desempenha papel fundamental. Em geral esses quadros correspondem a síndromes nas quais a ansiedade e suas manifestações ocorrem associadas a outros sintomas e tendem a evoluir de forma previsível ao longo do tempo e em resposta a tratamentos e intervenções.

As relações entre transtornos de ansiedade e depressão são próximas e objeto de estudos e controvérsia conceitual há décadas, havendo propostas de que sejam independentes, associadas, ou partes de um *continuum* indivisível. A ansiedade participa também da gênese de quadros hipocondríacos e de somatização. Diferentemente do passado, quando a histeria ocupava posição de maior destaque epidemiológico, hoje são relativamente raros os casos de dissociação da consciência e de sintomas conversivos, exceto em determinados contextos culturais, ou em pessoas muito sugestionáveis e com poucos recursos intelectuais.

Um estado ansioso pode ser secundário ou mesmo confundido com outros problemas de saúde, como hipertireoidismo, tumores produtores de catecolaminas, epilepsia, asma, doença pulmonar obstrutiva crônica, infecções e intoxicações exógenas, uso ou abstinência de substâncias psicoativas lícitas (como cafeína, nicotina, anorexígenos, álcool e depressores do sistema nervoso central) e ilícitas (como psicoestimulantes), entre outros.

Diversos outros quadros psicopatológicos, notadamente em associação a síndromes involutivas, mas também em quadros psicóticos, podem ter a ansiedade como sintoma ou componente sindrômico. A questão da "ansiedade psicótica" é de interesse histórico, pois o termo aparece em diferentes textos psiquiátricos, embora não haja evidência científica de que se trate de um sintoma ou quadro independente ("psicose ansiosa", por exemplo), e a ansiedade em psicoses às vezes se confunde com agitação psicomotora. Por isso, do ponto de vista semiológico, é importante distinguir a ansiedade da "agitação" encontrada nas "depressões agitadas" (mais frequentes em idosos), nos estados mistos do transtorno bipolar do humor, nos estados psicóticos relacionados com a esquizofrenia, nas psicoses orgânicas e confusões mentais. O termo "agitação" é específico para um comportamento observado, independentemente do tipo de vivência subjetiva (ansiedade, angústia, aflição, desespero, aceleração do pensamento, desinibição e distúrbios da percepção, entre outros). Também a acatisia induzida pelos bloqueadores de receptores D2 de dopamina é identificada pelo desconforto subjetivo atribuído à inquietação motora e não a uma antecipação ansiosa.

As relações entre ansiedade, fobias, ideias obsessivas e compulsões são complexas e serão discutidas nos capítulos correspondentes.

O ABANDONO DO CONCEITO DE ANGÚSTIA E SUAS IMPLICAÇÕES EM PSIQUIATRIA

Ansiedade, angústia e seus correspondentes em outros idiomas são palavras de uso comum que passaram a ser usadas com diferentes conotações conforme as correntes do pensamento psiquiátrico, filosófico e psicológico. Juan Jose Lopez-Ibor e Aubrey Lewis, as maiores autoridades da psiquiatria espanhola e inglesa no século XX, analisaram a etimologia e o significado desses termos em diversos idiomas. Ambos identificaram suas origens remotas em raízes gregas e latinas ligadas, literal ou metaforicamente, a estreitamento ou constrição na região precordial ou epigástrica, com grande desconforto subjetivo. Ambos reconheceram a influência da psicanálise na psicopatologia do seu tempo e se preocuparam com a diversificação do significado atribuído a essas palavras. Por razões nem sempre válidas, em seus esforços de esclarecimento, ambos desvalorizaram o estreitamento e a constrição precordial na definição dos quadros clínicos de seus pacientes.

Lopez-Ibor, em *Angustia vital*, com três edições entre 1943 e 1969, examinou o conflito da psiquiatria francesa, dividida quanto à tradicional distinção entre "*anxiété*" e "*angoisse*" do século XIX, com opções por um ou outro desses termos ou, como Henry Ey, por considerá-los sinônimos. Em seu esforço para demonstrar a endogeneidade da "neurose de angustia", alinhavando evidências de seus correlatos biológicos e sua relação com os quadros "vitais" da doença maníaco-depressiva, Lopez-Ibor deixou de valorizar o efeito da clomipramina, droga que ajudou a introduzir na clínica psiquiátrica nos anos 1960, sobre a angústia precordial. Entretanto, tal efeito já era conhecido, pois fora descrito, em 1957-58, por Roland Kuhn, o descobridor dos efeitos antidepressivos da imipramina. Lopez-Ibor aceitou a tradução de "*Angstneurose*" para "neurose de angústia" e por denominar os ataques de pânico de "crises de angústia".

A dificuldade em delimitar ansiedade e angústia aparece, também, na tradução espanhola da 8ª edição da *Psicopatologia clínica* de Kurt Schneider: "*La angustia inmotivada puede consistir en un sentimiento corporal, localizado en el pecho, en la región precordial, mas también difuso por todo el cuerpo*". Esse trecho sugere o reconhecimento do sintoma de angústia precordial, mas não o distingue da ansiedade difusa pelo corpo. Talvez por isso, um importante dicionário enciclopédico de medicina editado em Portugal, baseado no dicionário médico de Black, confunde angústia, ansiedade e pânico, ao definir angústia como "*Mal-estar, difuso ou localizado no tórax (coração e aparelho respiratório), acompanhado de sentimento de insegurança, de perigo iminente (...) podendo o estado de inquietação e temor atingir o pânico*". Lewis, por sua vez, salientou que a escolha de "*anxiety*", palavra que em inglês expressa sentimentos leves (como na frase "estou ansioso para agradar"), para traduzir "*Angst*", muito mais forte e com variados significados, desde a primeira tradução das obras de Freud, foi reconhecida como inadequada pelo próprio tradutor. Além disso, citando o livro de Lopez-Ibor e as inconsistências no uso desses termos na psicopatologia dos países de línguas latinas, Lewis concluiu que havia uma inaceitável imprecisão conceitual e tentou remediar propondo o "destilado técnico" citado acima. Sua proposta foi bem recebida e "*anxiety*" tornou-se um termo internacionalmente hegemônico, embora empobrecedor. Isso não ocorreu apenas na psiquiatria: "*anxiety*" recentemente substituiu "*dread*", na tradução inglesa do dinamarquês *Begrebet Angest O conceito de angústia* de Kierkegaard.* Em nosso meio, "angústia existencial" continua sendo um dos principais usos para essa palavra, sem a conotação médica de opressão precordial.

Uma das principais consequências da desvalorização do conceito estrito de angústia na psicopatologia atual foi sua ausência das escalas e dos instrumentos padronizados de avaliação, diagnóstico e classificação dos transtornos psiquiátricos em qualquer idioma. Nos países latinos, o termo angústia passou a ser usado como sinônimo de ansiedade ou de acordo com as preferências e idiossincrasias de diferentes autores e escolas. Em *Psicopatologia e semiologia dos transtornos mentais*, Paulo Dalgalarrondo inicialmente descreve os conceitos clássicos de angústia e de ansiedade (*"Angústia (...) relaciona-se diretamente à sensação de aperto no peito e na garganta, de compressão, de sufocamento"; "Ansiedade (...) um estado de humor desconfortável, uma apreensão negativa em relação ao futuro, uma inquietação interna desagradável..."*), mas, em seguida, usa-os conforme as traduções em voga: "*Angústia de castração; Angústia de morte ou de aniquilamento; Ansiedade depressiva; Ansiedade persecutória ou paranoide; Angústia de separação; Angústia existencial; Ansiedade de desempenho; Ansiedade antecipatória*".

Outro fator pode ter sido a menor relevância dessa distinção para alguns quadros clínicos. Por exemplo, Carlo Faravelli, em *Le crisi di pânico*, de 1988, explicitou:

> (...) per alcuni l'angoscia è effettivamente 'un senso di peso al petto e alla bocca dello stomaco', (...) per altri questo termine indica semplicemente una situazione di ansia più grave, per altri ancora il termine denota un'ansia provvista di una maggior componente depressiva.. noi preferiamo usare i termini ansia e angoscia come sinonimi, anche per evitare le difficoltà che il mantenimento di una qualche distinzione porterebbe nella traduzione dei termini stranieri.

De fato, a discriminação entre ansiedade e angústia pode não ser essencial para o estudo dos principais aspectos do transtorno de pânico, mas é de lamentar o alinhamento simplístico do autor à nomenclatura internacional, com evidente prejuízo para a psicopatologia e para a clínica.

O advento dos medicamentos antidepressivos permitiu-nos confirmar a relevância diagnóstica dos ataques de pânico, mas já havia contribuído para demonstrar a independência entre os fenômenos de ansiedade e angústia, pelo menos em alguns pacientes. De fato, quando Roland Kuhn fez suas observações pioneiras sobre os efeitos da imipramina, percebeu que os pacientes com grave depressão melancólica notavam alívio da angústia

* Em Inglês, os termos *"existential anguish"* e *"existential anxiety"* são usados em diferente textos de filosofia.

precordial ou "*Oppressionsgefuhl*" ("sentimento de opressão").* Nesses quadros, diferentemente da ansiedade, a qual pode aparecer intermitente ou continuadamente ao longo do dia, a angústia precordial tende a se concentrar entre o momento do despertar precoce e o meio da manhã, nas formas denominadas "típicas", e no entardecer e no início da noite, nas formas denominadas "atípicas" de depressão. Sabe-se, também, que outros antidepressivos e alguns antipsicóticos podem promover a remissão da angústia precordial. Já os benzodiazepínicos e outros ansiolíticos e sedativos apenas aliviam esse sintoma, sem promover a remissão do quadro principal.

A angústia precordial pode ocorrer em diversos transtornos ansiosos e do humor, mas também como reação emocional em pessoas normais diante de estímulos que lhes são afetivamente significativos. Corroborando a validade desse conceito, há equivalentes à opressão precordial de fundo emocional em hebraico, árabe, japonês, chinês, coreano, húngaro, idiomas esses que não se assemelham às línguas indo-europeias e, provavelmente, em vários outros. Por outro lado, a angústia, assim conceituada, não ocorre em todas as pessoas, doentes ou não, parecendo corresponder a um modo particular, e não universal, de expressão emocional. Sua prevalência é desconhecida.

A angústia precordial não deve ser confundida com a "angústia existencial". Esta não requer a presença de sintoma ou manifestação somática e pode ser importante para o desenvolvimento psicológico, a estruturação do caráter e o aprimoramento dos valores éticos e morais, não sendo, portanto, objeto de tratamento médico. Para Kierkegaard, ela decorre de "(...) um temor e uma insegurança espiritual profunda diante da constatação de sermos livres e responsáveis por nossas escolhas e decisões". Para Paul Tillich, ela advêm da "(...) consciência do porvir e da possibilidade da morte inerentes à existência humana". É difícil saber se Kierkegaard escolheu "*Angest*" por ser uma palavra etimologicamente relacionada a estreitamento e opressão, ou apenas para significar temor e espanto diante da dimensão da existência e da liberdade de escolha. Preocupado com o uso do mesmo termo em psiquiatria e filosofia, Lopez-Ibor escreveu: "Yo no me ocupo aquí de la angustia existencial del hombre actual, sino de la angustia del hombre enfermo (...) La angustia del enfermo tiene para el médico otra exigencia: debe ser curada". Na clínica, é preciso ter em conta que a angústia existencial pode ser suficientemente intensa para levar ao desenvolvimento de depressão, ansiedade ou angústia como problema médico. Nesse caso, deve-se oferecer tratamento apesar do componente deflagrador ser existencial.

IMPORTÂNCIA DOS SINTOMAS NUCLEARES EM NEUROBIOLOGIA

Quando sintomas e sinais são consistentemente identificados em vários povos ao longo da história, pressupõe-se que para serem expressos da mesma forma ao longo dos tempos, culturas e condições de vida tão diferentes, sejam embasados em sistemas biológicos. Esse é o caso do medo, do pânico e da angústia. Ansiedade e angústia são palavras derivadas da

---

* "The patients express themselves as feeling much better, fatigue disappears, the feeling of heaviness in the limbs vanishes, and the sense of oppression in the chest gives way to a feeling of relief." Kuhn, R. Am J Psychiatry, 115:459-64, 1958.

raiz indo-germânica "*Angh*" (apertado, dolorosamente constrito), aparentemente oriunda de "*Anj*", em egípcio antigo. Entretanto, "ansiedade" denota uma variedade de experiências subjetivas, uma simples expectativa, um sintoma, uma síndrome ou transtornos interligados em nossas provisórias classificações.

Além de aumentar a precisão conceitual, a distinção entre ansiedade, angústia, medo, fobia e pânico, permite uma investigação mais específica e mais detalhada dos respectivos mecanismos causais, características epidemiológicas, relevância, repercussões médico-sociais e desenvolvimento de estratégias de prevenção e tratamento. De fato, outros capítulos deste livro mostram que muito se sabe sobre as bases biológicas e o tratamento do medo, da ansiedade e do pânico. Já as fobias, muito prevalentes na população, provavelmente decorrem de experiências traumáticas e condicionamento comportamental, sendo menos provável que sua neurobiologia seja significativamente diferente da ansiedade e do medo. Entretanto a angústia, um sofrimento mental com opressão ou vazio precordial ou epigástrico, deve incluir em sua fisiopatologia a participação de sistemas específicos para essas sensações.

Em busca de tais vias e sistemas, vale notar que "opressão precordial" é um sintoma mencionado em textos sobre dores torácicas atípicas, asma e embolia pulmonar, entre outros. Algumas vezes a opressão pode corresponder à angústia, mas não se sabe qual a sua frequência, pois a distinção jamais foi feita. Sendo a angústia um sintoma localizado na região precordial, seu processamento neural pode guardar relações com o processamento cerebral dos sintomas viscerais torácicos. Por exemplo, na asma brônquica as sensações viscerais relacionadas à constrição torácica e à dispneia são processadas em áreas límbicas e paralímbicas, incluindo a ínsula, o córtex anterior do giro dorsal do cíngulo e a amígdala. O conhecimento do processamento cerebral da angústia precordial poderá ajudar a esclarecer suas relações com a ansiedade, o medo, o pânico e as demais sensações viscerais.

A EVOLUÇÃO DOS CONCEITOS DE ANSIEDADE E ANGÚSTIA NA PSICANÁLISE

Angústia, ansiedade e medo são muitas vezes usados como sinônimos na literatura psicanalítica. Isso se deve, em parte, a problemas de tradução. Escrevendo em alemão, Freud usou o termo "*Angst*" que não tem correspondente específico em inglês nem nas línguas latinas. Traduzido por "*anxiety*" em inglês, "*angoisse*" ou "*anxiété*" em francês, "*angustia*" em espanhol, chegou até nós como ansiedade, angústia ou medo, dependendo da tradução. A "*Angst*" em Freud pode ter diferentes conotações, desde medo de algo ou alguém até o afeto presente nas fobias, na ansiedade e no pânico. Para explicitar melhor suas ideias, Freud lançava mão de palavras do vocabulário comum ou de combinações originais, criando novos conceitos à medida que desenvolvia os princípios básicos da psicanálise.

Diferentes traduções para um mesmo termo podem levar à confusão, como foi visto na psiquiatria. Isso, porém, não parece acontecer no campo psicanalítico: as várias correntes, organizadas em grupos e sociedades em diferentes regiões, optaram por determinada tradução e continuaram a desenvolver sua linha de pensamento a partir daí. Para a psicanalista francesa Juliette Bouttonier, angústia é a palavra mais adequada para traduzir "*Angst*" por adicionar uma participação visceral ao componente psicológico. Elias Mallet da Rocha Barros, psicanalista responsável pela tradução brasileira das obras kleinianas, seguindo a escola inglesa, prefere "ansiedade". Assim, para os psicanalistas de tradição francesa, a angústia é o termo fundamental, ao passo que os kleinianos adotam ansiedade para designar o afeto principal, regulador da vida mental e que melhor caracteriza a relação do sujeito com o objeto.

Outra razão para a opção indiferente por um ou outro desses termos é que os teóricos da psicanálise não procuraram descrever os afetos e os estados emocionais em categorias clínicas, nem propor uma classificação dos estados ou doenças mentais. Seu principal objetivo era formular um modelo de funcionamento do aparato mental com as instâncias que o compõem, suas funções psicológicas e dinâmicas próprias. Ao mesmo tempo, essas formulações resultaram da observação clínica sistemática dos sintomas e das manifestações expressivas de pacientes com psicopatologias. O conjunto das hipóteses formuladas por eles se destinava à elaboração de um método de tratamento – o psicanalítico – que visa a fornecer aos pacientes condições para melhor compreensão de seus conflitos internos e um desenvolvimento emocional mais livre.

Psiquiatria e psicanálise são formas diferentes de compreender o mundo interno do indivíduo, seus conflitos e sintomas. Não há necessariamente uma coincidência de significados entre os termos usados na psicanálise – não só ansiedade e angústia, mas também depressão, estados maníacos e psicose, entre outros – e aqueles usados na psiquiatria. Na psicanálise, seu uso pode descrever contextos especiais do estado emocional do paciente, diferentes do sentido psiquiátrico desses termos.

A psicanálise obedece a alguns princípios básicos, que diferem em grande parte daqueles da medicina. Eles são considerados necessários para oferecer condições seguras e estáveis tanto para o paciente quanto para o analista na exploração das profundezas da experiência emocional. O primeiro se refere à atitude de neutralidade do analista. Desde a noção inicial da figura do analista como uma "tela branca" onde o paciente poderia projetar seus conflitos e desejos inconscientes, até as noções atuais do manejo da transferência como forma de reconhecer o uso do mecanismo de identificação projetiva dos pacientes com organização "*borderline*" de personalidade, a neutralidade do analista é uma condição indispensável. Não cabe a ele *atuar*, ou seja, interferir nas escolhas ou orientar ativamente o processo de desenvolvimento do paciente. O segundo decorre do fato de a psicanálise não usar técnicas ou formas especiais para lidar com os diferentes transtornos emocionais. O método psicanalítico é sempre o mesmo e consiste, principalmente, na interpretação, ao lado do esclarecimento e da confrontação.

A interpretação, como principal atividade do analista, consiste em traduzir em palavras as emoções e vivências do paciente, que até então não puderam ser pensadas ou representadas, atribuindo-lhes significados. A interpretação também pode relacionar fatos e situações atuais ou do passado do paciente. A clarificação visa a descrever a forma como o paciente se relaciona com o mundo externo e a confrontação reúne elementos inconsistentes e ambíguos, promovendo um momento oportuno para uma reelaboração. À medida que o psicanalista adquire maior conhecimento de psicopatologia e o psiquiatra adquire familiaridade com a psicanálise, ambos podem se tornar mais aptos a reconhecer os limites de suas atuações ou a necessidade de trabalho conjunto. Uma das situações – mas não a única – que põe em xeque essa discriminação é a manifestação da ansiedade e da angústia do paciente, que pode se apresentar num *continuum* desde a normalidade até uma grave condição psicopatológica.

TEORIAS DA ANSIEDADE DE FREUD E DE MELANIE KLEIN

Consistente com a proposta de que "angústia" pode ser mais bem empregada em seu sentido original de constrição no peito, que não corresponde aos usos de "*Angst*" por Freud ou por Melanie Klein, essa exposição de suas teorias usará apenas o termo "ansiedade".

Diferentemente da hermenêutica – uma parte da psicanálise que diz respeito aos significados e à interpretação dos símbolos – a metapsicologia se refere aos conceitos formulados para descrever o funcionamento e a dinâmica dos processos mentais. Freud elaborou e aprofundou suas principais hipóteses sobre a estrutura do aparato psíquico e sobre as pulsões, e essas mudanças se refletiram em sua teoria da ansiedade. Essas hipóteses são: a "econômica" – que descreve os fenômenos mentais em termos quantitativos, em que o princípio organizador é a tendência ao equilíbrio; a "topográfica" – que postula a divisão entre os sistemas consciente, pré-consciente e inconsciente; e a "estrutural" – com as instâncias Ego-Id-Superego, onde os afetos funcionam como energia.

Aplicando o modelo das ciências naturais, Freud concebeu a ansiedade como "um precipitado de experiências filogenéticas" com uma função adaptativa: a capacidade de reação diante de uma situação de perigo. A ansiedade das neuroses (neurose de ansiedade) refere-se a um perigo interno e a ansiedade real, a uma situação externa. Em sua "primeira teoria da ansiedade", de 1895, ela é vista como libido transformada: "(...) um aumento da excitação libidinal não consegue ser dominado ou reprimido psiquicamente nem descarregado pela ação e a libido é, então, transformada em ansiedade". A ansiedade não produz alívio eficaz porque a percepção dos estímulos ameaçadores permanece, voltando a recarregar o aparato psíquico.

Em 1926, a explicação da origem da ansiedade deixa de ter uma conotação exclusivamente mecanicista e passa a ser mais dinâmica. A situação de perigo é enunciada como "ameaça de situação traumática". A ansiedade passa a ser uma reação do Ego diante da ameaça de uma situação traumática. Nessa época, o Ego é concebido como sede da ansiedade. A ansiedade não é vista como uma reação adequada, uma vez que não coloca o indivíduo a salvo do perigo. A pulsão de conservação é que desempenha esse papel.

Freud distingue a ansiedade automática da ansiedade sinal: a primeira é a revivência de uma emoção sofrida passivamente, como na experiência de "aniquilamento" do nascimento. A ansiedade sinal teria uma função adaptativa porque poria em ação os sistemas neurovegetativos (respiratório, cardiovascular) e seria incorporada como reação ao perigo, repetindo-se sempre que uma nova situação ameaçadora se apresentasse. Já a ansiedade automática não teria significado psicológico nem seria passível de análise. O perigo do nascimento não teria conteúdo psíquico para o bebê porque não haveria um Ego desenvolvido capaz de fornecer representações. Na transição da ansiedade automática para ansiedade sinal, à medida que o Ego se desenvolve, o conteúdo do perigo é representado pelas situações que vão se apresentando: ansiedade de separação, de perda do amor do objeto, de castração e daí por diante. Na ansiedade sinal, o Ego é capaz de inibir a descarga libidinal total, deixando passar apenas uma parte dessa descarga que é percebida como sinal. A ansiedade sinal é um alarme para o Ego instrumentalizar suas defesas. A ansiedade sinal adquire significado psicológico e, portanto, é passível de interpretação.

Freud manteve suas duas propostas para a ansiedade ao longo de sua obra. Ela é libido transformada, ou seja, não deriva de conflitos emocionais, não pode ser analisada e suas causas devem ser procuradas na neuroquímica. Assim ocorre nas neuroses atuais: neurastenia, neurose de ansiedade (pânico) e hipocondria. Nelas não haveria repressão nem ação que pudesse transformar a ansiedade. A ansiedade pode, também, ser uma reação à ameaça de situação traumática, como ocorre nas psiconeuroses onde, apesar de se converter em sintoma somático, é associada a um conflito inconsciente, esse, sim, passível de análise.

Para Melanie Klein, não há ansiedade sem significado. A ansiedade impulsiona o desenvolvimento emocional. A capacidade de tolerar ansiedade é necessária para o crescimento e o contato com a realidade. A origem da situação de ameaça e perigo é sempre interna e se associa ao aumento da agressividade e ao instinto de morte.

Enquanto para Freud o Ego do recém-nascido sofre passivamente a ansiedade automática, em Melanie Klein já há um Ego precoce do bebê que reage com ansiedade e é capaz de operar defesas diante do instinto de morte, desde o nascimento. A ansiedade teria sua origem no confronto entre instinto de vida e instinto de morte, o que geraria fantasias e relações de objeto. À medida que o desenvolvimento ocorre, as defesas vão se caracterizando em posições – inicialmente, esquizoparanoide e depois depressiva – que vão regulando o aumento da ansiedade, estruturando novas adaptações.

Para Melanie Klein, "a ansiedade é o princípio fundamental do funcionamento psíquico" e "é a ansiedade que caracteriza o vínculo do sujeito com o objeto". Em seus primeiros escritos, a ansiedade se relaciona com a hostilidade que teria sua expressão máxima no "apogeu do sadismo", por volta da época do desmame. Mais tarde, amplifica a origem da ansiedade que não decorreria só da projeção do sadismo, mas do medo da vida. Seria, então, proveniente da ameaça de Tánatos (instinto de morte) ao Ego ligado a Eros (instinto de vida). Ela diz:

> (...) se supomos a existência de um instinto de morte, também devemos supor que, em camadas mais profundas da mente, haja uma reação a esse instinto, na forma de *medo* da aniquilação da vida. Assim, no meu entender, o perigo que surge do trabalho interno do instinto de morte é a primeira causa da ansiedade. Como a luta entre os instintos de vida e de morte persiste ao longo da vida, essa fonte de ansiedade nunca se elimina e intervém como fator constante em todas as situações de ansiedade.

Os significados psicológicos da ansiedade podem ser reunidos em dois grupos: os que se relacionam à ameaça da perda do objeto do qual o sujeito *depende* e a ameaça da perda do objeto que o sujeito *ama*. O primeiro diz respeito à dependência e o segundo, à variada gama das ansiedades depressivas. No desenvolver das ansiedades depressivas o sujeito primeiro reconhece a dependência do objeto e percebe a ameaça que se dá no caso de sua perda. A ansiedade de separação, conforme postulado por Freud, é associada ao conceito de "culpa depressiva", que trata da preocupação do Ego com o objeto.

Finalmente, o conceito de "reparação" transmite a ideia de elaboração da culpa, fechando provisoriamente o ciclo entre ansiedade e depressão.

ANGÚSTIA COMO "DOR MENTAL"

No adendo A, de "Inibição, Sintoma e Ansiedade", Freud descreve a experiência vivida pelo sujeito quando se separa do objeto, causando ansiedade, luto ou, apenas, "dor". Estabelece uma equivalência entre dor física e mental e afirma: "(...) a transição da dor física para a dor mental corresponde à mudança do investimento narcísico para o investimento objetal". Melanie Klein situa a dor mental no plano da posição depressiva e sua relação com as ansiedades depressivas, além de reconhecer um componente somático na correspondência dor física – dor mental.

Mais recentemente, a angústia como "opressão no peito" ou "dor no coração" é mencionada em dois textos de autoras pós-kleinianas, associada ao conceito de "dor mental". Em 1989, Betty Joseph, no artigo "A experiência da dor mental", descreve uma dor que surge quando certo tipo de equilíbrio é perturbado. A sensação de dor é somática, geralmente localizada no peito. Ela afirma que "(...) não é uma dor no coração, física, e parece não ter nome: é só dor". Para ela, trata-se de um fenômeno "*borderline*", no sentido de se situar entre mente e corpo. Essa noção é aprofundada por Ruth Malcolm no capítulo "Dor, Pesar e Resolução", do livro *Suportando estados mentais insuportáveis*. Ela relata o caso de uma paciente que inicia o processo de retirada das projeções intensas e primitivas e começa a se sentir mais separada do analista e consciente do próprio self. Quando o analista interpreta essa situação, a paciente relata uma dor no peito descrevendo com pormenores uma vivência de angústia. A autora considera esse momento o primeiro passo em direção a um modo mais depressivo de funcionamento. Ruth Malcolm reafirma que a transição entre a organização esquizoparanoide (em termos freudianos: investimento narcísico) para a organização depressiva (investimento objetal) é, muitas vezes, marcada por esse tipo de dor e que a dor, nesses casos, é sentida como alívio.

Concluindo, as teorias da ansiedade de Freud e de Melanie Klein tratam de aspectos diferentes dos estudados em psiquiatria. Elas se referem, principalmente, a um modelo de compreensão da mente (Freud) ou da vida mental (Klein), em que a ansiedade é concebida como um dos afetos (Freud) ou o afeto fundamental, gerador de progresso (Klein). Para Freud, a ansiedade pode se originar de alterações neuroquímicas, sem significado psicológico, ou de conflitos emocionais internos. Em condições ideais, a ansiedade deveria ser reduzida a um mínimo para o bem-estar. Para Klein, toda ansiedade tem significado psicológico e um *quantum* de ansiedade é necessário para o crescimento e o progresso da vida mental. A angústia, como sintoma, foi associada à dor mental e, pelo menos em um exemplo clínico, foi compreendida como um momento específico do desenvolvimento emocional.

CONSIDERAÇÕES FINAIS

Ansiedade, angústia, medo, fobias e pânico são termos que descrevem respostas emocionais conhecidas há milhares de anos. Confusões terminológicas são frequentes e dificultam o desenvolvimento dessa área. A discriminação entre os significados atribuídos a esses termos por diferentes correntes e campos do conhecimento é fundamental e indispensável para o aperfeiçoamento da clínica e para a investigação dos mecanismos a eles subjacentes. Divergências devem ser explicitadas e, quando possível, sanadas para que as múltiplas abordagens conceituais e terapêuticas possam ser complementares. A fertilização cruzada entre ideias, observações e hipóteses teóricas poderá ser maior quando as diferenças conceituais e os equivalentes terminológicos estiverem bem estabelecidos.

REFERÊNCIAS BIBLIOGRÁFICAS

Berrios, G. Anxiety disorders: a conceptual history – Invited review. Journal of Affective Disorders 56: 83-94, 1999.

De Bianchedi, E. Ubicación metapsicologica de la teoria de la angustia en la obra de Freud y Melanie Klein. International Journal of Psycoanalysis 69:359-368, 1988.

Klein, M. Sobre a teoria da ansiedade e da culpa. In: *Inveja e gratidão*. Rio de Janeiro: Imago, 1991.

Lewis A. Problems Presented by the Ambiguous Word 'Anxiety' as used in Psychopathology. In: The Later Papers of Sir Aubrey Lewis, chapter 7 (Israel Ann Psychiatry Related Discipl., 1967; 5: 105–121), p. 72-88, Oxford: Oxford University Press, 1979.

Lopez-Ibor, J.J. *Angustia vital*. Madrid: Paz Montalvo, 1969.

3

Classificação

Maria Silvia Lopes Figueiredo

"Uma classificação é um modo de ver o mundo de um ponto no tempo."
(Sartorius, 1992)

Classificação é o processo pelo qual a complexidade dos fenômenos é reduzida pela organização em categorias, de acordo com alguns critérios estabelecidos para um ou mais propósitos. Uma classificação dos transtornos mentais consiste numa lista de categorias de perturbações mentais específicas, agrupadas em várias classes com base em algumas características comuns. Ao longo da história diversas classificações de transtornos mentais foram propostas, usando critérios bastante distintos, de acordo com as correntes de pensamento vigentes e o grau de conhecimento da época. Seus objetivos básicos são: a comunicação mediante o uso de uma linguagem comum, o estudo de um transtorno específico, o entendimento de suas causas e o desenvolvimento de um tratamento efetivo. Além disso, podem servir a muitos objetivos específicos – clínicos, administrativos, legais e de pesquisa. As primeiras classificações, que vêm desde os escritos de Hipócrates, usam a apresentação clínica dos transtornos, assim como sua provável etiologia, como critérios para a diferenciação dos quadros. Ao longo da história da psiquiatria, a busca dos critérios mais úteis vem sendo acompanhada pela inter-relação desta com as demais disciplinas da medicina e de outras áreas do conhecimento que visam a estudar o homem, sua mente, seu comportamento.

AS PRIMEIRAS DEFINIÇÕES DE TRANSTORNOS DE ANSIEDADE

Do ponto de vista teórico, os transtornos de ansiedade (TA) começaram a ser considerados uma entidade nosológica quando G. M. Beard, em 1869, cunhou o termo "neurastenia" para descrever pacientes com graus menores de ansiedade e distúrbios depressivos leves. O termo era usado de maneira ampla para incluir pacientes que apresentavam histeria, obsessões, hipocondria e ansiedade.

Em 1871 Da Costa relatou uma síndrome entre os militares da Guerra Civil americana, que chamou "coração irritável", ou Síndrome de Da Costa. Seu conceito era mais restrito que o de Beard e mais próximo das futuras descrições de transtornos de ansiedade. Esse autor notou que havia relatos de casos semelhantes descritos pelos serviços médicos militares ingleses e alemães, cerca de um século antes.

Em 1895, Freud usou pela primeira vez o termo neurose de ansiedade. Separou a "neurose de angústia" da neurastenia e as fobias das obsessões, colocando-as mais próximas da neurose de angústia. Para Freud, os sintomas das neuroses seriam derivações da libido sexual para as esferas: motora (agitação), intelectual (ruminações e obsessões) e afetiva (descargas ansiosas). Dito de outra forma, os conflitos intrapsíquicos ligados à sexualidade gerariam ansiedade, que seria a base de todas as neuroses. Os sintomas seriam as manifestações da ansiedade propriamente dita (neurose de ansiedade) ou modificada pelos mecanismos de defesa (neurose histérica, neurose fóbica, neurose obsessivo-compulsiva).

Oppenheim descreveu o que hoje se chama "estado de estresse pós-traumático", quadro semelhante à "*Schreckneurose*", descrita por Kraepelin em 1896: sintomas ansiosos que surgem em situações como incêndios, acidentes, catástrofes etc.

AS PRIMEIRAS CLASSIFICAÇÕES OFICIAIS

A classificação dos TA surge tardiamente na história das classificações de transtornos mentais por dois motivos principais: 1) não eram reconhecidos como entidades clínicas distintas; e 2) as primeiras classificações oficiais de que se tem notícia se destinavam basicamente a documentar pacientes internados em instituições psiquiátricas. Nelas, os sintomas ansiosos, quando descritos, eram relacionados à depressão grave.

CLASSIFICAÇÃO INTERNACIONAL DAS DOENÇAS – *CID*

A *Classificação Internacional de Doenças* (*CID*) tem suas origens em resolução do Congresso Estatístico Internacional de 1853, que determinou a criação de uma nomenclatura uniforme das causas de morte, a ser adotada em todos os países. A classificação final foi publicada em 1893, sob o nome *Classificação Internacional de Causas de Morte*. Essa classificação, assim como sua sucessora, a *Classificação Internacional de Doenças, Danos* e *Causas de Morte*, foram revisadas em intervalos de aproximadamente dez anos, a partir da Revisão de Paris, em 1900. Depois da sexta revisão, a classificação passou a ser usada para fins de registro de morbidade e mortalidade. A *CID-5* continha apenas uma categoria para transtornos mentais e deficiência, incluída na Seção VI – Doenças do Sistema Nervoso e dos Órgãos dos Sentidos, subdividida em: deficiência mental, esquizofrenia, psicose maníaco-depressiva e outros transtornos mentais.

Em 1948 surgiu a primeira classificação internacional das doenças mentais, como uma seção da sexta edição da *Classificação Internacional de Doenças* (*CID-6*), publicada pela Organização Mundial da Saúde (OMS), contendo 26 categorias diagnósticas, entre psicoses, transtornos psiconeuróticos e transtornos do caráter, do comportamento e da inteligência.

Manual de Diagnóstico e Estatístico da Associação Psiquiátrica Americana – DSM

A despeito do mérito de ser uma classificação internacional, a falta de categorias na *CID-6* que permitissem classificar categorias importantes (como síndromes cerebrais crônicas, vários transtornos de personalidade e reações situacionais transitórias) restringiu sua aceitação nos Estados Unidos e motivou o desenvolvimento de classificações alternativas para uso naquele país.

Em 1952 a Associação Psiquiátrica Americana (APA) publicou seu *Manual de Diagnóstico e Estatístico das Doenças Mentais* (*DSM*), organizado por George Raines e fortemente influenciado pela classificação da Administração dos Veteranos, desenvolvida por Willian Menninger. Nesta classificação, os TA aparecem na categoria de psiconeuroses, com o nome "reação ansiosa", "reação fóbica" e "reação obsessivo-compulsiva". Os fatores etiológicos principais seriam conflitos intrapsíquicos ou problemas de desenvolvimento.

CID-8 e *DSM-II*

Não foram feitas revisões importantes na seção sobre doenças mentais da *CID-6* para a *CID-7*, publicada em 1955. No entanto, o desenvolvimento da psicanálise nas primeiras décadas do século XX, assim como a natureza dos fenômenos psicopatológicos observados durante a Segunda Guerra Mundial (como perturbações agudas, doenças psicossomáticas e perturbações de personalidade) e sua resposta à psicoterapia, vieram a modificar substancialmente a classificação das doenças mentais. O aumento gradativo de psiquiatras de orientação psicodinâmica emergentes dos programas de treinamento, cujos interesses se concentravam mais no tratamento de pacientes ambulatoriais, demandava uma renovação da especialidade, enfatizando a importância de uma psiquiatria social psicodinâmica para a compreensão e o tratamento dos problemas da vida cotidiana, gerando a necessidade de classificações que contemplassem essas novas abordagens.

A insatisfação com as classificações, manifestada pela comunidade internacional de psiquiatras, assim como o reconhecimento da importância dos distúrbios mentais como um problema internacional de saúde pública levaram a OMS a patrocinar grupos de estudo para uma nova classificação. Esses trabalhos culminaram com a elaboração da seção de doenças mentais da *CID-8*, aprovada em 1966 e publicada em 1968. Posteriormente (em 1974), a OMS convocou um grupo de trabalho de especialistas de diferentes países com o propósito de preparar um Glossário de Distúrbios Mentais e Guia para sua Classificação, para uso com a *CID-8*, visando a um uso mais uniforme dos termos da classificação.

Ainda em 1968 a Associação Psiquiátrica Americana lançou a segunda edição de seu *Manual Diagnóstico e Estatístico das Perturbações Mentais* (*DSM*-II), que mantinha as categorias da *CID-8* (cuja elaboração contou com representantes da APA), acrescentando subdivisões e novas categorias. A categoria das *neuroses* (Tabela 3.1) incluía distúrbios caracterizados por um sintoma específico que é usualmente egodistônico e que domina o quadro clínico, tal como ansiedade, depressão, fobia, obsessão ou compulsão. A definição no *DSM-II* era baseada na noção psicanalítica de que a ansiedade seria a origem comum das neuroses, sendo os sintomas neuróticos a manifestação direta da ansiedade ou dos mecanismos de defesa contra ela. O diagnóstico de neurose nessa classificação é feito por exclusão, ou seja, uma neurose é considerada presente quando o sintoma neurótico existe na ausência de uma psicose funcional ou de uma reação situacional transitória. O papel da ansiedade como origem comum de todas as neuroses, mas não das demais perturbações psiquiátricas, é questionado por Spitzer & Wilson. Esses autores consideram que a ansiedade teria papel também na origem de psicoses funcionais e que a depressão, como afeto primário, seria um elemento mais importante que a ansiedade na neurose depressiva. Criticam a classificação citando Akiskal & McKinney:

> (...) apesar dos avanços no entendimento das doenças mentais nos últimos cinquenta anos, as principais categorias do *DSM-II* são baseados primariamente nos conceitos de Kraepelin (psicose maníaco-depressiva), Bleuler (esquizofrenia) e Freud (neuroses e transtornos de personalidade).

Tabela 3.1

Categoria das Neuroses na *CID-8* e no *DSM-II*

IV. Neuroses (300)
300 Neuroses
.0 Neurose de angústia
.1 Neurose histérica
.13 Neurose histérica, conversão*
.14 Neurose histérica, dissociação*
.2 Fóbicas
.3 Obsessivo-compulsiva
.4 Depressiva
.5 Neurastênica
.6 Despersonalização
.7 Hipocondríaca
.8 Outras neuroses
.9 Neuroses não especificadas

* Presentes apenas no *DSM-II*.

CID-9

A nona revisão da *Classificação Internacional das Doenças* (*CID-9*), publicada em 1975, resulta de um programa de seminários internacionais organizado pela Unidade de Saúde Mental da OMS, iniciados pouco depois da publicação da *CID-8*. A *CID-9* mudou alguns termos de forma a torná-los mais descritivos e menos etiológicos e incorporou o glossário no próprio texto da seção.

Em tal classificação, os transtornos de ansiedade aparecem dentro dos *Transtornos neuróticos* que são definidos como

> (...) transtornos mentais sem uma base orgânica demonstrável nos quais o paciente pode apresentar uma razoável compreensão e uma experiência inalterada da realidade (...). Suas principais manifestações incluem ansiedade excessiva, sintomas histéricos, fobias, sintomas obsessivos e compulsivos, e depressão.

Os *Estados de ansiedade* (300.0) são definidos como várias combinações de manifestações físicas e mentais de ansiedade que não podem ser atribuídas a um perigo real e que ocorrem em forma de ataques ou como um estado persistente. A ansiedade é geralmente difusa e pode chegar ao pânico. Às vezes outras características neuróticas, como sintomas obsessivos ou histéricos, também podem estar presentes, mas sem dominar o quadro clínico. A categoria inclui: *estado (neurótico) ansioso, neurose de ansiedade, reação ansiosa, ataque, estado e transtorno de pânico.* Exclui *neurastenia* e *transtornos psicofisiológicos.*

A categoria *estados fóbicos* é definida como

> (...) estados neuróticos com medo anormalmente intenso de certos objetos ou de situações específicas que normalmente não produziriam tal efeito. Se a ansiedade tende a se espalhar de uma situação ou objetos específicos para um conjunto mais amplo de circunstâncias, torna-se idêntica ou semelhante ao *Estado de ansiedade* e deve ser classificada como tal (300.0).

Inclui: a*gorafobia, fobias de animais, claustrofobia, histeria de ansiedade* e *fobia SOE* (sem permitir classificação diferenciada) e exclui: *estado de ansiedade* e *fobias obsessivas.*

> Os *transtornos obsessivo-compulsivos* são descritos como estados nos quais o sintoma saliente é um sentimento de compulsão subjetiva – ao qual o paciente deve resistir – para efetuar alguma ação, insistir em uma ideia, recordar uma experiência ou ruminar sobre uma questão abstrata. A intromissão de pensamentos indesejáveis, a insistência em determinadas palavras ou ideias, as ruminações ou as associações de pensamento são percebidas pelo paciente como inapropriadas ou sem sentido. Os impulsos imperativos ou ideias obsessivas são reconhecidos como elementos estranhos à personalidade, entretanto procedentes do próprio eu. Os atos obsessivos podem ser procedimentos quase rituais destinados a aliviar a ansiedade, por exemplo, lavar as mãos para evitar a contaminação. As tentativas para afastar os pensamentos ou impulsos indesejáveis podem conduzir a uma severa luta interna, acompanhada de intensa ansiedade. Inclui: *neurose anancástica* e *neurose compulsiva.* Exclui sintomas obsessivo-compulsivos que ocorrem (na, nos) *depressão endógena* (296.1), *esquizofrenia* (295.-) e *transtornos orgânicos,* por exemplo, *encefalite.*

A categoria *Neurastenia* descreve síndrome caracterizada por irritabilidade e dificuldade de concentração. Os sintomas de ansiedade podem ser descritos também em quadros reativos como "*reação aguda ao estresse*" e "*reação de ajustamento com predomínio de outras emoções (ansiosas)*", cuja definição leva em conta duração, gravidade de sintomas, personalidade e fatores precipitantes.

Em razão da insatisfação com a *CID-9*, expressa pelas organizações que representam subespecialidades da medicina nos Estados Unidos (entre as quais não se incluía a APA), decidiu-se expandir os códigos da *CID-9* de quatro para cinco dígitos na *ICD-9-CM* ("*for clinical modification*") modificando essa classificação para uso nesse país, sempre que maior especificidade fosse requerida. Essa modificação foi preparada pelo Conselho de Classificações Clínicas para o Centro Nacional de Estatísticas de Saúde, dos Estados Unidos, que convidou a APA a fornecer recomendações de nomes alternativos e categorias adicionais baseados em subdivisões já existentes nas categorias da *CID-9*. Nessa ocasião, estavam em andamento os trabalhos de elaboração do *DSM-III* e as categorias já definidas puderam então ser incluídas na Modificação Clínica da Classificação Internacional de Doenças da OMS, nona revisão (*ICD-9-CM*), que em janeiro de 1979 tornou-se o sistema oficial daquele país para registrar todas as "doenças, lesões, incapacidades, sintomas e causas de morte".

Em relação aos TA, a *ICD-9-CM* já prenuncia a modificação que viria a se apresentar no *DSM-III*, separando o *distúrbio do pânico* do *distúrbio generalizado de ansiedade*, e distinguindo os *distúrbios fóbicos* em: *fobia, sem especificação; agorafobia com ataques de pânico, agorafobia sem menção de ataques de pânico, fobia social e outras fobias isoladas ou simples.* Essas categorias se encontram na classe dos distúrbios neuróticos, mantendo a compatibilidade com a *CID-9* (Tabela 3.2).]

DSM-III

Em 1980 a APA publicou o *DSM-III*, um marco na história das classificações psiquiátricas. O *DSM-III* incorpora critérios operacionais específicos de inclusão e exclusão para a obtenção do diagnóstico, critérios esses baseados na descrição de fenômenos psicopatológicos e não em teorias de etiologia biológica, psicológica ou social das doenças mentais (com exceção das poucas perturbações das quais se conhece a etiologia, que está incluída em sua definição, como as perturbações mentais orgânicas). O *DSM-III* introduz o diagnóstico multiaxial, suplementando o diagnóstico clínico com outras informações, propiciando um planejamento terapêutico mais adequado à vida do paciente. O *DSM-III* estabelece cinco eixos diagnósticos: 1) síndromes clínicas e outras condições; 2) transtornos de personalidade e específicos do desenvolvimento; 3) transtornos e condições físicas; 4) gravidade dos estressores psicossociais; e 5) funcionamento adaptativo (nível mais alto no ano passado). O *DSM-III* já traz incorporadas as modificações conceituais decorrentes do surgimento da clorpromazina e de outros psicofármacos a partir do início da década de 1950, e do refinamento das técnicas estatísticas. A definição dos critérios diagnósticos para o *DSM-III* se baseou em estudos de confiabilidade, em razão da necessidade de o sistema ter utilidade clínica. No *DSM-III*, as perturbações em que a ansiedade é experimentada diretamente foram reunidas na classe dos *transtornos de ansiedade* (Tabela 3.3).

Essa separação dos *transtornos de ansiedade,* definida no *DSM-III,* teve seu início na década de 1960. Nessa ocasião, o sucesso terapêutico da imipramina nos ataques de pânico, a insuficiência da teoria psicanalítica para explicar e tratar vários transtornos ansiosos e a necessidade de grupamentos diagnósticos mais homogêneos para a pesquisa deram novo impulso aos trabalhos que tentavam discriminar e validar categorias de TA,

Tabela 3.2

Neuroses na *CID-9* e *ICD-9-CM*

CID-9	*ICD-9-CM*
300 Distúrbios neuróticos	300 Distúrbios neuróticos
300.0 Estados de ansiedade	300.0 Estados de ansiedade 300.00 Estados de ansiedade, sem especificação 300.01 Distúrbios de pânico 300.02 Distúrbio generalizado de ansiedade 300.09 Outros
300.1 Histeria	300.1 Histeria 300.10 Histeria, sem especificação 300.11 Distúrbio de conversão 300.12 Amnésia psicogênica 300.13 Fuga psicogênica 300.14 Personalidade múltipla 300.15 Distúrbio ou reação dissociativa sem especificação 300.16 Doença factícia com sintomas psicológicos 300.17 Outras doenças factícias sem especificação
300.2 Estados fóbicos	300.2 Distúrbios fóbicos 300.20 Fobia, sem especificação 300.21 Agorafobia com ataques de pânico 300.22 Agorafobia sem menção de ataques de pânico 300.23 Fobia social 300.29 Outras fobias isoladas ou simples
300.3 Neurose obsessivo-compulsiva	300.3 Distúrbio obsessivo-compulsivo
300.4 Neurose depressiva	300.4 Depressão neurótica
300.5 Neurastenia	300.5 Neurastenia
300.6 Neurose de despersonalização	300.6 Síndrome de despersonalização
300.7 Hipocondria	300.7 Hipocondria
300.8 Outros distúrbios neuróticos	300.8 Outros distúrbios neuróticos 300.81 Distúrbios de somatização 300.89 Outros
300.9 Não especificados	300.9 Distúrbio neurótico sem especificação

como os Critérios Diagnósticos para Pesquisa (*Research Diagnostic Criteria – RDC*), propostos em 1972 pelo Departamento de Psiquiatria da Universidade de Washington. No *RDC*, os transtornos ansiosos são subdivididos em: *transtorno de pânico, ansiedade generalizada, transtorno obsessivo-compulsivo* e quatro subtipos de fobia (*agorafobia, fobia simples, fobia social* e *fobia mista*). O *DSM-III* foi muito influenciado pelo *RDC*.

Pela definição dessa classificação, no *distúrbio do pânico*,

> (...) a característica inicial são ataques de ansiedade recorrente (pânico) e nervosismo (...). Os ataques de pânico manifestam-se por meio de períodos discretos de ataque repentino, de intensa apreensão, medo ou terror, frequentemente associados com sentimentos de perigo de destruição iminente.

Os ataques de pânico ocorrem fora dos períodos de esforço ou de situações de ameaça para a vida, e em geral são acompanhados de desamparo durante o ataque, deixando o paciente relutante quanto a sair de casa.

A *ansiedade generalizada* é definida por ansiedade generalizada e persistente com, pelo menos, seis meses de duração. Os sintomas básicos incluem tensão motora, hiperatividade autonômica, expectativa apreensiva, vigilância e exame minucioso, na ausência dos sintomas específicos da perturbação de pânico, perturbação fóbica e perturbação obsessivo-compulsiva. Trata-se, portanto, de uma categoria residual, assim como a *perturbação de ansiedade atípica*, destinada aos quadros que não se adequam às demais categorias.

O traço predominante das *perturbações fóbicas* é

> (...) o persistente comportamento de evitação, secundário a temores irracionais a um objeto, atividade ou situação específicas (...) O temor é reconhecido como irracional e injustificável em relação à real periculosidade do objeto, atividade ou situação (...) As perturbações fóbicas estão subdivididas em três tipos: agorafobia, a forma mais conhecida e mais grave, fobia social e fobia simples.

A *perturbação da angústia de separação*, apesar de ser uma forma de fobia, foi incluída na seção de *perturbações que geralmente se manifestam pela primeira vez na infância ou na adolescência*, devido ao fato de começar na infância e raramente persistir na idade adulta. Os textos falam ainda da proximidade entre fobias e obsessões que, no entanto, são descritas na definição da *perturbação obsessivo-compulsiva*:

> Os aspectos essenciais são obsessões e compulsões recorrentes. As obsessões são definidas como ideias, pensamentos, imagens ou impulsos persistentes, recorrentes e estranhos ao ego, isto é, não são experimentados como voluntariamente produzidos, mas como ideias que invadem o campo da consciência. Há tentativas de ignorá-las ou suprimi-las. As compulsões são comportamentos não experimentados como resultante de atos volitivos de indivíduo; antes, são acompanhados de um sentimento de compulsão e desejo de resistir (pelo menos inicialmente). As obsessões e compulsões são reconhecidas pelo indivíduo como alheias à sua personalidade.

A *perturbação pós-traumática ao estresse* aparece pela primeira vez em classificações no *DSM-III* e está definida como:

> (...) o desenvolvimento de sintomas característicos após a experimentação de um acontecimento psicologicamente traumático, ou de acontecimentos situados fora do campo da experiência humana habitualmente considerada normal. Os sintomas característicos envolvem a reexperienciação do acontecimento traumático, responsividade ao mundo externo entorpecida, bem como o envolvimento com o mesmo, além de uma variedade de outros sintomas autônomos, disfóricos ou cognitivos (reação exagerada de medo, dificuldade de concentração, prejuízo na memória, sentimentos de culpa e dificuldades no sono como insônia e pesadelos).

Ainda que seja uma categoria nova em uma classificação oficial, trata-se de um quadro frequentemente encontrado em situações clínicas, sobretudo relacionadas a guerras, acidentes etc., constituindo importante problema de saúde pública e com significativas implicações médico-legais.

DSM-III-R

Em 1983, a APA constituiu novo grupo de trabalho, também coordenado por Robert Spitzer – coordenador dos grupos que elaboraram o *DSM-III* – para fazer sua revisão, justificada com base nas pesquisas conduzidas logo após sua publicação, que apontaram ambiguidades e inconsistências na classificação, nos critérios diagnósticos e no texto. O *DSM-III-R* foi publicado em 1987 e apresenta novas definições para alguns grupamentos diagnósticos, assim como um apêndice com novas categorias diagnósticas propostas, mas ainda necessitando de mais estudos.

No Anexo D, o manual apresenta a Listagem comparativa e comentada da classificação do *DSM-III* e do *DSM-III-R*, preparada por Robert L. Spitzer e Janete B. W. Williams. O termo *distúrbio de ansiedade* foi mantido, sendo as principais modificações apresentadas na Tabela 3.3.

Tabela 3.3

Transtornos ansiosos no *DSM-III* e no *DSM-III-R*

DSM-III	*DSM-III-R*
Transtornos de ansiedade (ou Neurose de Ansiedade)	**Estados de ansiedade (ou Neurose de ansiedade)**
300.01 Transtorno de pânico	300.01 Transtorno de pânico sem agorafobia
300.02 Transtorno de ansiedade generalizada	300.02 Transtorno de ansiedade generalizada
Transtornos fóbicos (ou Neuroses fóbicas)	**Transtornos fóbicos**
300.21 Agorafobia com ataques de pânico	300.21 Transtorno de pânico com agorafobia
300.22 Agorafobia sem ataques de pânico	300.22 Agorafobia sem história de ataques de pânico (esp. se com ou sem ataques de sintomas limitados)
300.23 Fobia social	300.23 Fobia social (esp. se de tipo generalizado)
300.29 Fobia simples	300.29 Fobia simples
309.21 Transtorno da angústia de separação (na seção: Perturbações que se manifestam pela primeira vez na infância ou adolescência)	
300.30 Neurose obsessivo-compulsiva	300.30 Transtorno obsessivo-compulsivo
Transtorno de estresse pós-traumático	**Transtorno de estresse pós-traumático**
308.30 Agudo	309.89 Transtorno de estresse pós-traumático (esp. se de início protelado)
309.81 Crônico ou retardado	
300.0 Transtorno de ansiedade atípica	300.00 Transtorno de ansiedade SOE

De acordo com os resultados de diversos estudos foi eliminada a regra geral hierárquica do *DSM-III* de que um *distúrbio de ansiedade* é postergado pelo diagnóstico de outro distúrbio mental, como *depressão maior* ou *esquizofrenia*. No entanto é mantida a hierarquia referente aos *distúrbios mentais orgânicos*:

> Quando um *Distúrbio Mental Orgânico* pode responder pelos sintomas, ele precede o diagnóstico de qualquer outro distúrbio que possa produzir os mesmos sintomas (por exemplo, o *Distúrbio Orgânico de Ansiedade* precede o *Distúrbio de Pânico*).

A mudança na regra geral de se tentar incluir todos os sintomas em um único quadro, para a recomendação de se assinalar todos os diagnósticos necessários para descrever os sintomas apresentados, introduz a discussão da comorbidade, ou seja, os distúrbios que ocorrem simultaneamente em um mesmo paciente e sua inter-relação. Partindo dessa disposição desenvolveram-se trabalhos estudando a ocorrência simultânea de mais de um transtorno ansioso (cuja sobreposição de sintomas leva alguns autores a sugerir a existência de um "quadro neurótico geral"), de um transtorno de ansiedade associado a outro transtorno mental, ou a outro transtorno sistêmico (por exemplo, prolapso de válvula mitral, hipertireoidismo).

O termo *agorafobia com ataques de pânico* do *DSM-III* aparece no *DSM-III-R* como *distúrbio de pânico com agorafobia* com a justificativa de que

> (...) na grande maioria dos casos de "agorafobia" vistos em situações clínicas, os sintomas fóbicos são uma complicação do *Distúrbio de Pânico*. Esta importante observação da evolução típica do distúrbio está refletida na classificação do DSM-III-R, na qual diferentes graus de evitamento fóbico são classificados como subtipos do *Distúrbio de Pânico*.

Os casos aparentemente raros de *agorafobia*, vistos clinicamente e que não se desenvolvem secundariamente a *Distúrbio de Pânico*, descritos no *DSM-III* como *agorafobia sem ataques de pânico*, são diagnosticados, no *DSM-III-R* como *agorafobia sem história de distúrbio de pânico*, devendo ser especificado se com ou sem *ataques com sintomas limitados*.

Pela definição do *DSM-III-R* um *ataque de pânico* deve ser considerado apenas na ocorrência de quatro ou mais sintomas dentre os treze listados: falta de ar ou sensação de asfixia; vertigem, sentimentos de instabilidade, ou sensação de desmaio; palpitações ou ritmo cardíaco acelerado (taquicardia); tremor ou abalos; sudorese; sufocamento; náusea ou desconforto abdominal; despersonalização ou desrealização; anestesia ou formigamento (parestesias); ondas de calor ou calafrios; dor ou desconforto no peito; medo de morrer; e medo de enlouquecer ou de cometer ato descontrolado. Os ataques que envolvem menos de quatro sintomas são *Ataques de sintomas limitados*.

No diagnóstico de *fobia social*, o *DSM-III-R* acrescenta a possibilidade de se especificar se tipo generalizado, ou seja, casos nos quais a ansiedade fóbica é predominantemente social e nos quais um diagnóstico de *distúrbio evitativo de personalidade* também deve ser considerado.

O termo *distúrbio de pânico* do *DSM-III*, no *DSM-III-R* passa a ser designado como *distúrbio de pânico sem agorafobia*, em concordância com o já exposto sobre a relação entre esses dois quadros. Para o diagnóstico, há critérios de duração do quadro e frequência de sintomas, a saber: quatro ataques de pânico em quatro semanas ou um ou mais ataques seguidos por, pelo menos, um mês de medo persistente de ter outro ataque.

Em relação ao *distúrbio generalizado de ansiedade*, a duração foi estendida de um mês para seis meses a fim de excluir reações transitórias de ansiedade. A lista de sintomas foi ampliada para permitir uma descrição mais rica do distúrbio sendo necessários, para o diagnóstico, pelo menos seis entre os dezoito sintomas de tensão motora, hiperatividade autonômica e vigilância apresentados.

No *distúrbio de estresse pós-traumático* pede-se que se especifique se de início protelado, excluindo as especificações agudo e crônico. A natureza do estressor foi elucidada, a categoria de sintomas de insensibilidade, ampliada para incluir sintomas de evitamento e amnésia, e a categoria de sintomas multiformes foi substituída por uma categoria de sintomas fisiológicos e vigília. Foram incluídos exemplos específicos de sintomas em crianças.

O *distúrbio de ansiedade atípico* passa a ser designado como *distúrbio de ansiedade SOE.*

Nota-se a crescente preocupação com a melhor definição dos critérios diagnósticos para os TA, acrescentando-se especificações que permitam descrever mais detalhadamente o quadro clínico. Inicia-se nessa revisão a discussão – que se manteria nas classificações posteriores – a respeito da relação entre *distúrbio de pânico* e *agorafobia.*

CID-10

Em 1992, a OMS lançou as *Descrições Clínicas e Diretrizes Diagnósticas da Classificação de Transtornos Mentais e de Comportamento* da *CID-10*, que contou com a participação da Seção de Classificação, Avaliação Diagnóstica e Nomenclatura da Associação Mundial de Psiquiatria em sua elaboração e apresenta mudanças substanciais em relação às classificações anteriores. Seu sistema de codificação é alfanumérico e os transtornos mentais e de comportamento têm seus códigos iniciados pela letra F, seguida de, pelo menos, três dígitos. Nessa classificação os *Transtornos de ansiedade* aparecem no bloco F40-F48 "Transtornos neuróticos, relacionados ao estresse e somatoformes". O termo "neurose" não é definido na *CID-10*, nem sua distinção tradicional de "psicose".

Nos *transtornos fóbico-ansiosos* (**F40**) a ansiedade é evocada apenas, ou predominantemente, por certas situações ou objetos (externos ao indivíduo) bem definidos, os quais não são tão correntemente perigosos, levando à evitação destes. A ansiedade fóbica é subjetiva, psicológica e comportalmente indistinguível de outros tipos de ansiedade, podendo variar em gravidade desde leve desconforto até terror. A mera perspectiva de entrar na situação fóbica usualmente gera ansiedade antecipatória. As diretrizes diagnósticas exigem que os sintomas psicológicos, comportamentais ou autonômicos sejam primariamente manifestações de ansiedade e não secundários a outros sintomas, como delírios ou pensamentos obsessivos. Além disso, a evitação das situações fóbicas deve ser um aspecto proeminente. Nessas diretrizes são definidas:

F40.0 *Agorafobia:* quando a ansiedade está restrita (ou ocorrer principalmente) a pelo menos duas das seguintes situações: multidões, lugares públicos, viajar para longe de casa e viajar sozinho;

F40.1 *Fobias sociais:* quando a ansiedade deve ser restrita ou predominar em situações sociais (medo de se expor a outras pessoas em grupos comparativamente pequenos);

F40.2 *Fobias específicas (isoladas):* a ansiedade é restrita à presença de objeto ou situação fóbica determinada (como animais, altura, trovão, escuridão, voar, comer certos alimentos etc.).

Na discussão da relação entre *transtorno de pânico* e *agorafobia* a *CID-10* considera o transtorno fóbico o transtorno original, com ataques de pânico usualmente indicando sua gravidade. Dessa forma, a presença ou a ausência de transtorno de pânico na situação agorafóbica pode ser registrada por meio de um quinto caractere:

F40.00 *Agorafobia sem transtorno de pânico;*

F40.01 *Agorafobia com transtorno de pânico.*

Os *outros transtornos de ansiedade* têm as manifestações de ansiedade como sintomas principais e incluem: *transtorno de pânico, transtorno de ansiedade generalizada, transtorno misto de ansiedade e depressão e outros transtornos mistos de ansiedade.*

F41.0 *Transtorno de pânico (ansiedade paroxística episódica):* para que se possa fazer um diagnóstico definitivo, vários ataques graves de ansiedade autonômica (com início súbito de palpitações, dor no peito, sensação de choque, tontura e sentimentos de irrealidade, além do medo secundário de morrer, perder o controle ou ficar louco) devem ter ocorrido num período de cerca de um mês:

(a) em circunstâncias em que não há perigo objetivo;
(b) sem estarem confinados a situações conhecidas ou previsíveis; e
(c) com relativa liberdade de sintomas ansiosos entre os ataques (ainda que ansiedade antecipatória seja comum).

A *CID-10* não diferencia *ataque de pânico* de *transtorno de pânico,* incluindo ambos os termos. Ressalta-se que devem ser distinguidos de ataques de pânico que ocorrem como parte de *transtornos fóbicos* estabelecidos, quando são indicadores apenas de sua gravidade, assim como nos *transtornos depressivos.*

F41.1 *Transtorno de ansiedade generalizada:* o paciente deve ter sintomas primários de ansiedade na maioria dos dias por pelo menos várias semanas e usualmente por vários meses, devendo envolver elementos de:

(a) apreensão (preocupação sobre desgraças futuras, sentir-se "no limite", dificuldade de compreensão etc.);
(b) tensão motora (movimentação inquieta, cefaleias tensionais, tremores, incapacidade de relaxar); e
(c) hiperatividade autonômica (sensação de cabeça leve, sudorese, taquicardia ou taquipneia, desconforto epigástrico, tonturas, boca seca etc.).

F41.2 *Transtorno misto de ansiedade e depressão:* Essa categoria mista deve ser usada quando ambos os sintomas, de ansiedade e depressão, estão presentes, porém nenhum conjunto de sintomas, considerado separadamente, é grave o suficiente para justificar um diagnóstico. Esses sintomas estão presentes em grande número de pacientes em atendimentos primários de saúde e, por esse motivo, a inclusão dessa categoria na *CID-10* tem o propósito de facilitar a descrição de transtornos manifestados por uma mescla de sintomas para a qual um rótulo psiquiátrico mais simples e mais tradicional não é apropriado, mas representa graves estados de angústia e interferência com funcionamento significativamente comuns.

Os transtornos que satisfazem os critérios para a ansiedade generalizada e que também têm aspectos proeminentes (ainda que com frequência de curta duração) de outros transtornos em F40-49, embora os critérios completos para esses transtornos adicionais não sejam satisfeitos, devem ser incluídos em **F41.3** *Outros transtornos mistos de ansiedade.*

Para o diagnóstico do *Transtorno obsessivo-compulsivo* (**F42**), sintomas obsessivos, atos compulsivos, ou ambos devem estar presentes na maioria dos dias por pelo menos duas semanas consecutivas e ser fonte de angústia ou de interferência com as atividades. Os sintomas obsessivos devem ter as características:

(a) devem ser reconhecidos como pensamentos ou impulsos do próprio indivíduo;
(b) deve haver pelo menos um pensamento ou ato que ainda é resistido, sem sucesso, ainda que possam estar presentes outros aos quais o paciente não resiste mais;
(c) o pensamento de execução do ato não deve ser em si mesmo prazeroso (o simples alívio de tensão ou ansiedade não é, nesse sentido, considerado prazer); e
(d) os pensamentos, imagens ou impulsos devem ser desagradavelmente repetitivos.

Esse diagnóstico inclui os termos *neurose anancástica, neurose obsessiva, neurose obsessivo-compulsiva.*

De acordo com a predominância da sintomatologia apresentada, podem ser designados:

F42.2 *Predominantemente pensamentos obsessivos ou ruminações;*

F42.1 *Predominantemente atos compulsivos (rituais obsessivos);*

F42.2 *Pensamentos e atos obsessivos mistos.*

A categoria **F43,** *Reação a estresse grave e transtornos de ajustamento,* difere das outras por incluir transtornos identificáveis não só com base em sintomatologia e curso, mas também em uma influência causal de um evento de vida excepcionalmente estressante produzindo uma reação aguda ao estresse ou uma mudança de vida significativa que resulta em um transtorno de ajustamento. Nessa categoria podemos encontrar os quadros:

F43.0 *Reação aguda a estresse:* em que há conexão temporal imediata e clara entre o impacto de um estressor excepcional e o início dos sintomas, com um estado de atordoamento que evolui para um quadro misto, mutável, de ansiedade, depressão, raiva, desespero, que se resolve rapidamente, quando é possível a retirada do ambiente estressante. Quando a natureza do estressor não permite sua remoção, os sintomas começam a diminuir depois de 24-48 horas.

F43.1 *Transtorno de estresse pós-traumático:* uma resposta tardia (de semanas até seis meses) a evento ou situação estressante de natureza excepcionalmente ameaçadora ou catastrófica, que provavelmente causa angústia invasiva em quase todas as pessoas. Sintomas típicos incluem episódios de repetidas revivescências do trauma sob a forma de memórias intrusas (*flashbacks*) ou sonhos, correndo contra o fundo persistente de uma sensação de "entorpecimento" e embotamento emocional, afastamento de outras pessoas, falta de responsividade ao ambiente, anedonia e evitação de atividades e situações recordativas do trauma.

F43.2 *Transtornos de ajustamento:* estados de angústia subjetiva e perturbação emocional, usualmente interferindo no funcionamento e no desempenho sociais e que surgem em um período de adaptação a uma mudança significativa de vida ou em consequência de um evento de vida estressante. A forma clínica ou os aspectos predominantes podem ser especificados por um quinto caractere:

F43.22 *Reação mista de ansiedade e depressão*

F43.23 *Com perturbação predominante de outras emoções*

A *CID-10* mantém o diagnóstico **F48.0** *Neurastenia* que se caracteriza por queixas persistentes de fadiga aumentada, irritabilidade e alterações do sono, além de sintomas autonômicos. Estudos mostram que uma proporção significativa dos casos diagnosticados como neurastenia também pode ser classificada como depressão ou ansiedade; há, entretanto, casos nos quais a síndrome clínica satisfaz todos os critérios para neurastenia e nenhum outro quadro.

DSM-IV e DSM-IV-TR

Em 1994 a APA publicou a quarta edição do *Manual Diagnóstico e Estatístico*, o *DSM-IV*, em meio à discussão entre correntes que defendem a manutenção dos *DSM* e outras que defendem um maior envolvimento da APA na elaboração da *CID-10*, priorizando uma classificação única. Seguindo seu exemplo há hoje adaptações nacionais da classificação internacional, como a *Classificação Chinesa das Doenças Mentais*, segunda edição (*CCDM-II*) e a Modificação Clínica Japonesa da *CID-10*.

O *DSM-IV* segue ainda a codificação proposta pela *CID-9-MC*, mas apresenta em seu Anexo H a classificação com os códigos da *CID-10*. Nele, os diagnósticos podem ser múltiplos (quando se deve apontar o principal) ou provisórios (quando não há informação suficiente para estabelecer um diagnóstico provável). Cada categoria diagnóstica contém informações sobre: aspectos diagnósticos, transtornos e aspectos associados, aspectos específicos de idade/cultura/sexo, prevalência/incidência/risco, curso, complicações, fatores predisponentes, padrão familiar e diagnóstico diferencial.

A avaliação multiaxial proposta no *DSM-IV* (repetindo o que já ocorria no *DSM-III* e *DSM-III-TR*) permite ao clínico documentar informações de diferentes domínios, ajudando a planejar o tratamento e predizer os resultados. Oferece formato conveniente para organizar e comunicar informações clínicas, para captar a complexidade das situações clínicas e para descrever a heterogeneidade dos indivíduos portadores do mesmo diagnóstico. Os eixos são:

• eixo I	Síndromes clínicas Outras condições que possam ser foco de atenção clínica
• eixo II	Transtornos de personalidade Retardo mental
• eixo III	Condições médicas gerais
• eixo IV	Problemas psicossociais e ambientais
• eixo V	Avaliação global do funcionamento

O *DSM-IV* mantém a orientação descritiva do *DSM-III*, pautando a classificação em diretrizes baseadas na apresentação clínica dos transtornos, criteriosamente detalhadas. Na seção *Transtornos de ansiedade*, são inicialmente definidos os conjuntos de critérios que definem *ataque de pânico* e *agorafobia*, que podem ocorrer no contexto de diversos transtornos, não têm códigos diagnósticos próprios e não podem ser diagnosticados como entidades separadas.

Ataque de pânico é definido como

> (...) um período distinto de intenso temor ou desconforto, no qual quatro (ou mais) dos seguintes sintomas desenvolveram-se abruptamente e alcançaram um pico em dez minutos: palpitações ou ritmo cardíaco acelerado, sudorese, tremores ou abalos, sensações de falta de ar ou sufocamento, sensações de asfixia, dor ou desconforto torácico, náusea ou desconforto abdominal, sensação de tontura, instabilidade, vertigem ou desmaio, desrealização ou despersonalização, medo de perder o controle ou enlouquecer, medo de morrer, parestesias, calafrios ou ondas de calor.

A lista de sintomas é a mesma do *DSM-III-R*, sendo modificada apenas a sequência, de forma a refletir a frequência de cada item.

De acordo com a relação entre o início do ataque e a presença ou a ausência de ativadores situacionais, os *ataques de pânico* podem ser divididos em:

> Inesperados (não evocados), não associados a um ativador situacional; Ligados à situação (evocados) que ocorrem quase invariavelmente logo após a exposição ou a antecipação a um evocador ou ativador situacional; Ataques de Pânico Predispostos pela situação, que tendem a ocorrer na exposição ao evocador ou ativador situacional, mas não estão invariavelmente associados ao evocador e não ocorrem necessariamente após a exposição.

A *agorafobia* é definida como

> Ansiedade acerca de estar em locais ou condições de onde possa ser difícil (ou embaraçoso) escapar ou onde o auxílio pode não estar disponível, na eventualidade de ter um *Ataque de Pânico* inesperado ou predisposto pela situação, ou sintomas tipo pânico. Os temores agorafóbicos tipicamente envolvem agrupamentos característicos de situações, que incluem: estar fora de casa desacompanhado; estar em meio a uma multidão ou permanecer em uma fila; estar em uma ponte; viajar de ônibus, trem ou automóvel. As situações são evitadas ou suportadas com acentuado sofrimento ou com ansiedade acerca de ter um *Ataque de Pânico* ou sintomas tipo pânico, ou exigem companhia.

Observa-se, nessas definições, a manutenção da concepção de que os sintomas de pânico seriam a base para o desenvolvimento de sintomas agorafóbicos.

O *transtorno de pânico sem agorafobia,* assim como o *transtorno de pânico com agorafobia,* teve seu limiar reavaliado. A definição do *DSM-IV* exige ataques de pânico recorrentes e inesperados, acompanhados de um mês ou mais de preocupação persistente acerca de ter ataques adicionais ou com as implicações dos ataques, ou uma alteração significativa do comportamento. A definição de agorafobia permite salientar situações tipicamente relacionadas com os sintomas agorafóbicos.

A definição de *agorafobia sem história de transtorno de pânico* inclui a presença de *agorafobia* (como descrita no início da seção) relacionada ao medo de desenvolver sintomas tipo pânico, mas sem nunca ter apresentado quadro que preenchesse os critérios para *transtorno de pânico.* O critério D, incluído no *DSM-IV,* permite fazer o diagnóstico na presença de condição médica geral associada, desde que os temores apresentados excedam claramente aqueles em geral associados com a condição.

O termo *fobia simples* do *DSM-III* e do *DSM-III-R,* passa a ser substituído, no *DSM-IV,* por *fobia específica,* visando à compatibilidade com a *CID-10.* É definido como "medo acentuado e persistente, excessivo ou irracional, revelado pela presença ou antecipação de um objeto ou situação fóbica (p. ex., voar, alturas, animais, tomar uma injeção, ver sangue)". Observa-se, pelo acréscimo dos termos "excessivo ou irracional", que o limiar do medo foi aumentado. São incluídas notas para melhor descrever a apresentação do quadro em crianças.

São apresentados cinco subtipos de *fobia específica,* indicando o foco do medo e/ou da esquiva: *situacional, ambiente natural, sangue-injeção-ferimentos, animal* e *outro tipo,* aqui apresentados em ordem de acordo com sua frequência nos achados clínicos. A presença de um subtipo aumenta a probabilidade da ocorrência de outro e, neste caso, todos os subtipos devem ser anotados no diagnóstico.

A *fobia social* é definida como

> (...) medo acentuado e persistente de uma ou mais situações sociais ou de desempenho, onde o indivíduo é exposto a pessoas estranhas ou ao possível escrutínio por outras pessoas. O indivíduo teme agir de um modo (ou mostrar sintomas de ansiedade) que lhe seja humilhante e embaraçoso.

No *DSM-IV*, esse transtorno engloba o *transtorno de evitação da infância* do *DSM-III-R*, e os critérios foram modificados para melhor descrever as apresentações nas crianças. Por exemplo, é definido que para indivíduos com menos de dezoito anos, a duração do quadro é de, no mínimo, seis meses.

No *transtorno obsessivo-compulsivo*, as características essenciais são *obsessões* ou *compulsões* recorrentes, suficientemente severas para consumirem tempo (mais de uma hora por dia) ou causar sofrimento acentuado ou prejuízo significativo, reconhecidas pelo indivíduo como excessivas ou irracionais.

As *obsessões* são definidas como "ideias, pensamentos, impulsos ou imagens persistentes, vivenciados como intrusivos e inadequados e causam acentuada ansiedade ou sofrimento", ao passo que *compulsões* são

> (...) comportamentos repetitivos (como lavar as mãos, ordenar, verificar) ou atos mentais (como orar, contar, repetir palavras em silêncio) cujo objetivo é prevenir ou reduzir a ansiedade ou o sofrimento, ao invés de oferecer prazer ou gratificação.

Essas definições visam a aprimorar a distinção entre obsessões e compulsões.

A definição do *DSM-IV* inclui um especificador, que permite ao clínico anotar se a condição é do *Tipo com Insight Pobre*, levando em conta que o *insight* em relação à irracionalidade das obsessões e das compulsões ocorre em um *continuum*.

O *transtorno de estresse pós-traumático* caracteriza-se pelo desenvolvimento de sintomas característicos, após a exposição a um extremo estressor traumático (envolvendo a experiência pessoal direta de um evento real ou ameaçador que envolve morte, sério ferimento ou outra ameaça à própria integridade física, testemunhar evento dessa natureza em relação a outra pessoa ou o conhecimento de morte violenta ou inesperada, ferimento sério ou ameaça de morte de membro da família ou pessoa de estreita associação). A resposta ao evento deve envolver intenso medo, impotência ou horror e os sintomas característicos incluem revivência persistente do evento traumático, esquiva persistente de estímulos associados com o trauma, embotamento de responsividade geral e sintomas persistentes de excitação aumentada. O quadro sintomático completo deve estar presente por mais de um mês e, em relação à duração, podem ser usados os especificadores: agudo (presença de sintomas por menos de três meses) ou crônico (presença de sintomas por três meses ou mais). Quando os sintomas se iniciam pelo menos seis meses depois do evento traumático, deve ser usado o especificador *Com início tardio*.

O *transtorno de estresse agudo*, uma nova categoria incluída no *DSM-IV*, apresenta características semelhantes ao *transtorno de estresse pós-traumático*, no que se refere à presença de

Tabela 3.4

Transtornos de Ansiedade no *DSM-III-R*, *DSM-IV* e *CID-10**

Note-se que as colunas do *DSM-III-R* e *DSM-IV* dizem respeito apenas a Transtornos de Ansiedade ao passo que a da *CID-10* apresenta Transtornos de Ansiedade e outros transtornos incluídos em bloco mais amplo (ver texto para mais detalhes).*DSM-III-R*	*DSM-IV*	*CID-10*
Transtornos de ansiedade (ou Neurose de ansiedade e fóbica)	Transtornos de ansiedade	F41 Outros transtornos de ansiedade
300.01 Transtorno de pânico sem agorafobia	300.01 Transtorno de pânico sem agorafobia	F41.0 Transtorno de pânico
300.02 Transtorno de ansiedade generalizada	300.02 Transtorno de ansiedade generalizado	F41.1 Transtorno de ansiedade generalizada
		F41.2 Transtorno misto de ansiedade e depressão F41.3 Outros transtornos mistos de ansiedade F41.8 Outros transtornos de ansiedade especificados F41.9 Transtorno de ansiedade, não especificado
		F40 Transtornos fóbico-ansiosos
300.21 Transtorno de pânico com agorafobia	300.21 Transtorno de pânico com agorafobia	F40.01 Agorafobia com transtorno de pânico
300.22 Agorafobia sem história de ataque de pânico	300.22 Agorafobia sem história de transtorno de pânico	F40.00 Agorafobia sem transtorno de pânico
300.23 Fobia social (especificar se generalizada)	300.23 Fobia social (especificar se generalizada)	F40.1 Fobias sociais
300.29 Fobia simples	300.29 Fobia específica/especificar. tipo:animal/ambiente natural/injeção-sangue-ferimentos/situacional/outro tipo)	F40.2 Fobias específicas (isoladas)
		F40.8 Outros transtornos fóbico-ansiosos F40.9 Transtorno fóbico-ansioso, não especificado
300.30 Transtorno obsessivo-compulsivo	300.3 Transtorno obsessivo-compulsivo (especificar se *insight* pobre)	F42 Transtorno obsessivo-compulsivo F42.0 Predominantemente pensamentos obsessivos ou ruminações F42.1 Predominantemente atos compulsivos (rituais obsessivos)

		F42.2 Pensamentos e atos obsessivos mistos F42.8 Outros transtornos obsessivo-compulsivos F42.9 Transtorno obsessivo-compulsivo, não especificado
		F43 Reação a estresse grave e transtornos de ajustamento
309.89 Distúrbio de estresse pós-traumático especificar se início protelado	309.81 Transtorno de estresse pós-traumático especificar agudo ou crônico; especificar se com início tardio	F43.1 Transtorno de estresse pós-traumático
	308.3 Transtorno de estresse agudo	F43.0 Reação aguda a estresse
		F43.2 Transtornos de ajustamento 20 reação depressiva breve 21 reação depressiva prolongada 2 reação mista depressiva e ansiosa 23 com perturbação predominante de outras emoções 24 com perturbação predominante da conduta 25 com perturbação mista de emoções e conduta 28 outros sintomas predominantes especificados F43.8 Outras reações a estresse grave F43.9 Reação a estresse grave, não especificada

DSM-III-R	*DSM-IV*	*CID-10*
300.00 Distúrbio de ansiedade SOE	300.00 Transtorno de ansiedade SOE	
	293.84 Transtorno de ansiedade devido a (indicar a condição médica geral) especificar se com ansiedade generalizada, ataques de pânico ou sintomas obsessivo-compulsivos	
	-.- Transtorno de ansiedade induzido por substância (usar código referente à substância) especificar se na intoxicação ou na abstinência	

evento traumático e aos sintomas de revivência desse evento, esquiva dos estímulos a ele relacionados e sintomas acentuados de ansiedade ou maior excitabilidade. Diferencia-se, sobretudo, pela ocorrência de sintomas dissociativos enquanto vivencia o evento traumático ou logo após e pela duração do quadro (de dois dias a quatro semanas, dentro das quatro semanas que sucedem o evento). Essa categoria foi acrescentada para fins de compatibilidade com a *CID-10* e para auxiliar na detecção precoce de casos, pois um indivíduo com *transtorno de estresse agudo* pode vir a desenvolver um *transtorno de estresse pós-traumático.*

O *transtorno de ansiedade generalizada*, no *DSM-IV* inclui o *transtorno de excesso de ansiedade da infância.* Caracteriza-se por ansiedade ou preocupação excessiva, na maioria dos dias, por pelo menos seis meses, acompanhada de pelo menos três sintomas adicionais (inquietação, fatigabilidade, dificuldade de concentração, irritabilidade, tensão muscular ou perturbação do sono).

O *transtorno orgânico de ansiedade* descrito no *DSM-III-R* é incluído na seção *transtornos de ansiedade* do *DSM-IV* para facilitar o diagnóstico diferencial, sendo desmembrado em *transtorno de ansiedade devido a uma condição médica geral* e *transtorno de ansiedade induzido por substância*, diagnósticos que só devem ser usados quando não ocorrem exclusivamente durante o curso de *delirium.*

A característica essencial do *transtorno de ansiedade devido a uma condição médica geral* é a presença de sintomas ansiosos clinicamente significativos, cuja associação com uma condição médica geral possa ser comprovada por história clínica, exame físico ou achados laboratoriais. A apresentação sintomática predominante pode ser indicada por especificadores: *com ansiedade generalizada, com ataques de pânico ou com sintomas obsessivo-compulsivos.*

O *transtorno de ansiedade induzido por substância* caracteriza-se por sintomas proeminentes de ansiedade considerados decorrentes dos efeitos fisiológicos diretos de uma substância (droga de abuso, medicamento ou exposição a toxina). A apresentação sintomática predominante pode ser indicada pelos especificadores: *com ansiedade generalizada, com ataques de pânico, com sintomas obsessivo-compulsivos* ou *com sintomas fóbicos.* O contexto do desenvolvimento dos sintomas de ansiedade pode ser indicado pelo uso de um dos especificadores: *com início durante intoxicação* ou *com início durante abstinência.*

Os quadros com ansiedade proeminente ou esquiva fóbica, que não satisfazem critérios para qualquer *transtorno de ansiedade* específico, *transtorno de ajustamento com ansiedade* ou *transtorno de ajustamento misto de ansiedade e depressão* devem ser enquadrados na categoria residual *transtorno de ansiedade sem outra especificação.*

Em 2000, a APA publicou texto revisado, o *DSM-IV-TR*, que não contém modificações de critérios diagnósticos dos TA.

CID- 11

O Departamento de Saúde Mental e Controle de Abuso de Substância da OMS criou um grupo consultor – *Mental Health Tag Advisory Group (*MHTAG*)* – que deverá considerar as propostas apresentadas por cientistas, governos, organizações e indivíduos interessados em plataforma eletrônica interativa e organizar o projeto da Classificação dos Transtornos Mentais e de Comportamento para inclusão na *CID-11*, com apresentação prevista para 2015. As sugestões enviadas, já revisadas por membros do MHTAG, encontram-se disponíveis no *site* oficial da OMS para avaliação e sugestões, inclusive quanto a aspectos culturais e de tradução. Ainda não foram divulgadas propostas oficiais do grupo para as diretrizes diagnósticas dos TA nessa classificação.

DSM-V

Com publicação prevista para 2013, o *DSM V* já movimenta vários grupos de trabalho. Os TA estão sendo revisados pelo Grupo de Trabalho em Ansiedade, Espectro obsessivo-compulsivo, Transtornos pós-traumáticos e Transtornos dissociativos, dividido em três subgrupos: 1) ansiedade; 2) trauma/dissociação; 3) espectro obsessivo-compulsivo.

A APA também apresenta em seu *site* oficial as propostas para as diretrizes diagnósticas desenvolvidas até o momento, permitindo que navegadores contribuissem com suas opiniões até junho de 2012. Os artigos de revisão, que levantam e analisam os trabalhos publicados desde 1994 (data de lançamento do *DSM-IV*) até 2009 estão sendo publicados em parceria com o periódico *Depression and Anxiety.* É apontada preocupação em alinhar o *DSM-V* com a *CID-11* de forma a criar texto unificado que contemple aspectos mais abrangentes do diagnóstico como fenômenos do desenvolvimento, relacionados com idade e culturas. Consultores estrangeiros estão presentes nos grupos de estudo da APA e o presidente do grupo de trabalho em Saúde Mental da OMS é norte-americano.

Em artigo de revisão bastante amplo, Craske et al. focalizaram a estrutura nosológica dos TA procurando determinar os aspectos comuns e as particularidades dos TA entre si e dos TA com a depressão. Examinaram a proposta de Watson para modificar a classificação de TA e transtornos do humor agrupando-os numa classe de "transtornos internalizados", com três subclasses: 1) transtornos bipolares (bipolar I, bipolar II e ciclotimia); 2) transtornos de ansiedade e pesar (depressão maior, distimia, transtorno de ansiedade generalizada e transtorno do estresse pós-traumático); e 3) e transtornos de medo (transtorno de pânico, agorafobia, fobia social e fobia específica). Com esse objetivo foram analisados:

- Perfil de sintomas autorrelatados: os TA são caracterizados por sinais de medo (comportamento de fuga, ativação fisiológica, pensamentos de ameaça iminente), ansiedade (comportamentos de evitação, tensão e pensamentos de ameaça futura). Esses sintomas podem estar relacionados, mas são distintos dos sintomas de depressão.
- Condicionamento pavloviano e reatividade ao estresse: comparados com controles normais os pacientes portadores de TA apresentam elevada sensibilidade e respostas de medo a estímulos que indicam ameaças, estímulos que não indicam ameaça, estímulos que anteriormente indicaram ameaça e contextos associados com ameaça, além de elevada reatividade a estímulos aversivos.
- Medidas de distorções cognitivas indicam que os TA são caracterizados por distorção da atenção pré-consciente para estímulos aversivos pessoalmente relevantes e por inter-

pretar informações ambíguas como ameaçadoras. Confirmam a distinção nosológica entre TA e depressão, que se caracteriza por desvio da atenção a ameaças mais lento e distorções mais fortes da memória para informação negativa.

- Dados de estudos de neuroimagem indicam elevada resposta da amígdala a estímulos ameaçadores relacionados a cada transtorno como característica comum entre os TA. Por outro lado, a resposta diferenciada da amígdala a estímulos ameaçadores gerais poderia ajudar a distinguir entre os diferentes TA.

Os autores concluem que os dados disponíveis ajudam a definir padrões de resposta que são compartilhados entre os TA e os distinguem da depressão, considerando-os insuficientes para justificar a revisão da nosologia dos TA no *DSM* neste momento.

A categoria *Transtorno misto de ansiedade e depressão,* que já existe na *CID-10,* foi proposta para o DSM-V. Houve forte reação contra essa proposta e, em junho de 2012 se encontra incluída na seção III – Condições que requerem mais pesquisas antes de serem consideradas transtornos formais.

A atualização das propostas para a categoria dos TA no *DSM-V* realizada em abril de 2012 apresenta-se da seguinte forma:

Transtornos de Ansiedade (E00 a E13)

E 00 *Transtorno de ansiedade de separação* – com mudança no critério de duração para seis meses (exceto no caso de instalação aguda ou exacerbação de sintomas severos) e retirada da necessidade de idade de início do quadro antes dos dezoito anos, com adequação da redação para abranger também quadros presentes em adultos.

E 01 *Transtorno de pânico* – sendo excluidos os complementos "com" ou "sem agorafobia", que passa a ser transtorno codificável.

E 02 *Agorafobia* – passa a ser classificada como transtorno codificável, podendo ser colocada ou não em comorbidade com transtorno de pânico

E 03 *Fobia específica* – especificadores: animal, ambiente natural, sangue-injeção-ferimento, situação, outro.

E 04 *Transtorno de ansiedade social (fobia social)* – além da mudança no nome, passa a ter os especificadores: "somente ansiedade de desempenho (*"performance")*" e "mutismo seletivo".

E 05 *Transtorno de ansiedade generalizada* – com mudança da necessidade de seis para dois sintomas somáticos associados

E 06-11 *Transtorno de ansiedade induzido por substância* – que pode ser: álcool, anfetaminas, cocaína, alucinógenos, sedativos, hipnóticos, ansiolíticos, cafeína, outros ou desconhecido. Especificar se a instalação do quadro ocorreu durante intoxicação ou abstinência da substância. Especificar se com ansiedade generalizada ou com ataques de pânico.

E 12 *Transtorno de ansiedade atribuível a outra condição médica*

E 13 *Transtorno de ansiedade não classificado em outro local*

Ataque de pânico (continua não codificável) – poderia ser usado como especificador de gravidade em outros transtornos mentais.

Os demais transtornos presentes nos Transtornos de Ansiedade do *DSM-IV* estão distribuidos em outras categorias:

Transtorno Obsessivo-Compulsivo e Transtornos Relacionados (F 00 a 08)

F 00 Transtorno obsessivo-compulsivo

F 01 Transtorno dismórfico corporal

F 02 Transtorno de colecionismo ("*hoarding*")

F 03 Tricotilomania

F 04 Transtorno de beliscar a pele ("*Skin Picking*")

F 05-F06 Trantorno obsessivo-compulsivo ou relacionado induzido por substância

F 07 Transtorno obsessivo-compulsivo ou relacionado atribuível a outra condição médica

F 08 Transtorno obsessivo-compulsivo ou relacionado não classificado em outro local

Transtornos Relacionados a Trauma e Estressores (G00 a 05)

G 00 Transtorno do vínculo reativo

G 01 Transtorno do vínculo com desinibição social

G 02 Transtorno de reação aguda ao estresse

G 03 Transtorno de estresse pós-traumático

G 04 Transtorno de ajustamento

G 05 Transtorno relacionado a trauma ou estressores não classificado em outro local

O subgrupo trauma/dissociação também realiza atividades com o Grupo que revisa transtornos geralmente diagnosticados pela primeira vez na infância ou na adolescência, para aprofundar estudos a respeito das psicopatologias originadas na exposição a situações traumáticas.

CONCLUSÕES

Uma classificação diagnóstica representa um corte na dinâmica de um processo, que faz que ele possa ser compreendido e interpretado com base em um referencial originário de um paradigma científico, determinado pelo avanço do conhecimento num dado momento da história. Daí decorre a transitoriedade das classificações, que bem se pode observar nessa revisão, pois o avanço da ciência suscita novos elementos que superam a classificação vigente, impondo a necessidade de um novo paradigma e, consequentemente, de uma nova classificação.

Ao longo da evolução das classificações, a separação dos Transtornos de Ansiedade em categoria específica significou importante avanço no desenvolvimento e na validação de diretrizes diagnósticas mais bem definidas, assim como na busca da compreensão dos mecanismos neurais envolvidos na modulação da ansiedade e no desenvolvimento de transtornos. Permitiu também a verificação da eficácia de recursos terapêuticos (psicofármacos e diferentes abordagens psicoterápicas) preconizados para cada transtorno. No entanto, não se pode esquecer que a especialização nas ciências implica, ao mesmo tempo, um aperfeiçoamento no específico e o risco da perda da visão do geral. Ou seja, a classificação é um instrumento interessante de análise de cortes em uma realidade fragmentada, mas deve ser vista como instrumento subsidiário, não se tomando esse corte como realidade absoluta, o que poderia estancar a compreensão da dinâmica. Para que não se perca a noção do global nessa realidade, a classificação deve sempre ter o contraponto dos novos conhecimentos e da inter-relação com disciplinas complementares.

No caso dos Transtornos de Ansiedade, é de fundamental importância o desenvolvimento de classificações baseadas na apresentação clínica, de forma a permitir melhor comunicação entre grupos que lhes atribuem diferentes mecanismos etiopatogênicos. Só a colaboração integrada entre esses grupos poderá garantir uma complementaridade que permita conhecer mais os mecanismos que levam ao surgimento dos Transtornos de Ansiedade e as maneiras mais efetivas de tratá-los. Periodicamente, as categorias precisam ser reavaliadas adotando outros parâmetros para testar sua consistência. Até o presente momento, como vimos nos trabalhos elaborados para a construção do *DSM-V*, a congruência interna da classe dos TA se mantém, exigindo apenas refinamento de redação e nomenclatura, levando em conta, inclusive, aspectos culturais.

Esse tipo de classificação baseia-se nos fenômenos observáveis o que, na prática clínica, não é, isoladamente, suficiente para um atendimento integrado. Não se pode deixar que o uso automatizado e estereotipado das classificações diagnósticas venha a substituir a indispensável interação do clínico com seu paciente. A reconstrução da situação do paciente partindo dos fenômenos observáveis no momento da avaliação inclui a subjetividade do avaliador, a história do paciente, assim como o contexto em que ele está inserido e no qual o transtorno teve início, para que se possam atingir as raízes de seu sofrimento e oferecer ajuda realmente eficaz.

REFERÊNCIAS BIBLIOGRÁFICAS

American Psychiatric Association DSM-IV – Manual Diagnóstico e Estatístico de Transtornos Mentais. Quarta edição. Trad. Dayse Batista. Artes Médicas: Porto Alegre, 1995.

American Psychiatric Association – DSM-5 Development. Proposed Revisions. Anxiety Disorders. [Internet] 2012 [atualizado em 30 de abril de 2012: acesso em 18 de junho de 2012] Disponível em: htpp://WWW.dsm5.org/proposed revisions/ Pages/AnxietyDisorders.aspx

Andrade LHSG et al. Classificação e Diagnóstico dos Transtornos Ansiosos. Em: Gentil V, Lotufo-Neto F (Org.): Pânico, fobias e obsessões: A experiência do projeto AMBAN. São Paulo: Editora da Universidade de São Paulo, 1994. p. 31-45.

Craske MG, Rauch SL, Ursano R, Prenoveau J, Pine DS, Zinbarg, RE. What Is an Anxiety Disorder? Depression and Anxiety 26: 1066-1085, 2009

Goodwin DW, Guze SB. Psychiatric Diagnosis. Fifth edition. Oxford University Press, New York, Oxford, 1996.

Organização Mundial da Saúde (OMS). *Classificação de transtornos mentais e de comportamento da CID-10. Descrições clínicas e diretrizes*; Trad. Dorgival Caetano. Porto Alegre. Artes Médicas, 1993.

World Health Organization. ICD Update Platform [Internet] 2012 [acesso em 18 de junho de 2012]. Disponível em http:who.int./icdrevision/icd10.aspx

Parte 2

Modelos experimentais

4

Modelos animais

Hélio Zangrossi Jr.
Frederico G. Graeff

INTRODUÇÃO

As últimas décadas têm assistido ao crescente interesse pelo desenvolvimento e uso de modelos animais em psiquiatria. A demanda por novos modelos tem sido motivada por diversos entraves éticos, metodológicos e econômicos decorrentes do estudo em humanos de determinados processos psicofisiológicos e psicopatológicos. Hoje é inegável que a experimentação animal tem contribuído sobremaneira para os recentes avanços obtidos em psicofarmacologia e no entendimento do funcionamento cerebral em diversos distúrbios mentais/emocionais.

A ansiedade e o medo, emoções correlatas, são estados emocionais de grande valor adaptativo, vivenciados como não prazerosos e desconfortáveis, e cuja plena expressão envolve alterações comportamentais, psicofisiológicas e cognitivas. Até determinado nível, essas emoções podem favorecer o desempenho de tarefas motoras e cognitivas, mas passam a ser indesejadas, ou patológicas, quando interferem com o funcionamento normal do indivíduo.

Muitos dos modelos animais empregados atualmente foram desenvolvidos tendo como pano de fundo o conceito de ansiedade como um fenômeno unitário, ou seja, antes das classificações psiquiátricas que segregaram a ansiedade patológica em diferentes entidades nosológicas. Os primeiros modelos surgiram quando o comportamentalismo (*behaviorism*) se constituía no principal arcabouço teórico da psicologia experimental. Tais modelos eram baseados ou na inibição comportamental induzida por estímulos condicionados previamente associados a choques elétricos inescapáveis ou na supressão, também induzida por choques elétricos, de comportamentos motivados por recompensa. O primeiro tipo de modelo fundamenta-se em princípios do condicionamento associativo ou pavloviano, e o segundo, no condicionamento instrumental ou operante. Nos testes de punição (segundo grupo) também estão imbricados conceitos clínicos que enfatizam o papel do conflito interior na ansiedade patológica, sendo esta a provável razão pela qual esses testes vieram a ser conhecidos por modelos de conflito. As primeiras análises farmacológicas empreendidas mostraram que os modelos de conflito têm maior valor preditivo que os de supressão condicionada, daí terem se tornado paradigmáticos nos estudos de seleção (*screening*) de drogas ansiolíticas.

No entanto, surpreendentemente, os testes de conflito mostraram-se pouco eficazes em detectar os efeitos ansiolíticos de drogas que atuam primariamente sobre a neurotransmissão mediada pela serotonina (5-HT), como a buspirona e a ritanserina. Esses resultados falsos-negativos diminuíram a confiança depositada sobre os modelos de conflito, embora alguns argumentos pudessem ser listados em sua defesa, como a avaliação do efeito das drogas após uma única administração. Diferentemente dos ansiolíticos benzodiazepínicos, as novas drogas serotonérgicas precisam ser administradas por várias semanas para se tornarem clinicamente eficazes, podendo mesmo as doses iniciais aumentar a ansiedade. Assim sendo, por que, então, seria de esperar que uma única administração desses agentes tivesse efeito ansiolítico nos modelos animais? Mesmo diante dessa argumentação, tornou-se comumente aceito que os testes de conflito são bons apenas para ansiolíticos que agem primariamente sobre a neurotransmissão mediada pelo ácido gama-aminobutírico (GABA), como barbitúricos e benzodiazepínicos.

A mudança de enfoque teórico na psicologia experimental, do comportamentalismo para a etologia, também contribuiu para o descrédito dos modelos de conflito. Estes passaram a ser criticados por sua artificialidade e por gerarem estados motivacionais como dor, sede e fome, que interferem no comportamento do animal, podendo, assim, obscurecer as análises da ansiedade propriamente dita. Apresentavam ainda a desvantagem de requisitarem treinamento do animal. Como resultado, iniciou-se a procura por modelos de ansiedade que fossem etologicamente fundamentados. Surge dessa busca o modelo experimental ainda hoje mais empregado, o labirinto em cruz elevado. Inúmeras drogas foram pesquisadas nesse modelo e os resultados obtidos, apresentados em diversas revisões. De maneira igualmente desalentadora, esse modelo experimental, como os modelos clássicos de conflito, também falha na detecção do efeito de ansiolítico de compostos não benzodiazepínicos.

No transcorrer dessas etapas na pesquisa básica, a separação dos transtornos de ansiedade em categorias diagnósticas distintas, como proposta inicialmente no *DSM-III* e ampliada nas atuais classificações psiquiátricas, passou as ser adotada internacionalmente. Embora fundamentadas no conhecimento empírico da sintomatologia de um dado transtorno (ver Capítulo 2), essas classificações passaram a servir como ponto de partida na categorização e no desenvolvimento de novos modelos animais. No quadro acima, tem-se procurado desenvolver modelos animais específicos para cada um dos diferentes transtornos de ansiedade reconhecidos clinicamente.

REAÇÕES DE DEFESA

O estudo sistemático da ansiedade e do medo tomou grande impulso com os trabalhos originais de Charles Darwin publicados em seu livro *The Expression of Emotions in Man and Animals* (1872). Daí em diante, a abordagem evolucionária proposta por Darwin tem permeado muitas das teorias sobre a função e a importância que as emoções desempenham para as diferentes espécies. De acordo com essa abordagem, o ser humano compartilha com outros mamíferos suas emoções básicas. Assim, na mente humana estaria embutida a herança de seu passado primitivo, possibilitando que comparações entre seu comportamento e o de outros animais fossem traçadas.

De acordo com essa perspectiva, as raízes da ansiedade e do medo estão nas reações de defesa dos animais diante de estímulos que representem ameaça à sobrevivência, ao bem-estar ou à integridade física da espécie. Ressaltando-se importantes variações intra e interespecíficas, o perigo pode ser representado por predadores ou estímulos associados a esses, por estímulos ou situações ambientais permanentes (altura, iluminação), por alterações súbitas do ambiente (tempestades, incêndios), por estímulos dolorosos (choques elétricos), ou pelo ataque ou confronto com animais da mesma espécie. Diante de tais ameaças, os animais respondem segundo quatro estratégias comportamentais básicas: fuga, imobilização, ataque defensivo e submissão. A escolha de uma dessas estratégias é feita levando-se em conta fatores como características do ambiente, a existência ou não de uma rota de fuga, a distância da ameaça, as experiências anteriores do animal em situações semelhantes, a posição do indivíduo na hierarquia social de seu grupo e a familiaridade com o ambiente.

Ainda de acordo com a perspectiva evolucionária, patologias nos sistemas cerebrais que comandam essas reações de defesa levariam aos transtornos de ansiedade reconhecidos clinicamente. Tem sido proposto, por exemplo, que a gênese do transtorno de ansiedade generalizada, das fobias específicas e do transtorno de pânico estaria associada a disfunções das redes neurais que organizam respostas defensivas diante da agressão predatória. Tais associações fundamentam-se, sobretudo, nos trabalhos experimentais conduzidos pelo casal Robert e Caroline Blanchard, no Havaí. Analisando respostas de ratos e camundongos a predadores, esses pesquisadores classificaram o tipo de estratégia defensiva adotada de acordo com o tipo de ameaça predatória, a saber: potencial ou incerta, distal e proximal.

A ameaça potencial evoca comportamentos de exploração cautelosa em direção à fonte de perigo. Esses comportamentos refletem hesitação, e visam à avaliação de risco, sendo caracterizados por repetidas tentativas de aproximação, seguidas da esquiva ao estímulo aversivo. Tais respostas de avaliação de risco são frequentemente observadas mediante estímulos parciais associados a predadores, como objetos impregnados com o odor do predador, ou quando da retomada da exploração de ambientes em que a presença do predador fora outrora detectada.

A ameaça distal induz tanto a resposta de esquiva quanto a de imobilidade. O animal tenta preferencialmente escapar da situação de perigo, caso haja uma rota de saída no ambiente do encontro com o predador. No entanto, o animal tende a permanecer imóvel, no chamado estado de congelamento, caso a fuga não seja viável e/ou o predador mantenha uma distância segura. Nessa situação, permanecer imóvel, ao invés de precipitar-se em fuga, pode diminuir a probabilidade de que o indivíduo seja reconhecido pelo predador.

Finalmente, quando o predador está muito próximo, ou já em contato com a presa, tentativas descontroladas e não direcionadas de fuga, ou respostas de agressão defensiva (posturas de ameaça e mordidas no predador) podem ser os recursos defensivos mais eficazes para conter a ação predatória. Nas mesmas situações, várias espécies animais, entre as quais aves, peixes e mamíferos, podem permanecer no chamado estado de imobilidade tônica ou, como popularmente descrito, "fingir de morto". Ao assumirem esse estado, os animais podem diminuir o interesse do predador, visto que para muitas espécies apenas alvos vivos e móveis desencadeiam o ataque predatório.

À análise etoexperimental feita pelo casal Blanchard, Jeffrey Gray e Neil McNaughton adicionam elementos da teoria da aprendizagem ao incluírem, no primeiro tipo de defesa, estímulos condicionados que indicam punição ou a perda de uma recompensa esperada. Esses autores ressaltam a importância do conflito entre aproximação e esquiva, ou seja, da avaliação de risco e da direção da resposta defensiva emitida, para distinguir comportamentos subjacentes ao desencadeamento do medo ou da ansiedade. Assim, há ansiedade quando ocorre tendência de aproximação, ao lado da de afastamento, da fonte de perigo, caracterizando, portanto, o conflito. Quando há apenas o componente de fuga ou de evitação, há o medo. De fato, dados farmacológicos mostram que as respostas de evitação e de fuga são resistentes a drogas ansiolíticas, ao contrário das respostas comportamentais de avaliação de risco ou daquelas observadas em decorrência da apresentação de estímulos condicionados que indicam punição.

Partindo de evidências experimentais derivadas de vários campos da pesquisa neurobiológica, as estratégias comportamentais adotadas nos diferentes níveis de defesa citados acima têm sido relacionadas a transtornos específicos de ansiedade. A Tabela 4.1 sintetiza essa visão, que serve de base teórica para qualificar um modelo animal como apropriado para um determinado transtorno de ansiedade, como o transtorno de ansiedade generalizada (TAG), o transtorno de pânico e as fobias específicas.

Tabela 4.1

Relação entre tipo de ameaça, reação de defesa, estruturas cerebrais envolvidas, tipo de emoção, transtorno de ansiedade e resposta e tratamento farmacológico

Ameaça	*Reação de Defesa*	*Estruturas cerebrais críticas*	*Emoção*	*Transtorno*	*Sensibilidade a drogas*
Potencial (conflito)	Avaliação de risco, inibição comportamental	Sistema septo-hipocampal, amígdala	Ansiedade	Ansiedade generalizada	Ansiolíticos antidepressivos
Antecipado (EC)	Congelamento	Amígdala,	Ansiedade	Ansiedade antecipatória	Ansiolíticos
	Esquiva	MCPV	Medo condicionado	Fobias específicas	Nenhuma
Distal (EI)	Fuga/ Congelamento	Hipotálamo medial	Medo incondicionado	Fobias específicas	Nenhuma
Proximal (EI)	Fuga	MCPD	Pânico	Pânico	Antidepressivos

EC: estímulo condicionado; EI: estímulo incondicionado; MCPV: matéria cinzenta periaquedutal ventral; MCPD: matéria cinzenta periaquedutal dorsal.

Outras respostas de defesa, expressas fora do contexto da agressão predatória, também têm sido associadas a transtornos de ansiedade. Assim, o transtorno de ansiedade social (TAS), anteriormente denominado fobia social, tem sido relacionado com respostas comportamentais de submissão, expressas nas interações sociais de animais dominantes e subordinados, de uma mesma espécie. Ao responder de maneira submissa, o indivíduo ameaçado é frequentemente capaz de inibir o ataque de um animal com alta posição hierárquica no grupo social. No entanto, as respostas de submissão dificilmente são capazes de inibir o ataque de predadores. Cabe ressaltar que, embora atraente, essa hipótese não foi ainda explorada em termos do desenvolvimento de modelos animais para esse transtorno.

Por fim, os comportamentos compulsivos mais frequentes em pacientes com o transtorno obsessivo-compulsivo (TOC), os de limpeza e de verificação, têm sido relacionados às rotinas de autolimpeza e de proteção territorial expressas por muitas espécies animais a fim de se resguardarem contra micro-organismos e invasores.

VALIDAÇÃO DOS MODELOS ANIMAIS

Modelos animais de manifestações psicopatológicas têm sido avaliados de acordo com critérios de previsibilidade da resposta a drogas, de analogia ou semelhança fenomenológica, bem como de homologia ou de constructo teórico. Nas palavras do pesquisador inglês Paul Willner:

> As primeiras tentativas de se desenvolverem critérios para a validação de modelos animais para o comportamento humano tenderam a se concentrar em avaliações de semelhanças fenomenológicas. A identificação das outras duas categorias reflete os dois caminhos pelos quais a literatura tem se desenvolvido nos últimos anos. Primeiro, tem havido expansão considerável da literatura relacionada com exploração farmacológica dos modelos animais, em muito contribuindo para a avaliação de previsibilidade de resposta. Segundo, tem havido um significativo crescimento na nossa compreensão dos mecanismos subjacentes aos estados psicopatológicos, e o exame da validade de constructo fornece uma maneira conveniente de trazer os modelos animais em contato com esta relevante literatura.

Pelo critério de previsibilidade farmacológica, um bom modelo animal para determinado transtorno de ansiedade é aquele capaz de detectar o efeito de drogas que reconhecidamente modulam esse subtipo de ansiedade na clínica. Importante, também, é que esse modelo seja seletivo apenas para compostos que atuam nessa patologia e não em outros transtornos psiquiátricos. Espera-se ainda que compostos que modulem a ansiedade no modelo animal também apresentem tais propriedades quando usados na clínica, sendo esse o mote das estratégias pré-clínicas de seleção de novas drogas. Mais ainda, espera-se que a potência relativa desses compostos no modelo e aquela observada na clínica sejam semelhantes.

Assim, um bom modelo experimental para a ansiedade generalizada deve ser capaz de detectar o efeito ansiolítico de benzodiazepínicos, como o diazepam e o clordiazepóxido, de agonistas serotoninérgicos, como a buspirona, e de drogas que atuam pelo bloqueio, seletivo ou não, da recaptação de serotonina, como a imipramina e a fluoxetina. Todos esses compostos têm efeitos benéficos no tratamento do TAG. Drogas como o pentilenotetrazol e a ioimbina, que aumentam a ansiedade no homem, devem potencializar a ansiedade nesse modelo. Já em um modelo de pânico, o efeito ansiolítico de drogas antidepressivas como a imipramina e a fluoxetina, mas não o do diazepam, do clordiazepóxido e da buspirona, deve ser evidenciado. Esse mesmo modelo deve também ser capaz de detectar o efeito de benzodiazepínicos com eficácia clínica no tratamento do transtorno de pânico, como o alprazolam e o clonazepam. Substâncias descritas como panicogênicas no homem, como o lactato e agonistas de receptores de colicistocinina (CCK), devem causar ansiedade no modelo experimental. Já os bloqueadores seletivos da recaptação de serotonina, como a fluoxetina, devem ser as drogas de escolha na validação de modelos experimentais para o TOC, visto serem os únicos a apresentarem eficácia clínica comprovada nesse distúrbio.

Na verdade, o critério de previsibilidade, sozinho, é insuficiente para caracterizar determinado modelo para um transtorno específico de ansiedade, já que correlações da resposta da droga no modelo e na clínica podem acontecer, ainda que ocorram diferenças entre o mecanismo fisiopatológico cerebral e aquele a determinar o efeito da droga. Além disso, uma mesma droga pode ter efeito benéfico para diferentes transtornos de ansiedade, como observado com antidepressivos tricíclicos e inibidores de recaptação de serotonina.

Pelo critério de analogia, procura-se avaliar as similaridades fenomenológicas entre o modelo experimental e o transtorno de ansiedade que ele procura modelar. Na prática, considerações de semelhança são frequentemente estabelecidas em termos dos aspectos mais bem conhecidos do transtorno, usualmente a sintomatologia e o tratamento. O critério de analogia também pode ser insuficiente, quando tomado por si só, na validação de um dado modelo, já que em diferentes espécies comportamentos similares com frequência servem a funções adaptativas diferentes. O contrário também é verdadeiro, isto é, comportamentos distintos podem servir à mesma finalidade. Por exemplo, o comportamento desempenhado por ratos de ocultar objetos pelos quais receberam choques elétricos é atenuado por drogas com ação clínica sobre a ansiedade generalizada, ainda que não lembre nenhum dos sintomas desse transtorno. No entanto, esse comportamento faz parte do repertório defensivo do rato, podendo estar teoricamente relacionado à ansiedade.

Finalmente, pelo critério da validade teórica ou homologia procura-se avaliar se os mesmos processos neurobiológicos relacionados com a etiologia e com a fisiopatologia do transtorno atuam no modelo experimental. Em última instância, esse seria o melhor critério para qualificar um modelo animal como representativo de uma dada psicopatologia. No entanto, essa conclusão é passível de ressalvas, em face da natureza meramente empírica das atuais classificações psiquiátricas, do pouco conhecimento disponível sobre como os sintomas psiquiátricos são gerados, bem como sobre os processos neurais dos comportamentos relacionados à ansiedade ou ao medo, medidos nos modelos experimentais disponíveis.

Tendo em mente essas limitações, serão discutidos a seguir os modelos mais usados para representar alguns transtornos de ansiedade.

MODELOS PARA O TRANSTORNO DE ANSIEDADE GENERALIZADA

Como já mencionado, análises etoexperimentais das estratégias de defesa contra o ataque predatório levaram os pesquisadores Robert e Caroline Blanchard a relacionar o TAG com comportamentos que ocorrem principalmente no contexto da ameaça potencial, ou seja, os comportamentos de avaliação de risco. Semelhante visão é compartilhada por Gray e McNaughton, que ressaltam, no entanto, ser o conflito entre aproximação-esquiva inerente à situação de ameaça potencial, e não à potencialidade da ameaça por si só, o fator fundamental que caracteriza a ansiedade. Este configura o componente cognitivo da ansiedade, cujo substrato neural seria o sistema septo-hipocampal, ao passo que o componente afetivo seria integrado na amígdala.

Nesse contexto, seguem-se que os testes de conflito são aqueles que apresentam o maior grau de homologia para a ansiedade generalizada, já que envolveriam a participação tanto do sistema septo-hipocampal quanto da amígdala. Porém, devido às limitações comentadas previamente neste capítulo, os testes de conflito clássicos raramente são usados nas pesquisas da ação ansiolítica de drogas. No entanto, versões mais recentes desses testes, como a esquiva inibitória no labirinto em T elevado (ver a seguir), eliminam muitas das objeções levantadas contra os modelos de punição. Nesse teste, por exemplo, os animais não sofrem privações, e a aversão é provocada pela exposição a espaços elevados e abertos, e não pela apresentação de choques elétricos dolorosos. Nessa mesma linha de modelo de conflito situa-se o teste da transição claro-escuro.

Também no primeiro nível de homologia estão os modelos que envolvem comportamentos de avaliação de risco determinados pela ameaça potencial oferecida por estímulos inatos. Nesse grupo figuram a bateria de testes de ansiedade/defesa e certos componentes da bateria de testes de defesa no camundongo.

Em modelos de ansiedade como a supressão condicionada e a resposta de sobressalto potencializada pelo medo, um estímulo exteroceptivo prediz a ocorrência de choque elétrico inescapável, levando, respectivamente, à supressão do responder mantido por recompensa e ao aumento da amplitude da resposta de sobressalto. Assim, nesses modelos não se observa o conflito entre aproximação e esquiva e, por conseguinte, o sistema septo-hipocampal não seria mobilizado. Dessa forma, a inibição comportamental observada nessas situações seria dependente apenas da amígdala. De fato, a amígdala e a matéria cinzenta periaquedutal ventral são estruturas críticas para a expressão da resposta condicionada de congelamento. Visto que ambos os testes ativam o componente afetivo, mas não o cognitivo da ansiedade, eles preencheriam apenas parcialmente os requisitos teóricos de um modelo para o TAG. É mais provável que esses modelos modulem a ansiedade antecipatória, a qual, como a ansiedade generalizada, é sensível a drogas ansiolíticas.

BATERIA DE TESTES DE ANSIEDADE/DEFESA

A bateria de testes de ansiedade/defesa foi desenvolvida pelo casal Blanchard com o intuito de investigar o efeito de drogas sobre comportamentos de avaliação de risco. Nesse modelo, as medidas de avaliação de risco e de inibição de comportamentos não defensivos são avaliadas em ratos submetidos a três situações que indicam ameaça potencial associada a predador. Na primeira situação, a localização de ratos em uma caixa experimental é avaliada após a exposição a um gato, sem contato físico. Tem sido demonstrado que depois de 5 minutos de exposição ao predador os ratos se esquivam das áreas próximas do compartimento em que o gato havia sido colocado. Na segunda situação, o teste de comer/beber, a frequência e a duração de dois comportamentos não defensivos, comer e beber, são avaliados durante e após a exposição por 5 minutos a um gato, sem contato físico. Na presença do predador esses comportamentos são inibidos, sendo gradualmente retomados com o passar do tempo da exposição. Por último, no teste do odor de gato, são medidas a frequência e a duração de comportamentos de avaliação de risco expressos diante de um objeto saturado com odor de gato. As atividades de avaliação de risco envolvem comportamentos de orientação em relação à fonte do odor, como permanecer no mesmo lugar com o corpo estirado e a cabeça direcionada ao estímulo aversivo (*stretch attend*), ou aproximar-se cautelosamente do estímulo aversivo mantendo o corpo estendido (*flat back approach*).

Os efeitos de diferentes classes de drogas na bateria de testes de ansiedade/defesa têm sido pesquisados. Em geral, benzodiazepínicos e drogas similares à buspirona diminuem a resposta de esquiva da área próxima ao compartimento do gato, e atenuam a inibição do comer e/ou do beber observada após a apresentação do predador. Essas drogas interferem na expressão de comportamentos de avaliação de risco de maneira bidirecional. Elas aumentam a avaliação de risco quando a expressão basal desses comportamentos no grupo controle é baixa ou ausente, dada a expressão aumentada do comportamento de congelamento. No entanto, elas diminuem as respostas de avaliação de risco em situações menos aversivas, nas quais um considerável nível de resposta já é expresso pelos animais. Em ambos os casos, as drogas diminuem a reatividade à situação ameaçadora, movendo os animais para um estado defensivo no qual há maior probabilidade de aproximação ao estímulo aversivo. A administração crônica de imipramina causa efeitos ansiolíticos similares aos do diazepam e do clordiazepóxido. Já a administração aguda de alprazolam é destituída de efeito. A completa validação farmacológica desse modelo espera por outras análises, já que nem o efeito de drogas ansiogênicas, nem a seletividade do teste foram avaliados.

TRANSIÇÃO CLARO-ESCURO

O teste da transição claro-escuro, desenvolvido por Jacqueline Crawley e cols., usa como medida de ansiedade o número de transições feitas por camundongos ou ratos entre dois compartimentos de uma caixa experimental: um iluminado e outro escuro. A ansiedade é gerada pelo conflito existente entre o impulso (*drive*) de explorar a caixa experimental e o medo de fazê-lo, devido à aversão inata que os roedores têm a ambientes iluminados. Adicionalmente ao número de transições, o tempo de permanência no compartimento iluminado também é adotado como medida de ansiedade.

O efeito ansiolítico de benzodiazepínicos ou de drogas que atuam por mecanismos semelhantes aos da buspirona é consistentemente detectado por esse modelo experimental. Algumas drogas capazes de aumentar a ansiedade em humanos e em roedores, como o mCPP e o pentilenotetrazol, também têm efeito ansiogênico nesse teste. A seletividade do teste para drogas que modulam a ansiedade é demonstrada pela ausência de efeitos dos neurolépticos clorpromazina, haloperidol e clozapina sobre os mencionados índices de ansiedade.

RESPOSTA DE SOBRESSALTO POTENCIALIZADO PELO MEDO

Nesse modelo, baseado nos processos de condicionamento clássico, ratos são primeiro submetidos a várias sessões de associação entre um estímulo neutro (em geral uma lâmpada acesa) e um estímulo aversivo (em geral um choque elétrico). Após o emparelhamento, os animais são expostos a um estímulo acústico intenso e suas respostas de sobressalto, provocadas pelo som alto, são medidas. A magnitude das respostas de sobressalto é maior quando o som intenso é precedido do estímulo condicionado de medo (luz) do que quando é apresentado isoladamente.

Drogas ansiolíticas, como o diazepam e a buspirona, reduzem as respostas de sobressalto potencializadas pelo estímulo condicionado de medo, resultado esse indicativo de efeito ansiolítico. A administração aguda de amitriptilina, imipramina e fluvoxamina e crônica de imipramina não afetam a resposta de sobressalto. Como era de esperar, pelo conhecido efeito ansiogênico, a ioimbina aumenta a resposta de sobressalto. Tal efeito, no entanto, não foi observado com o mCPP. A seletividade do teste para drogas que modulam a ansiedade tem sido obscurecida por resultados falsos-positivos obtidos com o haloperidol e com a clonidina, esta última um agonista de receptores adrenérgicos.

MODELO DA OCULTAÇÃO DEFENSIVA CONDICIONADA

O modelo da ocultação defensiva condicionada, originalmente desenvolvido por John Pinel e Dallas Treit, explora um comportamento espécie-específico de roedores, qual seja: o de ocultar objetos que representam ou são associados a qualquer estimulação aversiva. Na descrição original do teste, os autores relatam que ratos, ao receberem choques elétricos por meio de um bastão de madeira com um fio de cobre desencapado na ponta, passam a jogar, com as patas traseiras, o material de serragem que reveste o assoalho da caixa experimental sobre o bastão, ocultando-o. Os autores também mostraram que esse comportamento ainda é observado após 20 dias da aplicação do choque elétrico, reforçando o papel do aprendizado nesse paradigma.

O teste da ocultação defensiva condicionada é capaz de detectar o efeito ansiolítico de benzodiazepínicos e de drogas semelhantes à buspirona tanto em ratos quanto em camundongos. O tratamento crônico com os antidepressivos imipramina, pargilina e desipramina não tem efeito sobre o comportamento de ocultação avaliado em ratos.

A previsibilidade farmacológica do teste tem sido questionada em razão de resultados conflitantes obtidos com drogas ansiogênicas para o homem, como o pentilenotetrazol, o FG 7142 e a picrotoxina, que em alguns estudos inibem o comportamento defensivo, ao contrário do esperado. Além disso, a seletividade do teste para drogas que modulam a ansiedade é comprometida por resultados mostrando que o neuroléptico clorpromazina e outros agentes ineficazes no TAG, como a clonidina e o prazosin, têm efeito ansiolítico nesse teste.

MODELOS ANIMAIS PARA O TRANSTORNO DE PÂNICO

Os modelos disponíveis para o transtorno de pânico são fundamentados em duas hipóteses complementares. A primeira considera a relação do pânico com a resposta de fuga induzida por ameaças proximais, como já foi discutido. A segunda hipótese sugere que os ataques de pânico são decorrentes da ativação do hipotálamo medial e/ou da matéria cinzenta periaquedutal dorsal (MCPD), estruturas cerebrais responsáveis pela integração da resposta de fuga (ver Tabela 4.1). A primeira hipótese deu origem à bateria de testes de medo/defesa, à bateria de testes de defesa no camundongo e à tarefa de fuga no labirinto em T elevado. A segunda embasa os testes que usam tanto a estimulação elétrica quanto a química da MCPD ou a estimulação química do hipotálamo dorsomedial (HDM).

As evidências relacionando a MCPD no pânico são discutidas no Capítulo 5. Um dos principais argumentos em favor dessa visão é o de que a estimulação elétrica ou química dessa estrutura evoca resposta vigorosa e desordenada de fuga em animais experimentais, considerada equivalente a um ataque de pânico. Resultados semelhantes também são obtidos com a infusão de antagonistas de receptores GABA-A no HDM, ainda que a resposta de fuga obtida nessa área cerebral seja mais coordenada e direcionada do que aquela gerada na MCPD. Os resultados de um estudo conduzido por Dean Mobbs e cols. em seres humanos sadios, empregando ressonância magnética funcional, ilustram claramente a importância da matéria cinzenta periaquedutal (MCP) na modulação de respostas defensivas a perigos proximais. Eles mostram que a atividade nervosa desloca-se do córtex pré-frontal para a MCP à medida que um predador virtual (apresentado num monitor de vídeo), capaz de infligir dor (choques elétricos em um dos dedos da mão), se aproxima da presa virtual. Mostram ainda que a atividade na MCP é maior nos indivíduos que relataram medo ou apreensão mais acentuados durante o teste. Outro argumento importante é o de que a estimulação elétrica da MCPD em pacientes neurocirúrgicos provoca intenso medo e desconforto, associados à pronunciada ativação autonômica e a sentimentos de morte iminente, que são sintomas característicos dos ataques de pânico espontâneos observados na clínica. Por fim, um estudo de tomografia por emissão de pósitrons (PET) conduzido por Eric Reiman e cols. mostra que o teto mesencefálico, que inclui a MCPD, é ativado durante ataques de pânico induzidos pelo lactato.

A seguir, será feita uma breve descrição dos modelos animais citados acima.

BATERIA DE TESTES DE MEDO/DEFESA

A bateria de testes de medo/defesa, desenvolvida por Robert e Caroline Blanchard, avalia respostas de congelamento e fuga, vocalizações ultrassônicas e ataque defensivo, expressos por ratos selvagens (*Rattus rattus*) diante da aproximação de um predador, no caso o experimentador. Tais respostas defensivas são mais evidentes em ratos selvagens do que nos mantidos em laboratório. De maneira geral, benzodiazepínicos (diazepam, clordiazepóxido e midazolam) e agonistas serotoninérgicos do tipo da buspirona não alteram a expressão das respostas de congelamento, esquiva e, ainda mais importante, de fuga durante o confronto com o predador. A ausência de efeito dessas drogas, que não são clinicamente eficazes no tratamento do transtorno de pânico, reforça as analogias entre o teste e o transtorno.

A complexidade desse teste, derivada principalmente do emprego de animais selvagens, tem limitado a disseminação de seu uso em psicofarmacologia. Tal fato pode ser atestado pela falta de estudos sobre os efeitos de drogas panicogênicas ou panicolíticas, como o alprazolam e os antidepressivos, em animais submetidos a essa bateria de testes.

ESTIMULAÇÃO ELÉTRICA DA MATÉRIA CINZENTA PERIAQUEDUTAL DORSAL

Na versão usada por François Jenck e cols., ratos são colocados em uma caixa de vaivém (*shuttle-box*) e treinados para desligar a estimulação elétrica aplicada na MCPD ao fugirem para o compartimento oposto àquele em que receberam a estimulação aversiva. Várias drogas com ação sobre o pânico foram testadas no intuito de acessar a validade preditiva desse modelo. Como esperado, os agentes antipânico alprazolam e clonazepam inibem, de maneira dose-dependente, o comportamento de desligar a estimulação elétrica. Já os agentes panicogênicos cafeína, ioimbina e agonistas de receptores de colicistocinina facilitam a resposta de fuga induzida pela estimulação da MCPD. No entanto, foi observada inibição da resposta de fuga após a administração do neuroléptico haloperidol e do agente panicogênico mCPP.

Na versão da estimulação elétrica da MCPD desenvolvida por Luiz Schenberg e cols., o rato é colocado em uma arena, e a intensidade de corrente elétrica é gradualmente aumentada. Dessa maneira, é eliciada uma sequência de modificações comportamentais (imobilidade, corrida e saltos) e neurovegetativas (exoftalmia, micção e defecção). Análises farmacológicas indicam que as respostas de corrida (em galope) e de saltos apresentam correlação com o transtorno de pânico. Assim, o limiar de intensidade de corrente para desencadear esses comportamentos é aumentado pela administração crônica, mas não aguda, das drogas panicolíticas clomipramina e fluoxetina. A administração crônica de diazepam, buspirona ou do inibidor seletivo da recaptação de noradrenalina maprotilina foi ineficaz. O agente panicogênico pentilenotetrazol diminui o limiar para desencadear a corrida dos animais.

ESTIMULAÇÃO QUÍMICA DA MATÉRIA CINZENTA PERIAQUEDUTAL DORSAL

Neste modelo, a microinjeção do aminoácido excitatório DL-ácido homocisteico (DLH), ou de agentes doadores de óxido nítrico (NO) como o SIN-1, feita tanto na porção rostral quanto na caudal da MCPD, gera comportamento motor explosivo característico da reação de defesa a ameaças proximais. Esse comportamento é quantificado em termos da duração da resposta e do número de voltas e saltos realizados em uma arena. No procedimento empregando o DLH desenvolvido por Charles Marsden e cols., o tratamento crônico com imipramina potencializa a inibição da resposta de fuga obtida com a injeção intra-MCPD do agonista de receptores 5-HT1A 8-OH-DPAT. Esse último resultado corrobora a sugestão de que o efeito terapêutico de drogas antidepressivas no pânico é devido ao aumento da inibição serotoninérgica de neurônios da MCPD que comandam a resposta de fuga (ver Capítulo 5).

ESTIMULAÇÃO QUÍMICA DO HIPOTÁLAMO DORSOMEDIAL

A infusão dos antagonistas de receptores $GABA_A$ bicuculina e picrotoxina no HDM gera resposta de fuga acompanhada de hiperventilação e aumentos na pressão arterial e frequência cardíaca equivalentes a um ataque de pânico, conforme demonstrado pelo grupo de Anantha Shekhar. Os efeitos da bicuculina são abolidos após o tratamento crônico com a imipramina e o clonazepam. Já a ioimbina potencializa os efeitos comportamentais e fisiológicos da injeção intra-HDM de bicuculina. Contudo, tendo em vista evidências de que a fuga induzida a partir do hipotálamo é controlada por estímulos ambientais, ao passo que a da MCPD é não direcionada, o modelo da estimulação do HDM parece ser menos assemelhado aos ataques de pânico.

MODELOS MISTOS (PARA ANSIEDADE GENERALIZADA E PÂNICO)

Os dois modelos descritos a seguir se propõem a analisar em um mesmo animal comportamentos relacionados com a ansiedade generalizada e com o pânico.

Bateria de Testes de Defesa em Camundongos

Com base na análise experimental da reação de defesa, o grupo de pesquisa liderado por Robert e Caroline Blanchard elaborarou uma bateria de testes a fim de medir em camundongos tanto comportamentos de avaliação de risco, relacionados à ansiedade generalizada, quanto de fuga, relacionado ao pânico. Em um dos testes dessa bateria, camundongos colocados individualmente em um grande corredor oval, contínuo, são perseguidos por um rato anestesiado guiado pela mão do experimentador, que se aproxima a velocidade constante. Quando a distância entre o rato e o camundongo atinge aproximadamente 1 metro, o camundongo em geral foge, correndo pelo corredor até que o predador não seja mais visível. Essa reação de defesa é tomada como índice de pânico. Durante a aproximação do predador os camundongos também expressam comportamento de avaliação de risco, que consiste de paradas abruptas, seguidas, com frequência, pela orientação do olhar em direção ao rato que se aproxima. O comportamento de avaliação de risco também é evidenciado quando a interação da presa com o predador se dá em um corredor reto, fechado nas extremidades. Essas respostas de avaliação de risco são tomadas como índices relacionados à ansiedade generalizada. A bateria de defesa no camundongo tem alto valor preditivo para drogas. Assim, a resposta de fuga é inibida por dois benzodiazepínicos de relevância clínica no pânico, o alprazolam e o clonazepam. A administração crônica de diferentes antidepressivos (imipramina, fluoxetina, moclobemida e fenelzina) também inibe essa resposta. Enquanto o alprazolam, administrado aguda ou cronicamente, não interfere com as reações de avaliação de risco, a administração crônica de imipramina ou fluoxetina inibe a expressão desses comportamentos. O resultado obtido com esses dois antidepressivos é consoante com seus efeitos ansiolíticos sobre sintomas de ansiedade generalizada. Além disso, agentes panicogênicos, como a ioimbina e a cocaína, facilitam a resposta de fuga. Por fim, drogas ansiolíticas clinicamente ineficazes no pânico, como o clordiazepóxido e a buspirona, não interferem com a fuga, mas consistentemente reduzem a expressão dos comportamentos de avaliação de risco.

Labirinto em T elevado

O labirinto em T elevado foi desenvolvido com a finalidade de testar em laboratório a hipótese dual da participação da serotonina na ansiedade proposta por John Deakin e Frederico Graeff. Segundo ela, a serotonina facilita a ansiedade na amígdala e em outras estruturas prosencefálicas, enquanto inibe o pânico atuando na MCPD.

O labirinto em T elevado é constituído por três braços de mesmas dimensões, que se encontram elevados em relação ao solo. Um dos braços é circundado por paredes laterais e está disposto perpendicularmente a dois outros braços desprovidos de paredes. Durante o teste os animais realizam duas tarefas consecutivas: a esquiva inibitória e a fuga. Quando colocado no fim do braço fechado, o rato não pode ver os braços abertos até estender a cabeça para fora das paredes do braço fechado. Estar nos braços abertos parece ser aversivo para os ratos, já que não podem explorar os limites com as vibrissas (tigmotaxia). Isso faz que os animais aprendam a se esquivar dos braços abertos quando repetidamente colocados no labirinto, ou seja, a cada tentativa os animais permanecem por mais tempo dentro do braço fechado. Após as sessões nas quais a esquiva inibitória é avaliada, os animais são colocados na extremidade de um dos braços abertos e é verificado o tempo gasto para a fuga, ou seja, para sair do braço aberto e entrar no fechado. As tarefas de esquiva inibitória e de fuga têm sido relacionadas à ansiedade generalizada e ao pânico, respectivamente.

Uma série de experimentos foi conduzida para verificar o valor preditivo das tarefas executadas no labirinto em T elevado. Os resultados obtidos mostram que tanto o diazepam como a buspirona inibem a esquiva inibitória, sem afetar a fuga. Já a administração crônica de diversos antidepressivos, como imipramina, fluoxetina, clomipramina, sertralina e escitalopram, inibe a resposta de fuga, porém com efeitos variáveis sobre a esquiva. Enquanto a imipramina e o escitalopram inibem esta última, as demais drogas são destituídas de efeito. Drogas panicogênicas, como o CCK-8s, mas não o mCPP, potencializam a fuga. O mCPP, por outro lado, tem efeito ansiogênico sobre a esquiva inibitória. O neuroléptico haloperidol é destituído de efeito sobre as duas tarefas defensivas, medidas no labirinto em T elevado.

MODELOS PARA FOBIAS ESPECÍFICAS

As fobias específicas têm sido atribuídas a experiências traumáticas, envolvendo portanto aprendizagem. O condicionamento de medo de animais em um garoto, feito por John Watson e Rosalie Rayner, exemplifica essa visão. No entanto, na história de muitos pacientes fóbicos não se encontram relatos de experiências traumáticas que fundamentem uma associação clara com o desencadeamento da psicopatologia. Além disso, ainda que na sociedade contemporânea os perigos sejam representados, por exemplo, por tomadas e condutores elétricos ou por automóveis em aproximação, tais objetos ou situações são pouco mencionadas na clínica como fonte do medo fóbico. Ao contrário, os estímulos/situações fóbicos mais frequentes pertencem a certas categorias que pouco se alteraram ao longo da história ou variam com a cultura, tais como altura (acrofobia), ambientes fechados (claustrofobia), visão de sangue (eritrofobia) ou animais peçonhentos. Isso leva a uma interpretação alternativa, que considera as fobias específicas exacerbações de medos espécie-específicos a objetos ou a situações que ameaçavam a sobrevivência de nossos ancestrais. Contudo, mantém-se um lugar para o aprendizado nessas teorias, porém um aprendizado preparado pela evolução, como nos experimentos conduzidos por Arne Ohman e cols. Esses pesquisadores suecos mostraram, por exemplo, que o condicionamento aversivo a imagens de aranhas é mais fácil de ocorrer e mais proeminente do que a imagens de flores.

Dessa perspectiva teórica, modelos animais para fobias específicas deveriam explorar as reações de defesa contra medos espécie-específicos, como a reação de medo de primatas por cobra e a resposta de esquiva de ratos ao odor de gato. Embora os dois testes tenham sido usados para analisar as características comportamentais da reação de medo e aspectos da habituação/extinção dessa emoção, apenas o segundo tem sido empregado em pesquisas farmacológicas.

O teste do odor de gato desenvolvido por Hélio Zangrossi e Sandra File é baseado nos estudos do grupo do casal Blanchard com a bateria de testes de ansiedade/defesa discutida acima. Num primeiro momento, um grupo de ratos é exposto a um tecido impregnado com odor de gato, no ambiente familiar de suas gaiolas-viveiro. Durante o teste propriamente dito, os ratos permanecem, a maior parte do tempo, sob o abrigo formado pelo compartimento de água e comida da gaiola-viveiro, e fazem menos contato com o tecido que cheira a gato do que os animais expostos a um tecido de odor neutro. O clordiazepóxido praticamente não altera essa resposta de esquiva dos ratos, porém inibe consistentemente o efeito ansiogênico do odor de gato detectado pelos testes do labirinto em cruz elevado e interação social. O tratamento agudo ou crônico com outras drogas que modulam a ansiedade, como a buspirona, a imipramina ou o IMAO fenelzina, também não altera a resposta de esquiva ao odor de gato. Com base em evidências mostrando que as fobias específicas humanas são resistentes ao tratamento com as drogas disponíveis atualmente para aliviar os transtornos de ansiedade, Zangrossi e File sugerem que a esquiva de ratos ao odor de gato talvez reflita o desencadeamento de um estado de ansiedade fóbica. No entanto, a generalidade dessa proposta tem sido questionada por resultados mostrando que sob diferentes condições de teste (uso de uma caixa de teste específica, cepa diferente de rato, outra forma de apresentação do odor de gato), drogas benzodiazepínicas podem reduzir a esquiva ao odor do predador. Dessa forma, estudos adicionais são necessários para qualificar esse teste como modelo de fobia específica.

Embora com argumento de homologia menos evidente, tem sido sugerido que a segunda exposição ao labirinto em cruz elevado gera um estado emocional semelhante à fobia. Essa ideia fundamenta-se em evidências mostrando que ansiolíticos benzodiazepínicos e barbitúricos têm pouco ou nenhum efeito em ratos ou camundongos, em uma segunda sessão de teste no labirinto em cruz elevado. Isso contrasta com o claro efeito ansiolítico dessas drogas na primeira exposição. Esse fenômeno, conhecido no inglês por *one-trial tolerance*, foi observado mesmo quando o segundo teste foi feito duas semanas após o primeiro, e é independente do estado de droga (com droga ou sem droga) do animal no primeiro teste. Esses resultados sugerem que na primeira experiência com o labirinto em cruz elevado os animais estejam adquirindo um novo estado de ansiedade que é insensível a ansiolíticos benzodiazepínicos e barbitúricos. Curiosamente, o aumento do tempo total de teste nas duas sessões dos usuais 5 minutos para 10 minutos abole o fenômeno do *one-trial tolerance*. Esse resultado tem sido interpretado em termos da extinção do medo após a exposição prolongada ao estímulo aversivo gerado no labirinto em cruz elevado. A partir do conhecimento de que fobias específicas respondem favoravelmente à exposição ao objeto/situação causadora do medo, File propôs que a segunda exposição representa uma fobia. Esse estado fóbico seria diferente daquele gerado pela exposição ao odor de gato, visto que, enquanto o primeiro estado é adquirido por aprendizagem, o último é inato.

MODELOS PARA O TRANSTORNO OBSESSIVO-COMPULSIVO

Segundo a *DSM-IV*, obsessões são ideias, pensamentos, impulsos ou imagens recorrentes que são, pelo menos de início, inoportunas e sem sentido, além de provocar marcante ansiedade. Por se tratar de aspectos subjetivos, difíceis, senão impossíveis, de serem abordados em termos das reações de animais de laboratório, não há modelos que abordem as obsessões. Por outro lado, diversos comportamentos inatos ou aprendidos são expressos de maneira estereotipada e recorrente e, por isso, têm sido relacionados aos rituais compulsivos observados do TOC.

De acordo com Susan Mineka, há quatro tipos de comportamentos animais passíveis de analogias com comportamentos compulsivos ou ritualísticos em seres humanos. O primeiro envolve as respostas de esquiva consistentemente aprendidas, que são adotadas de maneira estereotipada, mesmo na ausência de outros sinais que denotam medo/ansiedade no animal. No segundo tipo estariam as chamadas fixações anormais. Nesse caso, observa-se que, sob determinadas condições experimentais, animais de laboratório executam, de maneira inapropriada, uma tarefa comportamental mesmo depois de o problema ter sido solucionado e de terem fornecido indícios de que conheciam a resposta correta. Já no terceiro tipo estariam os comportamentos estereotipados não dependentes de aprendizado, observados em diferentes espécies submetidas a situações de estresse intenso e continuado. Sinais como esses são frequentes em animais, como ursos e macacos, mantidos em cativeiro. Finalmente, o quarto tipo englobaria as chamadas atividades deslocadas, que envolvem a expressão de comportamentos tidos como inapropriados, que ocorrem em situações de frustração ou de intenso conflito entre impulsos incompatíveis.

Observações clínicas mostram que os comportamentos de lavar as mãos e de verificar se janelas e portas estão fechadas são os mais comuns dos rituais compulsivos. Judith Rapoport sugere que tais rituais estão relacionados a rotinas comportamentais de animais com vista à autolimpeza e à verificação do limite territorial, respectivamente. A função adaptativa da limpeza é proteger o animal contra doenças causadas por micro-organismos ou parasitas, e a da verificação é prevenir a invasão do território necessário para reprodução e alimentação. Pesquisas neuroetológicas têm implicado o estriado no controle dessas rotinas comportamentais. O resultado de estudos de neuroimagem mostrando hiperativação do núcleo caudado em pacientes com sintomas obsessivo-compulsivos reforça essa ideia. A ativação desse núcleo é menor em pacientes em tratamento com a fluoxetina ou submetidos à terapia cognitivo-comportamental.

Lambedura Acral em Cães

Com base no argumento acima, Judith Rapoport identifica um estado patológico de cães, conhecido por dermatite canina por lambedura acral ou granuloma de lambedura, com sintomas compulsivos. Cães apresentam esse problema por lamberem excessivamente as patas dianteiras, levando a um processo inflamatório e, em casos extremos, à ulceração da área atingida. Verificou-se que inibidores potentes da recaptação de serotonina (clomipramina, fluoxetina e sertralina) reduzem a expressão dessas respostas comportamentais, associadas a padrões de higiene corporal. Por outro lado, antidepressivos tricíclicos que atuam inibindo a recaptação de noradrenalina, como a desipramina, são destituídos de efeito terapêutico. Esses resultados demonstram boa previsibilidade de resposta farmacológica, já que inibidores da recaptação de serotonina têm sido as drogas de escolha no tratamento do TOC. No entanto, a lambedura acral canina não é propriamente um modelo experimental, uma vez que as condições de teste não podem ser consistentemente reproduzidas. Ainda, o emprego de animais de grande porte e de cara manutenção, como cães e, mais especificamente, cães doentes, inviabiliza o uso disseminado do teste.

MODELOS DE COMPORTAMENTOS ADJUNTOS

Tentativas de modelar o TOC em animais de laboratório também têm sido feitas. Estudos iniciais do comportamento operante mostravam que, quando ratos recebem reforço positivo pela apresentação de comida em intervalos de tempo fixos, vários comportamentos ditos colaterais ou adjuntos são gerados durante o período pós-reforço (como beber compulsivamente ou polidipsia). James Woods e cols. mostraram que a polidipsia observada nessas condições é atenuada pela administração crônica de clomipramina, fluoxetina e fluvoxamina, mas não de desipramina, haloperidol e diazepam, três drogas ineficazes no tratamento do TOC.

Outro possível modelo para o TOC é o da hiper-reatividade induzida pela restrição de comida. Nesse caso, ratos com acesso controlado a comida sofrem perda de peso, que se estabiliza posteriormente. Se esses animais têm acesso a uma roda de atividade, correm excessivamente, perdem peso e com frequência morrem. Um estudo farmacológico mostra que a administração crônica de fluoxetina diminui o correr e a perda de peso. Ao contrário, a depleção dos estoques de serotonina induzida pela paraclorofenilalanina potencializa os efeitos da restrição alimentar. A imipramina, que é pouco eficaz no TOC, também não teve efeito nesse modelo.

Outros Modelos Promissores

Outro comportamento repetitivo que tem sido considerado potencial modelo para o TOC é o da alternância espontânea de ratos privados, submetidos a um labirinto em T, que se mostrou sensível aos ISRS.

Modelos farmacológicos para o TOC também têm sido propostos. Um deles, desenvolvido por Henry Szechtman e cols., avalia os comportamentos estereotipados do rato, induzidos pelo tratamento crônico com o agonista dopaminérgico quinpirole. Esses comportamentos são inibidos pela clomipramina, e seu mecanismo de desencadeamento parece envolver a sensibilização da neurotransmissão dopaminérgica no estriado, implicando este neurotransmissor na neurobiologia do TOC.

CONSIDERAÇÕES FINAIS

Nesta revisão, procuramos analisar vários modelos potenciais para transtornos de ansiedade. Os testes foram selecionados principalmente levando-se em conta o critério de homologia ou constructo teórico. Para isso, adotamos como fundamento teórico o paradigma evolucionário.

Esses modelos devem ser tomados como primeiras tentativas de um longo e custoso trabalho, indubitavelmente importante, que visa a compreender as bases etiológicas, fisiopatogênicas e o tratamento dos diferentes transtornos de ansiedade.

Como ferramentas, os modelos animais de ansiedade estão sujeitos a constantes modificações e aperfeiçoamentos. Para que tais transformações ocorram de modo a satisfazer a meta principal de qualquer modelo animal, em última análise o ser humano, é necessário haver permanente contato entre a prática clínica e a laboratorial. A partir desse contato, discussões, como a da heterogeneidade da ansiedade experimental, se fundamentam e ganham importância.

LEITURA COMPLEMENTAR

Blanchard RJ et al. Defense system psychopharmacology: an ethological approach to the pharmacology of fear and anxiety. Behav Brain Res 58:155, 1993.

Gray JA, McNaughton N. The Neuropsychology of Anxiety. Oxford: Oxford University Press, 2000.

Graeff FG, Zangrossi Jr. H. Animal models of anxiety disorders. In: D'haenen H, Den Boer JA, Westenberg H, Willner P, eds., Textbook of Biological Psychiatry. London: John Wiley & Sons, p. 879-893, 2002.

Pinheiro SH, Zangrossi H Jr, Del-Ben CM, Graeff FG. Elevated mazes as animal models of anxiety: effects of serotonergic agents. An Acad Bras Cienc. 79:71-85, 2007.

Willner P. Behavioural models in psychopharmacology. In: Willner P, ed., *Behavioural Models in Psychopharmacology:* Theoretical, Industrial and Clinical Perspectives. Cambrigde: Cambrigde University Press, p. 3-18, 1991.

5

Ansiedade experimental humana

Francisco S. Guimarães
Antonio Waldo Zuardi
Luiz Alberto B. Hetem

INTRODUÇÃO

Como discutido no Capítulo 3, os modelos animais de ansiedade têm sido muito úteis na investigação da neurobiologia da ansiedade e na descoberta de novas drogas com potencial ansiolítico. No entanto, apresentam uma série de limitações: dificuldade de reprodução de vários sintomas de ansiedade, em particular os cognitivos; interferência de alterações não específicas nas medidas comportamentais que embasam a maior parte desses modelos e baixas correlações intra e intertestes entre medidas de diferente natureza.

Considerando a proposta geral de que a base biológica da ansiedade está relacionada com as reações que animais apresentam diante de estímulos ameaçadores, estudos que provocam ansiedade em humanos poderiam se constituir em uma ponte útil na ligação entre modelos animais e transtornos de ansiedade.

ESCALAS DE AVALIAÇÃO DA ANSIEDADE

As experiências emocionais, entre as quais a ansiedade, são constituídas de componentes subjetivos, fisiológicos e comportamentais. A avaliação da ansiedade envolve certa dificuldade, em razão da baixa correlação entre esses componentes, em especial entre os relatos verbais de ansiedade e as medidas objetivas de parâmetros fisiológicos (Tabela 5.1). As medidas comportamentais são pouco empregadas em estudos experimentais da ansiedade, mas as medidas fisiológicas são adotadas com frequência, tanto como medida de ansiedade quanto para avaliação de efeitos secundários das drogas estudadas. O relato verbal, no entanto, é ainda a forma mais usada e confiável para a avaliação de estados subjetivos. Alguns autores argumentam que as correlações entre o relato verbal e as medidas fisiológicas poderiam ser melhoradas se as correlações envolvessem tipos específicos de transtornos de ansiedade e parâmetros fisiológicos, por exemplo, transtorno de pânico e alterações respiratórias.

Tabela 5.1

Coeficientes de correlação entre os escores obtidos com a Escala Analógica Visual de Humor (EAH), fator ansiedade, Inventário de Ansiedade Traço-Estado (IDATE), fator estado, usadas para avaliação subjetiva de ansiedade, e medidas de frequência cardíaca (FC) e pressão arterial sistólica (PAS), realizadas concomitantemente, em situação basal e durante execução de tarefa indutora de ansiedade. Os asteriscos indicam significância com p <0.01.

Medida	EAH na situação basal	EAH na situação de ansiedade
IDATE	0,57*	0,72*
FC	0,03	-0,15
PAS	0,03	0,20

O desenvolvimento de escalas de avaliação permitiu o registro desses relatos verbais de forma padronizada e reproduzível. Essas escalas podem ser classificadas em dois grandes grupos: as preenchidas pelo observador e as preenchidas pelo próprio sujeito, as escalas de autoavaliação. Enquanto as primeiras apresentam problemas referentes à experiência do observador, as segundas apresentam limitações por dificuldade de compreensão, falsificação de informações e maior necessidade de cooperação do sujeito.

As escalas de avaliação possibilitaram grande progresso nas pesquisas dos transtornos mentais por permitirem a obtenção de informações de maneira sistematizada e a reprodução dos achados. Elas constituem, essencialmente, uma tentativa de quantificar a intensidade de determinado atributo, seja ele um sintoma, um traço de personalidade ou uma avaliação geral de psicopatologia. Nesse sentido, as escalas de avaliação diferem dos instrumentos com objetivos diagnósticos, que se baseiam na presença ou ausência de sintomas e sinais.

É importante que as escalas de avaliação sejam instrumentos *válidos*, para medirem o que se propõem a medir, e *fidedignos*, ou seja, que proporcionem medidas consistentes quando aplicadas nas mesmas condições. Ressalte-se que um instrumento que se mostrou válido e fidedigno numa cultura, pode não conservar essas características quando adotado noutra cultura. Discutiremos algumas dificuldades envolvidas no estudo dessas propriedades, com relação às escalas para avaliação da ansiedade, tanto as aplicadas por avaliadores quanto as de autoavaliação.

FIDEDIGNIDADE

A fidedignidade é um pré-requisito para que uma escala seja usada. A informação fornecida pela escala perde o sentido se não for consistentemente semelhante, em diferentes aplicações conduzidas em condições semelhantes. Há diferentes índices de fidedignidade, embora nem todos se prestem à avaliação de uma determinada escala.

Uma medida de *fidedignidade* adequada às escalas aplicadas por avaliadores é a *fidedignidade entre diferentes avaliadores*. Para satisfazer esse critério de *fidedignidade* é necessário que dois ou mais avaliadores, aplicando a escala independentemente à mesma pessoa, obtenham resultados similares. Os avaliadores podem observar o paciente ao mesmo tempo, ou em momentos diferentes, mas próximo o suficiente para que o atributo avaliado não se altere. Como a maioria das escalas de avaliação necessita de entrevistas para sua aplicação, a situação ideal seria a segunda condição, para que a influência do entrevistador também pudesse ser avaliada. No entanto, para a avaliação da ansiedade, que é um estado muito variável, isso nem sempre é possível. Nesse caso, pode-se optar pela avaliação simultânea, adotando-se um nível mais exigente de concordância.

Para as escalas que medem um atributo estável no decorrer de algum tempo é possível usar-se a *fidedignidade teste-reteste*, que consiste na aplicação da escala em duas ocasiões diferentes. O intervalo entre as aplicações deve ser de pelo menos duas semanas, com o objetivo de evitar a concordância devida à memória das respostas anteriores. No caso das escalas de ansiedade, a *fidedignidade teste-reteste* aplica-se, sobretudo, para as escalas que medem a ansiedade-traço, ou seja, uma característica de personalidade relativamente estável de propensão à ansiedade. Uma escala com essas características é o "Inventário de Ansiedade Traço-Estado de Spielberger, forma Traço" (IDATE-T). Já para as escalas que medem a ansiedade no momento da aplicação, essa medida de *fidedignidade* não tem sentido, uma vez que a ansiedade pode variar de uma medida para outra. Nessa situação, pode-se empregar a *fidedignidade entre diferentes avaliadores*, quando se tratar de escalas aplicadas por avaliadores.

Os dois tipos de *fidedignidade* descritos não se aplicam às escalas de autoavaliação que estimam a ansiedade no momento da aplicação. A *fidedignidade* dessas escalas pode ser estudada por intermédio da *consistência interna*. Uma das maneiras de fazer essa avaliação é verificar a concordância entre os escores de metade dos itens da escala com a outra metade. Evidentemente, essa avaliação só pode ser feita se a escala for homogênea, isto é, se todos os itens medirem o mesmo atributo, o que pode ser comprovado se gerarem apenas um fator, quando submetidos a uma análise fatorial.

VALIDADE

Satisfeito o pré-requisito de fidedignidade, o próximo passo é verificar se a escala é válida, ou seja, se mede o que se propõe a medir. Ao contrário da fidedignidade, que pode ser avaliada por um experimento bem conduzido, a validade, no campo da saúde mental, é especialmente um processo complexo, envolvendo vários dados experimentais, e que raramente pode ser considerado encerrado. A dificuldade reside no objeto de estudo, que não pode ser *medido* diretamente como é o caso do peso e da temperatura corporal, mas deve ser *inferido* por uma série de consequências de um construto hipotético. Esse é o caso da ansiedade, que não pode ser avaliada diretamente, e sim inferida de uma série de sintomas, sinais e comportamentos.

Dessa forma, um primeiro aspecto a ser considerado, e na área de saúde mental o mais complexo, é se o que a escala se propõe a medir constitui um *construto válido*. A fragilidade dos *construtos*, nessa área, é bem conhecida e a ansiedade não constitui exceção. A ansiedade pode ser entendida como uma característica, relativamente estável, da personalidade (ansiedade traço) ou um estado de duração limitada (ansiedade estado). Ela pode ser generalizada, ocorrer como uma explosão súbita (ataque de pânico) ou, ainda, aparecer diante de situações muito particulares. Nesse sentido, as classificações diagnósticas mais recentes reconhecem diferentes categorias de transtornos de ansiedade. Haveria um *construto* único de ansiedade subjacente às diferentes formas de apresentação, ou a ansiedade não constitui um *construto* unitário? A resposta a essa questão envolve uma extensa discussão teórica longe de ser concluída. Por outro lado, a existência de inúmeras escalas para avaliar ansiedade, que satisfazem critérios de validação de diferentes tipos e são amplamente usadas, permite supor que a maioria dos autores concorda que a ansiedade constitua um *construto válido*. Várias escalas tentam cobrir os diferentes aspectos da ansiedade, porém alguns transtornos de ansiedade são mais bem avaliados por escalas específicas. Outras formas de validade serão discutidas a seguir.

A *validade de conteúdo* diz respeito à extensão em que a escala contém todos os elementos do fenômeno estudado. A ansiedade pode comportar componentes muito variados. De forma bastante ampla, pode-se concordar que o termo ansiedade inclua afetos equivalentes ao medo, sentimentos de insegurança e apreensão, pensamentos desastrosos e de incompetência, aumento do alerta e uma variedade de desconfortos somáticos. É improvável que todos esses aspectos ocorram com ênfase equivalente num mesmo indivíduo, alguns deles ocorrendo muito raramente, o que pode trazer dificuldades para a validação das escalas que tentam contemplar todos esses aspectos. Na verdade, as diferentes escalas de avaliação de ansiedade cobrem em proporções diversas as manifestações afetivas, cognitivas, comportamentais, somáticas, de alerta e outras.

A Figura 5.1 mostra uma representação, comparando algumas escalas de ansiedade, em relação à proporção em que abordam essas diferentes manifestações (baseada em Keedweel e Snaith, 1996). Observamos, por exemplo, que as escalas de Hamilton e de Beck abordam predominantemente as manifestações somáticas, ao passo que a de Spielberger (IDATE) não avalia esse tipo de manifestação. Assim, é importante conhecer as características das escalas disponíveis para escolher a que melhor satisfaça os objetivos de cada estudo.

Outra forma de validade que guarda certa relação com a validade de conteúdo é a *validade aparente* (*face validity*). Nesse caso apenas se observa se os itens da escala aparentemente dizem respeito ao que se ela propõe a medir. Por exemplo, o item "humor ansioso" (Escala de Ansiedade de Hamilton), obviamente diz respeito à ansiedade, porém essa relação não seja tão clara com o item "perco oportunidades porque não consigo tomar decisões rapidamente" (Inventário de Ansiedade Traço-Estado de Spielberger). Esse tipo de validade contribui para aumentar a cooperação dos sujeitos experimentais, uma vez que eles tendem a responder mais cuidadosamente os itens que consideram relevantes para avaliar seu estado. Por outro lado, nas situações em que podem ocorrer respostas deliberadamente falsas, por exemplo, para conseguir alta hospitalar, é preferível escalas com pequena *validade aparente*.

A *validade de conteúdo* e a *validade aparente* costumam ser estabelecidas pela concordância entre juízes, em geral especialistas na área, que estimam o grau de representatividade dos componentes da escala.

A validade que permite avaliações estatísticas é a *validade de critério*, que se refere à extensão que uma determinada escala demonstra estar associada a um critério ou a uma

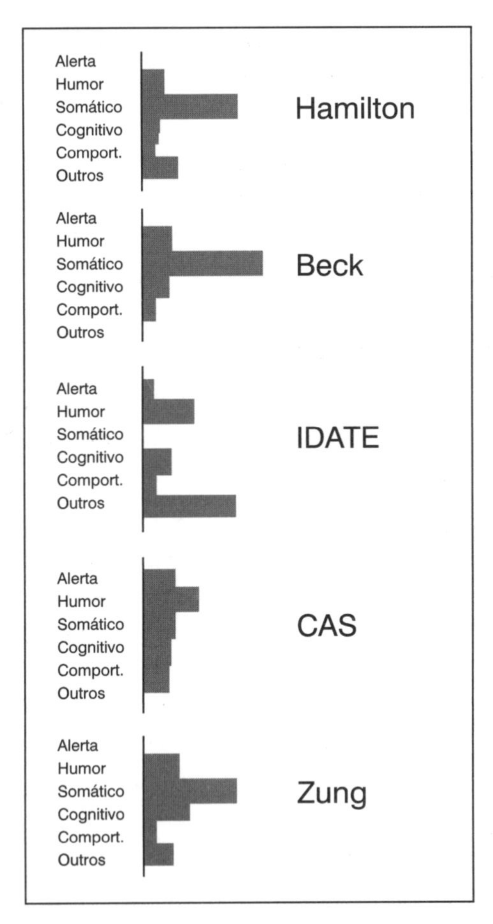

Figura 5.1

Representação proporcional dos tipos de manifestações de ansiedade avaliadas pelas escalas: Escala de Ansiedade de Hamilton (Hamilton), Escala de Ansiedade de Beck (Beck), Inventário de Ansiedade Traço-Estado de Spielberger (IDATE), Escala de Ansiedade Clínica (CAS) e Escala de Ansiedade de Zung (Zung). Adaptado de Keedweel e Snaith, 1996.

medida independente. Quando o instrumento e o critério são aplicados simultaneamente, recebe o nome de *validade concorrente,* e quando o critério é avaliado no futuro denomina-se *validade preditiva.*

A *validade concorrente* fornece uma indicação do quanto a medida avaliada pela escala está de acordo com a obtida por outra forma de avaliação. A comparação ideal seria com quantidades conhecidas do que se pretende medir, o chamado "padrão-ouro", como quantidades conhecidas de glicose comparadas com os valores detectados por um novo método para avaliar a glicemia. É impensável obter-se "quantidades conhecidas" de ansiedade para serem detectadas por uma escala de avaliação. Na ausência de um "padrão-ouro" para a ansiedade, a comparação em geral é feita com outra escala que avalie ansiedade. Como vimos, as escalas de ansiedade avaliam em proporções diversas os diferentes aspectos da ansiedade, o que poderia dificultar a *validade concorrente*. No entanto, a maioria dos estudos mostra níveis altos de correlação entre diferentes escalas, satisfazendo os critérios de *validade concorrente*.

A *validade preditiva* avalia o poder de predição da escala. Esse tipo de validade aplica-se melhor às escalas que avaliam características relativamente duradouras de ansiedade. Por exemplo, escores altos em escalas de ansiedade-traço, permitem prever os indivíduos que responderão com mais ansiedade a determinados eventos.

USO TRANSCULTURAL DE ESCALAS

A maioria das escalas para a avaliação da ansiedade foi desenvolvida em outros países, com língua e cultura diversa da nossa, o que implica a necessidade de adaptação e validação dos instrumentos para nosso meio.

A equivalência linguística perfeita entre a escala original e a traduzida é um ideal que nem sempre pode ser alcançado. Algumas palavras ou expressões não encontram equivalentes em outra língua. Outras vezes, as expressões referem-se a hábitos culturais não compartilhados pela outra cultura. Em razão disso, uma escala não deve ser traduzida literalmente, mas adaptada de tal modo que conserve o mesmo sentido da original. Essas observações recomendam cautela no uso da *back-translation* (verificar se a versão para o idioma de origem assemelha-se à escala original) como uma garantia de equivalência.

Uma das maneiras de se avaliar a equivalência é verificar se a escala traduzida mantém a mesma estrutura fatorial da escala original, o que poderia sugerir que estão avaliando construtos semelhantes.

Outra forma de se testar a equivalência é aplicar a escala a grupos de sujeitos bilíngues. Quando a escala permite, por exemplo, escalas que avaliem traço de ansiedade, isso pode ser feito no modelo teste-reteste, cada qual num idioma diverso. Quando não é possível, como em escalas que avaliem estado de ansiedade, pode-se testar num mesmo momento, com metade dos itens em cada língua.

Mesmo que as escalas já validadas em outras línguas mostrem-se equivalentes é importante testar-se a *validade* e a *fidedignidade* da escala traduzida.

As escalas que apresentam "valores de corte" para detectarem a presença ou a ausência de dada condição, necessitam de estudos de normatização para a nova cultura, onde esses "valores de corte" deverão ser determinados novamente.

ESCALAS MAIS EMPREGADAS

Há inúmeras escalas para avaliar a ansiedade, algumas das quais relacionadas na Tabela 5.2.

Tabela 5.2

Escalas para a avaliação da ansiedade

Escala	Autoavaliação	Referência*
Avaliação clínica		
Hamilton Anxiety Rating Scale	Ansiedade estado	Hamilton, 1959
Clinical Anxiety Scale	Ansiedade estado	Snaith et al.,1982
Brief Anxiety Scale	Ansiedade estado	Tyrer et al.,1984
Beck Anxiety Scale	Ansiedade estado	Beck et al., 1988
Autoavaliação		
Taylor Manifest Anxiety Scale	Ansiedade-traço	Taylor, 1953
State-Trait Anxiety Inventory	Ansiedade Traço-Estado	Spielberger et al., 1970
Visual Analogue Mood Scale	Subescala p/ ansiedade estado	Norris, 1971
Zung's Anxiety Scale	Ansiedade estado	Zung, 1971
Symptom Checklist (SCL-90)	Subescalas: ansiedade e fobias	Derogatis et al., 1973
Hospital Anxiety and Depression Scale (HADS)	Subescala para ansiedade	Zigmod & Snaith, 1983
Profile of Mood State	Subescala para ansiedade	Lorr e McNair, 1984
Transtornos de ansiedade específicos		
Fear and Phobia Questionnaire	Fobias	Marks & Mathews, 1979
Sheehan Clinician Rated Anxiety Scale	Transtorno do pânico	Sheehan, 1983
Liebowitz Social Anxiety Scale	Fobia social	Liebowitz, 1987
Yale-Brown Obsessive Compulsive Scale (Y-BOCS)	Transtorno obsessivo--compulsivo	Goodman et al., 1989
Generalized Anxiety Disorder Inventory	Transtorno de ansiedade generalizada	Argyropoulos et al., 2007

* As referências completas dessas escalas podem ser encontradas em Gorenstein et al., 2008.

As escalas que têm sido mais usadas são as Hamilton e Beck, entre as de avaliação pelo clínico ou pesquisador, e o Inventário de Ansiedade Traço-Estado de Spielberger, SCL-90, HADS e Zung, entre as de autoavaliação (Keedweel e Snaith, 1996). Esses autores verificaram, também, que grande proporção de estudos emprega escalas especialmente construídas para avaliar ansiedade, do tipo "escalas analógicas".

Neste capítulo, comentaremos mais detalhadamente a Escala de Hamilton para Ansiedade (HAM-A), o Inventário de Ansiedade Traço-Estado de Spielberger (IDATE) e um tipo de escala analógica, a Escala Analógica de Humor de Norris (EAH).

Escala de Hamilton para ansiedade

Esta escala, proposta por Hamilton em 1959, objetiva avaliar a gravidade da ansiedade em pacientes já diagnosticados como portadores de transtornos de ansiedade. Deve ser preenchida pelo entrevistador após uma entrevista clínica habitual. É composta de catorze itens, com cinco graduações em de cada item, que foram operacionalmente definidos, posteriormente, por Beck e cols. em 1986. Em sua maioria os itens fazem referência a sintomas, que devem ser considerados com base nos relatos dos pacientes, referentes aos últimos dias (período mínimo de três dias). Apenas um item refere-se a sinais clínicos observados diretamente durante a entrevista.

As análises fatoriais dessa escala têm revelado consistentemente dois agrupamentos de itens, um referente a sintomas subjetivos e outro a sintomas somáticos. A escala tem sido usada para avaliar transtorno de ansiedade generalizada e também transtorno de pânico, uma vez que contém os sintomas relevantes para esses diagnósticos. A escala não diferencia se esses sintomas são parte da ansiedade generalizada ou caracterizam um ataque de pânico. Têm sido propostas formas de análise dos resultados da escala, diversas para cada um dos distúrbios.

A *fidedignidade interavaliadores* da escala tem sido consistentemente elevada (> 0.8) em diferentes estudos. Essa escala tem mostrado correlação significativa com escalas para depressão, o que não necessariamente diminui sua validade, uma vez que a ansiedade é uma característica importante das depressões. Nesse aspecto, é importante salientar que a escala não tem finalidade diagnóstica e sim de avaliação da gravidade dos sintomas.

Um estudo transcultural de validade da escala, incluindo avaliações em nosso meio, revelou não homogeneidade dos itens em diferentes culturas.

Seu emprego em estudos de ansiedade induzida experimentalmente é infrequente, ocorrendo em geral apenas nas pesquisas experimentais feitas em pacientes com transtornos de ansiedade.

Inventário de Ansiedade Traço-Estado de Spielberger (IDATE)

O IDATE, desenvolvido por Spielberger em 1970, é uma escala de autoavaliação, composta por duas subescalas de vinte itens cada uma, que medem duas formas de ansiedade: estado (IDATE-E) e traço (IDATE-T). Essas duas formas referem-se, respectivamente, a um estado emocional transitório, no momento da aplicação, e a uma característica relativamente estável de propensão à ansiedade. Cada item é avaliado numa graduação de 4 pontos, baseados na intensidade (absolutamente não, um pouco, bastante, muitíssimo – IDATE-E) e na frequência (quase nunca, às vezes, frequentemente, quase sempre – IDATE-T). Alguns itens da escala indicam bem-estar e calma (dez itens no IDATE-E e sete no IDATE-T). O somatório desses itens é subtraído do somatório dos itens que indicam ansiedade, no cálculo do escore das duas subescalas.

Os vários estudos de análise fatorial dos quarenta itens do IDATE têm identificado, consistentemente, fatores separados para os itens de estado e traço e alguns têm evidenciado fatores de ansiedade presente e de ansiedade ausente. Em razão do resultado de uma análise fatorial da escala, Spielberger e cols., em 1980, propuseram mudanças em alguns itens, para aumentar a consistência dos fatores. Assim, a escala original passou a ser denominada IDATE-X e a forma revisada, IDATE-Y. Esta última forma apresenta quatro fatores: ansiedade-estado presente, ansiedade-estado ausente, ansiedade-traço presente e ansiedade-traço ausente. As diferenças entre as duas formas da escalas, aparentemente, não têm implicações maiores.

Os índices psicométricos da escala são muito satisfatórios, com elevada consistência interna, validade e fidedignidade.

O IDATE-X foi adaptado para uso em nosso meio e sua validade e fidedignidade, confirmadas. As normas para uma população de estudantes brasileiros foram estabelecidas por Biaggio e Natalício em 1979 e para uma população brasileira mais diversificada por Pasquali e cols. em 1994, ambos evidenciando uma diferença em relação ao sexo. Essa diferença tem sido confirmada em estudos que adotam a escala, com escores maiores do IDATE-T para o sexo feminino.

Os resultados da análise fatorial da forma traduzida para o português do IDATE-X, embora tenham identificado estrutura multifatorial, são compatíveis com a unidimensionalidade dos construtos ansiedade-traço e ansiedade-estado, permitindo que a escala seja interpretada por intermédio de um escore para o IDATE-E e outro para o IDATE-T.

Estudos mais recentes têm mostrado que o IDATE-T não é tão estável como proposto inicialmente por Spielberger. Essas observações sugerem que o IDATE-T não avalia um traço imutável de personalidade, e sim uma propensão à ansiedade que, embora possa sofrer flutuações ao longo do tempo, representa, de toda forma, uma característica mais estável que aquela medida pelo IDATE-E.

Escala analógica de humor de Norris

Escalas analógicas, com diferentes características, têm sido usadas nos estudos sobre ansiedade em seres humanos. Em geral essas escalas são constituídas de pares de adjetivos com sentidos opostos, separados por uma linha, sobre a qual o sujeito deve assinalar como se sente com relação àquela condição. Argumenta-se que essas escalas teriam maior poder de discriminação, além de serem de compreensão e preenchimento mais simples.

Em nosso meio, a escala analógica mais empregada na avaliação de ansiedade tem sido a Escala Analógica de Humor (EAH), proposta originalmente por Norris em 1971. Essa escala é composta de dezesseis itens, que mediriam tranquilização, sedação física, sedação mental e outros tipos de sentimentos e atitudes. A análise fatorial dessa escala, conduzida na Inglaterra, permitiu o agrupamento dos itens em três fatores: tranquilização, sedação e satisfação. Esse estudo mostrou que a transformação logarítmica dos escores da escala gera uma distribuição normal, permitindo o uso de estatística paramétrica na análise de seus resultados.

As dificuldades observadas no estudo de equivalência entre a forma traduzida dessa escala para o nosso meio e a original constitui boa demonstração do cuidado que se deve ter no uso de escalas desenvolvidas numa cultura e aplicadas em outra.

No primeiro trabalho de validação dessa escala para o português obtiveram-se, também, três fatores, embora os itens agrupados em cada fator não fossem exatamente os mesmos obtidos no estudo inglês. A principal diferença entre os dois estudos, no entanto, ocorreu nos histogramas de frequências de respostas para cada item. Ao contrário do estudo inglês, obteve-se uma tendência de respostas nos extremos dos itens, o que diminui a sensibilidade da escala e impossibilita o emprego de métodos paramétricos de análise.

Uma das possíveis explicações para essa diferença entre as versões inglesa e portuguesa da escala seria a de que as instruções em português eram insuficientes dificultando o entendimento. Essas instruções foram modificadas e ampliadas, porém os resultados da reaplicação da escala, com a nova instrução, foram conflitantes com um estudo mostrando tendência central e outro com respostas concentradas nos extremos, sugerindo que as instruções escritas não foram suficientes para assegurarem padrão de respostas semelhante ao obtido pela escala original.

Verificou-se, posteriormente, que o treinamento prévio dos sujeitos no preenchimento da escala propiciava distribuição normal das respostas. Esse treinamento procura fornecer ao voluntário um parâmetro de comparação com o seu estado habitual. Por exemplo: "se estiver no seu estado habitual deve assinalar no centro da escala, se estiver mais ansioso deve assinalar neste sentido, se mais calmo, no sentido oposto". Ressalte-se que esse treinamento deve ser feito fora da sessão experimental. Uma série de estudos posteriores, usando esse treinamento obteve, consistentemente, tendência central de respostas.

Uma nova análise fatorial, dos resultados obtidos pela aplicação da escala, com o treinamento prévio, forneceu quatro fatores muito semelhantes à distribuição intuitiva dos itens, proposta por Norris em 1971: tranquilização, sedação física, sedação mental e outros sentimentos e atitudes. Esses fatores foram renomeados em 2005, em razão do significado dos itens com maior peso em cada fator, passando a serem denominados: ansiedade, sedação (no lugar de sedação mental), prejuízo cognitivo (no lugar de sedação física) e desconforto (no lugar de outros sentimentos e atitudes) (Tabela 5.3).

O fator *tranquilização-ansiedade* da escala traduzida é composto pelos itens: *calmo--agitado, relaxado-tenso* e *tranquilo-preocupado*, ao passo que no estudo em inglês esse fator é composto apenas pelos dois primeiros itens.

O emprego desse fator da escala mostrou-se particularmente útil para detectar efeitos farmacológicos em situações experimentais de ansiedade nas quais os estados subjetivos mudam muito rapidamente. Nessa situação, a EAH mostrou-se mais sensível que o IDATE-E. Recentemente, verificou-se pela análise do histograma de distribuição de respostas da EAH e do IDATE-E que essa maior sensibilidade poderia ser devida ao uso, pelos voluntários, de maior gama de respostas com a EAH. Já com o IDATE-E, as respostas tendem a se concentrar em faixa mais estreita.

MODELOS PARA DESENCADEAMENTO DE ANSIEDADE

A ansiedade experimental humana pode ser eliciada por métodos psicológicos, nos quais estímulos e situações externas ao indivíduo são empregados para provocar ansiedade, ou químicos, nos quais a ansiedade é induzida pela administração de drogas. Embora haja

Tabela 5.3

Distribuição dos itens da escala analógica de humor de acordo com seus maiores pesos relativos extraídos de análise fatorial dos resultados de noventa voluntários.

Fatores	Itens das escalas		Pesos
1. Ansiedade	2. Calmo........................	Agitado	.79684
	10. Relaxado.................	Tenso	.79314
	8. Tranquilo..................	Preocupado	.74407
2. Prejuízo cognitivo	12. Competente............	Incompetente	.78759
	6. Dinâmico.................	Apático	.75456
	4. Com ideias claras....	Confuso	.69263
	16. Sociável..................	Retraído	.64888
	5. Ágil..........................	Desajeitado	.64236
	3. Forte........................	Fraco	.58922
3. Sedação	1. Alerta......................	Sonolento	.77782
	11. Atento....................	Distraído	.59093
4. Desconforto	15. Interessado...........	Desinteressado	.72303
	14. Amistoso...............	Hostil	.70477
	13. Alegre....................	Triste	.69215
	7. Satisfeito................	Insatisfeito	.56842

algumas limitações nesses métodos, como o baixo nível de ansiedade provocado por algumas situações, confusão com outras reações emocionais e interferência de efeitos sedativos de drogas, muitos deles vêm sendo empregados na pesquisa clínica.

MODELOS "PSICOLÓGICOS" DE ANSIEDADE

Modelos que empregam medidas de respostas de condutância elétrica da pele a eventos aversivos

Um dos componentes autonômicos de respostas a eventos ameaçadores é o aumento da atividade das glândulas sudoríparas das palmas das mãos, a qual se encontra sob controle neural colinérgico do sistema nervoso simpático. Essa atividade pode ser avaliada pela medida das respostas de condutância elétrica da pele (*Skin conductance responses*, SCR) e tem sido bastante usada em estudos de condicionamento clássico em humanos.

O condicionamento clássico desempenha papel fundamental na maioria das teorias sobre aquisição de respostas de medo, explicando como estímulos inicialmente inócuos adquirem a capacidade de provocar respostas antecipatórias de medo após pareamento com estímulos aversivos. Em 1977, Vila e Beech mostraram aumento das SCRs desencadeadas por estímulo luminoso de cor azul após o pareamento com um ruído branco de intensidade aversiva. Esse modelo de condicionamento aversivo foi posteriormente modificado pela substituição dos estímulos luminosos por tons neutros. Nesse modelo um computador controla tanto a apresentação por intermédio de fone de ouvido do estímulo aversivo (barulho branco de 100 dB, com duração de 1 segundo) quanto dos tons neutros (80 dB de intensidade, 1 segundo de duração). Além disso, o computador registra e analisa os resultados. Os seguintes parâmetros são registrados: amplitude da resposta de condutância de pele (SCR, respostas que começam até 5 segundos após o estímulo), número de respostas espontâneas de condutância de pele entre os estímulos (SF, respostas que surgem depois dos 5 segundos que se seguem ao estímulo) e o nível médio de condutância de pele entre cada estímulo (SCL). A sequência de apresentação dos tons neutros e do barulho branco aversivo pode ser vista na Tabela 5.4.

Tabela 5.4

Esquema da sessão experimental de condicionamento aversivo a sons

TEMPO (seg)	ESTÍMULO	MODALIDADE	FASE
-600			Adaptação
0	início		
60	1	tom	HABITUAÇÃO
100	2	tom	
170	3	tom	
230	4	tom	
310	5	tom	
350	6	tom	
400	7	tom	
470	8	tom	
520	9	tom	
580	10	tom	
660	11	tom	
661	UCS	barulho branco	CONDICIONAMENTO
720	12	tom	EXTINÇÃO
770	13	tom	
810	14	tom	
880	15	tom	
930	16	tom	
1000	17	tom	
1080	18	tom	
1120	19	tom	
1200	20	tom	
1260	21	tom	
1320	término		

O experimento inicial de validação em voluntários sadios mostrou que quando o tom de número 11 é suprimido (ou seja, não há pareamento entre tom e barulho branco), não ocorre aumento importante e duradouro das SCRs na fase de extinção. Esses resultados, ao evidenciarem a necessidade de proximidade temporal entre o tom neutro (estímulo condicionado) e o estímulo aversivo (estímulo incondicionado), indicaram que as respostas da fase de extinção envolvem processos associativos e não decorrem apenas de fenômeno não associativo de sensibilização (Fig. 5.2).

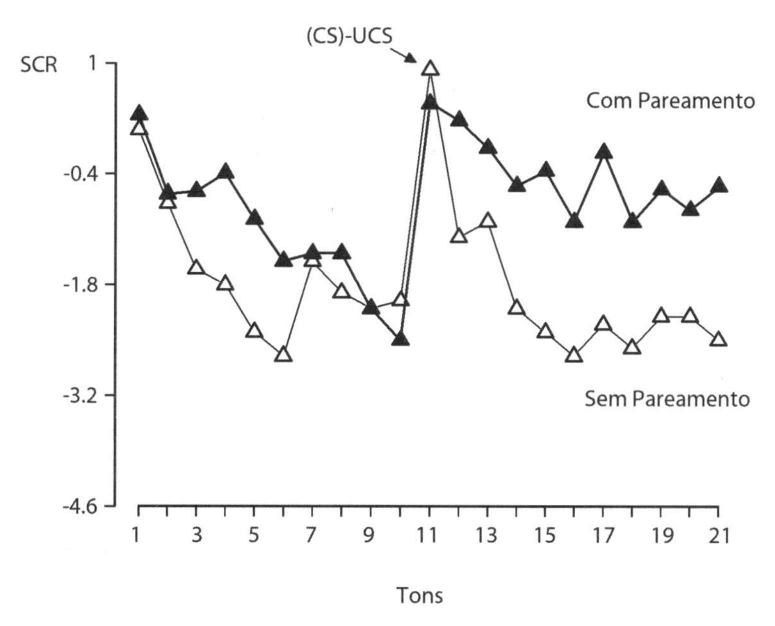

Figura 5.2

Respostas de condutância de pele (SCR) em voluntários sadios submetidos ao modelo de condicionamento aversivo a sons (CAS). Os pontos representam as médias do logaritmo natural (N=10) das respostas de condutância da pele a cada tom nos grupos com (Com Pareamento) e sem pareamento (Sem Pareamento) do estímulo condicionado--estímulo incondicionado (CS-UCS).

Ansiolíticos como a buspirona e o diazepam reduzem as respostas tanto nas fases de habituação quanto nas de extinção (Tabela 5.5).

Teste de Simulação de Falar em Público (SFP)

A experiência de falar em público é o medo mais prevalente entre estudantes e em pacientes com ansiedade social. Valendo-se desse fato, McNair e cols., em 1982, descreveram e validaram um procedimento capaz de detectar efeitos ansiolíticos de 10 mg de diazepam. Esse método foi posteriormente modificado em nosso meio por Guimarães e cols. em 1987. Daí em diante seu emprego tem permitido a detecção de efeitos ansiolíticos de diversos compostos, entre os quais o lorazepam, o diazepam e o canabidiol, um composto extraído da maconha. Além disso, o modelo também parece capaz de detectar efeitos ansiogênicos de administração aguda de antidepressivos como a clomipramina e a nefazodona.

Diferentemente do modelo de condicionamento a sons, os principais instrumentos de mensuração no SFP são escalas de autoavaliação, em particular o IDATE e a EAH. Além das escalas, também são feitas medidas fisiológicas: pressão arterial (PA), frequência cardíaca (FC) e a própria condutância de pele.

NO SFP, como no CAS, cada sujeito participa de apenas uma sessão experimental. Após 15 minutos de adaptação no laboratório são feitas as medidas basais (B) e logo em

Tabela 5.5

Efeitos de ansiolíticos benzodiazepínicos e de drogas que modificam a neurotransmissão serotoninérgica em voluntários submetidos aos modelos de condicionamento aversivo a sons (CAS) ou de simulação de falar em público (SFP)

Condicionamento aversivo a sons (CAS)				
Mecanismo	**Droga**	**Fases do teste** Habituação	Extinção	**Observações**
Benzodiazepínico	Diazepam			
Antagonista 5-HT	Ritanserina	0		Antagonista $5\text{-}HT_2$
Agonista 5-HT	Buspirona			Agonista parcial $5\text{-}HT_{1A}$
	mCPP	0	( )	Tendência para aumento das respostas
Liberador neuronal de 5-HT	d-fenfluramina	0	( )	Tendência para aumento das respostas
Inibidor de recaptação de 5-HT	Fluvoxamina			Efeito apenas em mulheres

Simulação de falar em público (SFP)					
Mecanismo	**Droga**	**Fase do teste** Antes	Durante	Depois	**Observações**
Benzodiazepínico	Diazepam, lorazepam		0		
Antagonista 5-HT	Metergolina		0	0	Antagonista não seletivo 5-HT
	Ritanserina	0	0		Antagonista $5\text{-}HT_2$
Depleção de triptofano		0		0	Efeito apenas em mulheres
Liberador neuronal de 5-HT	d-fenfluramina	0			
Agonista 5-HT	Buspirona	0	0	0	Agonista parcial $5\text{-}HT_{1A}$
	Ipsapirona	0		0	Agonista parcial $5\text{-}HT_{1A}$
	mCPP	0	0	0	Agonista $5\text{-}HT_2$ não seletivo
Inibidor de recaptação de 5-HT	Clomipramina	0		0	Antagonista $5\text{-}HT_2$
	Nefazodona	0		0	Antagonista $5\text{-}HT_2$
	Escitalopram	0	0		

seguida a cápsula contendo a droga ou placebo é ingerida. Após período variável de espera no laboratório, que depende da velocidade de absorção e da distribuição das drogas em estudo, são realizadas as medidas pré-teste (P). Até esse momento o voluntário não sabe o que deverá fazer – no início do experimento ele recebe a informação de que irá executar tarefa didática, cuja natureza exata só lhe será explicada alguns momentos antes da execução. Imediatamente após o término das medidas pré-teste o sujeito assiste a um videoteipe que o informa sobre a tarefa que deverá fazer, isto é, um discurso de 4 minutos em frente a uma videocâmera, que será registrado e analisado posteriormente por psicólogo. Ao término das instruções ele dispõe de 2 minutos para preparar o discurso. O tema do discurso tem variado ao longo desses anos, desde tópico de ensino de graduação (quando os voluntários eram alunos de medicina), "episódios que mais lhe provocaram ansiedade durante sua vida" ou discurso sobre o "sistema de transporte da cidade". Embora estudo sistematizado não tenha sido feito para avaliar o impacto desses diferentes tópicos, pelo menos a análise dos resultados de cada estudo sugere que o tema tenha pouco impacto na eliciação da ansiedade.

Terminado o período para pensar sobre o discurso o sujeito realiza as medidas de ansiedade antecipatória (A) e, logo em seguida, inicia o discurso, que é gravado em videoteipe. Além disso, enquanto faz o discurso, o voluntário vê sua própria imagem na tela do monitor de TV. O discurso é interrompido na metade para a realização das medidas de ansiedade de desempenho (S). Quinze minutos depois do fim do discurso realizam-se as medidas pós-teste (F) e a sessão se encerra.

Diferentemente do CAS, tem sido proposto que a ansiedade gerada pela SFP tem componente inato. Corroboram essa proposição sua elevada prevalência e a pouco interferência que o traço de ansiedade parece desempenhar na resposta ao procedimento.

Esse modelo foi capaz de detectar os efeitos ansiolíticos de benzodiazepínicos como o diazepam (10 mg V.O.) e lorazepam (2 mg, V.O., Tabela 5.5 e Fig. 5.3).

Partindo da hipótese de que o modelo de condicionamento aversivo a sons envolveria estímulos relacionados a perigos potenciais, sinalizadores de eventual estímulo aversivo, e de que o modelo de simulação de falar em público envolveria o recrutamento de sistemas de defesa ativados por perigos proximais, imediatos, o grupo de pesquisa de Ribeirão Preto vem investigando o efeito de drogas que modificam a neurotransmissão serotonérgica nesses dois modelos em voluntários sadios. Os resultados desses estudos, resumidos na Tabela 5.5, mostraram que, ao contrário de ansiolíticos benzodiazepínicos, drogas que modificam a neurotransmissão serotonérgica produzem usualmente efeitos opostos nesses dois modelos, dando lastro à hipótese de que eles engajariam sistemas de defesa pelo menos parcialmente distintos.

Estudos com pacientes com transtornos de ansiedade também têm dado sustentação a essa hipótese. Pacientes com ansiedade generalizada apresentam níveis de condutância de pele e amplitude de respostas aos tons elevados em relação aos controles, embora não difiram na habituação ou nas respostas condicionadas. Já pacientes com pânico apresentam número maior de flutuações espontâneas de condutância de pele, sugerindo hiperatividade autonômica. No teste de SFP, por outro lado, apresentam níveis maiores de ansiedade basal, mas não respondem ao procedimento específico de falar em púbico. No conjunto os dados sugerem um processamento anormal de estímulos ameaçadores incondicionados nos pacientes com transtorno de pânico.

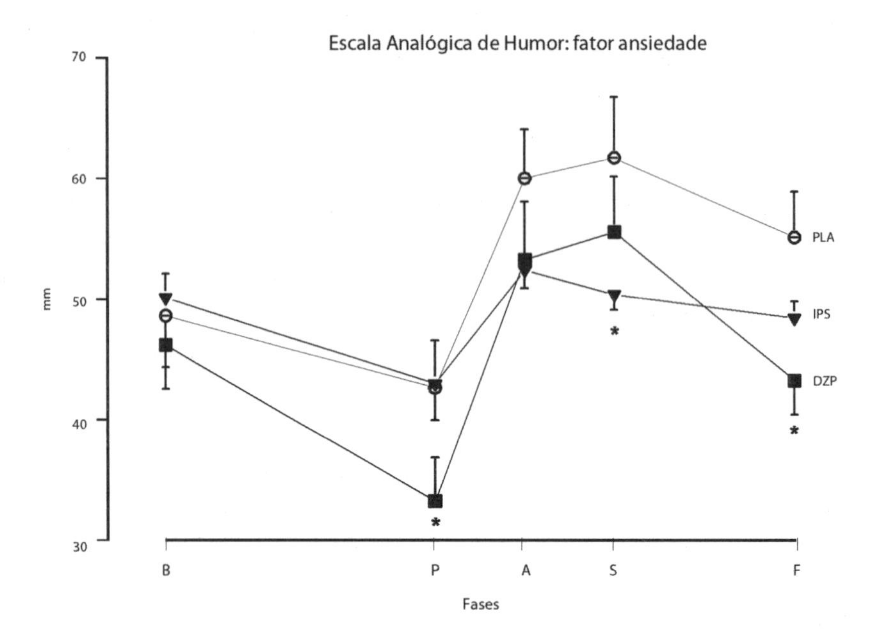

Figura 5.3

Efeitos da ipsapirona (IPS), diazepam (DZP) e placebo (PLA) na ansiedade medida pela escala analógica de humor (EAH) em um teste de simulação de falar em público (SFP). Os pontos representam as médias (+/- EPM) de dez sujeitos nas seguintes fases: B: pré--droga, P: pré-estresse, A: ansiedade antecipatória, S: ansiedade de desempenho, F: pós-estresse. Os asteriscos indicam diferença significativa em relação ao placebo em cada fase.

Teste de Cor-Palavra de Stroop (TCP)

O teste cor-palavra de Stroop (TCP), originalmente desenvolvido para pesquisar aspectos básicos do funcionamento cognitivo, já foi bastante empregado para induzir discretos estados de ansiedade em voluntários. Ele está baseado na observação feita por Stroop, em 1935, de que nomear a cor em que a palavra que designa uma cor está impressa, quando elas são incongruentes (por exemplo, vermelho impresso em verde), toma mais tempo que nomear a cor de uma barra colorida. Por outro lado, quando a cor e a palavra que a designa são as mesmas a tarefa é desempenhada com mais rapidez. Esses fenômenos são conhecidos como efeito de interferência e efeito de congruência de Stroop, respectivamente. O TCP baseia-se, portanto, na promoção de um conflito cognitivo.

O trabalho de validação usou três cartões, todos com fundo preto, cujos conteúdos foram dispostos em matriz 10 x 10, organizados em linhas e colunas. Um (cartão-palavra) continha palavras, impressas em branco, que nomeiam cores (vermelho, azul, verde, amarelo e roxo). Outro (cartão cor) continha apenas cores, apresentadas em círculos de 8 mm de diâmetro. No terceiro cartão (cor-palavra), as cores e as palavras eram discordantes (por exemplo, vermelho impresso em verde). O procedimento é simples: o sujeito lê em voz alta o cartão-palavra, nomeia as cores do cartão cor e, finalmente, nomeia as cores do cartão cor-palavra, o mais rapidamente possível. O experimentador aponta cada erro (ler a palavra aos invés de nomear a cor). Tanto a velocidade quanto a frequência de erros é documentada. Acredita-se que quanto maior o estresse psicológico, mais lento e menos exato o desempenho. Uma droga ansiolítica, supostamente, diminui o prejuízo do desempenho. Há diversas variações do TCP como o uso de videoteipe no qual as palavras vermelho, verde, azul e amarelo, impressas em uma dessas quatro cores, aparece de forma aleatória, a filmagem do voluntário (para tornar o teste mais estressante) e a presença de "duplo conflito": além da palavra que designa uma cor estar impressa em cor diferente, o voluntário ouve, por fone de ouvido, simultaneamente à apresentação visual, outro nome de cor, incongruente com a apresentada.

Esse procedimento provoca aumentos dos sentimentos subjetivos de ansiedade, dos parâmetros fisiológicos correlatos – frequência cardíaca, aumentos de atividade eletromiográfica e atividade elotrodérmica e das concentrações plasmáticas de adrenalina. Ele tem sido empregado com relativa frequência como fator desencadeante de respostas de estresse para investigar tais respostas em determinados pacientes, por exemplo, hipertensos ou cardiopatas. Além disso, tem também sido usado para avaliação cognitiva, por exemplo, em pacientes com traumatismo craniano, idosos e mulheres em diferentes fases do ciclo menstrual.

O emprego desse teste para detectar efeito de drogas ansiolíticas, no entanto, tem produzido resultados controversos e nem sempre efeitos ansiolíticos de benzodiazepínicos, como o diazepam e lorazepam, são observados, sendo necessária a pré-seleção de voluntários com elevado traço de ansiedade. Esse último aspecto o diferencia da SFP, já que o aumento de ansiedade eliciado pela tarefa de falar em público parece não depender do traço de ansiedade. Além disso, quando empregado como teste eliciador de estresse, o SFP se mostrou mais eficaz para provocar isquemia em pacientes com cardiopatia isquêmica do que o TCP.

Sobressalto Potencializado (SP)

Este teste foi desenvolvido a partir do modelo animal do sobressalto potencializado de medo (Capítulo 3). Esse fenômeno, a princípio demonstrado em animais de laboratório, refere-se ao aumento da amplitude da resposta de sobressalto (saltos verticais) a estímulos acústicos significativos em presença de estímulo neutro previamente pareado com estímulo incondicionado aversivo (choque elétrico nas patas). Com algumas adaptações no método, pode também ser estudado em seres humanos. O SP tem sido estudado em pacientes com transtorno de estresse pós-traumático, de pânico e de ansiedade generalizada. Também é considerado medida translacional – que permite fazer a "ponte" entre investigações pré-clínicas e a pesquisa clínica – de medo e ansiedade.

Como exemplo de seu uso em humanos, pode-se empregar a ameaça de choque elétrico para modular o sobressalto, medido pelo registro do reflexo de piscar os olhos, provocado por estímulo sonoro intenso (barulho branco de 40 ms de duração e 106 dB de intensidade). Durante a sessão experimental o sujeito fica sentado em uma cadeira reclinável na frente da qual há duas lâmpadas, uma vermelha e outra verde, e um *timer* digital. A luz vermelha indica que os choques podem ser administrados (condição ameaçadora) e a verde indica a ausência de choques (condição não ameaçadora). A sessão experimental é dividida em três partes (habituação, ameaça de choque e recuperação) e o reflexo registrado em três blocos experimentais, separados por 4 minutos de repouso entre eles. Cada bloco experimental inicia-se com seis apresentações do estímulo sonoro, seguidas por seis condições ameaçadoras e não ameaçadoras, apresentadas alternadamente. Os eletrodos são colocados no punho do sujeito, que é informado da duração de cada condição (50 e 60 segundos, respectivamente) e de que os choques elétricos podem ocorrer apenas nos 10 segundos finais da situação de ameaça. Também lhe é dito que receberá de um a três choques durante a sessão, e que o segundo e o terceiro, se administrados, serão de intensidade superior ao primeiro. Na realidade eles só recebem um choque elétrico (1,5 mA, 50 ms de duração), nos últimos 5 segundos da última condição ameaçadora do bloco 2. Assim como no SFP, o traço de ansiedade não parece influir nas respostas dos voluntários.

Mais recentemente esse teste também tem sido empregado para demonstrar influência de estímulos ameaçadores incondicionados, como a exposição de voluntário a um ambiente escuro. Tem sido proposto que esse reflexo esteja relacionado com a ativação de circuitos emocionais filogeneticamente antigos, sendo exacerbado por estimulação aversiva e diminuído por eventos apetitivos. Estudos experimentais recentes, nos quais o sobressalto é medido em voluntários expostos a figuras agradáveis ou desagradáveis, tendem a corroborar essa proposição. No entanto, embora benzodiazepínicos como o alprazolam, diazepam e lorazepam tenham reduzido o SP, há também resultados negativos. Pacientes com transtornos de ansiedade, independentemente de sua classificação, apresentam aumento do reflexo de sobressalto.

MODELOS "QUÍMICOS" DE ANSIEDADE

Os modelos químicos de ansiedade baseiam-se na administração de substância, em geral com mecanismo de ação conhecido, em condições controladas, com o intuito de esclarecer aspectos do funcionamento biológico ou comportamental do organismo estudado.

Embora sejam empregados com relativa frequência, a interpretação dos resultados é sujeita a críticas, particularmente em relação à distinção entre efeito central e periférico de drogas. Em pacientes com pânico, por exemplo, sugere-se que a interpretação errônea e catastrófica de sintomas periféricos poderia levar à amplificação secundária das sensações em um círculo vicioso crescente que culminaria com um ataque de pânico. Embora a influência de tal efeito possa ser importante na interpretação de resultados obtidos com alguns compostos, sobretudo drogas adrenérgicas, há evidências de que não seja fator único e decisivo para a indução de ansiedade. Em alguns estudos, por exemplo, as manifestações cognitivas precederam o aparecimento de manifestações somáticas, os ataques de pânico ocorreram muitas vezes espontaneamente, e mesmo em pacientes dormindo, e algumas drogas usadas, como o precursor da serotonina 5-hidróxi-triptofano (5HTP), não provocaram pânico apesar de produzirem sintomas somáticos desagradáveis.

Entre os transtornos de ansiedade, o transtorno do pânico é o que tem sido mais extensivamente estudado em laboratório, pois seu fenômeno clínico central – o ataque de pânico

(AP) – pode ser provocado e avaliado criteriosamente em situação experimental. O agente panicogênico ideal para estudos de indução experimental deveria ter os seguintes atributos:

1. Desencadear ataques de pânico caracterizados por sintomas físicos e também pela sensação subjetiva de medo intenso e desejo de escapar da situação;
2. Provocar APs fenomenologicamente muito semelhantes aos APs espontâneos que o paciente apresenta;
3. Induzir APs especificamente em pacientes com história de TP. Essa característica pode ser expressa de dois modos: apenas pacientes com TP apresentam APs (especificidade absoluta) ou os pacientes com TP apresentam AP com doses menores que os controles – voluntários sadios ou pacientes com outros transtornos psiquiátricos (especificidade por limiar);
4. Desencadear APs que sejam bloqueados por medicamentos que bloqueiam APs espontâneos, como antidepressivos tricíclicos, inibidores da MAO e inibidores seletivos de recaptação de serotonina;
5. Provocar efeitos que sejam consistentes em um dado paciente;
6. Ser seguro para administração em seres humanos; e
7. Provocar APs que não sejam bloqueados por agentes que não interferem com APs espontâneos, como o diazepam.

Uma gama de agentes tem sido usada na indução de AP em laboratório. O reconhecimento de propriedades panicogênicas de uma substância determinada leva ao desenvolvimento de hipóteses relacionando seus efeitos químicos a alterações neurobiológicas subjacentes ao TP. Entretanto, há três problemas com as teorias derivadas dos estudos com APs induzidos experimentalmente. Primeiro, a hipótese derivada do emprego de uma droga não explica os efeitos panicogênicos de outros agentes que não interferem com o mesmo sistema neuroquímico. Segundo, é possível que haja mais de um desarranjo funcional no TP. Finalmente, deve haver mais de um modo de afetar o desarranjo principal, o que dificulta a realização de inferências etiológicas diretas. Além disso, a heterogeneidade do TP sustenta a possibilidade de existência de subgrupos de pacientes com diferentes sistemas neurobiológicos afetados. É curioso que drogas com mecanismo de ação conhecidos desencadeiam ansiedade que nem sempre lembra AP e que na maior parte das vezes não preenche os critérios descritos acima para AP induzido em laboratório. Por outro lado, o lactato de sódio e o CO_2, que satisfazem praticamente todas as exigências, têm tantas ações no organismo que não se sabe ainda qual o mecanismo de seu efeito panicogênico.

Os modelos químicos de TP já serviram para desfazer alguns mitos sobre ataques de ansiedade, como a ideia de que seriam causados por hipoglicemia. Os dados mostrando que APs não são acompanhados de elevação dos níveis plasmáticos de adrenalina ou cortisol, e que não podem ser prevenidos pela administração aguda de agentes betabloqueadores, também derivam de estudos com pânico provocado em laboratório.

Cafeína

Atuando provavelmente por antagonizar receptores de adenosina, a administração oral de cafeína (10 mg/kg) a voluntários provoca aumentos de ansiedade. Altas doses (por exemplo, 720 mg V.O., equivalente a 8 xícaras de café) produzem aumentos de vigilância e tremores, e poderiam exacerbar ansiedade patológica já existente, como transtorno de pânico. A abstinência de cafeína poderia atenuar os sintomas de ansiedade e polimorfismos dos genes de receptor de adenosina poderiam estar relacionados à ansiedade induzida pela cafeína. É observação clínica frequente que pacientes com transtorno de pânico usualmente passam a evitar a ingestão de cafeína. Poucas evidências existem, no entanto, sugerindo maior sensibilidade a essa substância nesses pacientes.

Drogas que atuam no complexo GABA-benzodiazepínico

Pentilenotetrazol (PTZ): Essa substância, que atua reduzindo a ação do GABA por se ligar ao sítio da picrotoxina do receptor GABA-A, foi empregada no passado para a indução de crises convulsivas. Nesse período foi observado que os pacientes, antes de convulsionarem, apresentavam sintomas de ansiedade muito intensos.

Agonistas inversos benzodiazepínicos. Alguns compostos têm a capacidade de se ligar ao sítio benzodiazepínico no complexo receptor GABA-A produzindo prejuízo ao invés de facilitação da neurotransmissão GABAérgica. Em consequência essas drogas, denominadas agonistas inversos, provocam efeitos ansiogênicos e/ou convulsivantes. A administração de um desses compostos, o FG-7142, a voluntários sadios produziu ansiedade intensa, acompanhada de muitas manifestações somáticas. Outro agonista inverso, o Ro 15-3505, também mostrou efeitos ansiogênicos em voluntários. Pelo grau excessivo de ansiedade produzido, bem como pelo risco, no caso do PTZ pelo menos, de aparecimento de convulsões, esses compostos não são empregados atualmente na pesquisa clínica sobre ansiedade.

Flumazenil. Trata-se de um antagonista de receptores benzodiazepínicos, inibindo tanto os efeitos do agonistas quanto o dos agonistas inversos. Como a presença no cérebro desses receptores têm sugerido a existência de ligantes endógenos, com alguns candidatos já descritos, o flumazenil poderia ser um instrumento útil para verificar eventuais papéis fisiológicos desses ligantes. Os resultados até o momento, no entanto, ainda são controversos. A administração de flumazenil a usuários crônicos de doses terapêuticas de ansiolíticos benzodiazepínicos provocou AP naqueles com história prévia. Por outro lado, essa droga foi ansiolítica em voluntários submetidos a um teste de simulação de falar em público e não provocou AP em pacientes com TP em estudo para avaliação do efeito da d-fenfluramina e do pindolol em pânico induzido experimentalmente. Mais recentemente, verificou-se que o flumazenil produz AP em pacientes assintomáticos tratados com inibidores de recaptação de serotonina e que, no dia do teste, foram submetidos ao procedimento de depleção de triptofano (ver a seguir). Esses resultados são semelhantes aos observados quando foi administrado apenas flumazenil a pacientes sintomáticos com pânico e favorecem a hipótese do envolvimento da serotonina no efeito terapêutico de drogas antipânico.

Lactato

De todas as drogas ansiogênicas empregadas, apenas o lactato foi estudado em grande número de sujeitos, em condições experimentais variadas e por grupos de pesquisadores diferentes, de modo que sua validade como modelo panicogênico pôde ser avaliada sistematicamente. É preciso ressaltar, no entanto, que há discrepâncias metodológicas entre os diferentes estudos, em particular em relação aos veículos empregados, à concentração de lactato e aos critérios para definir um ataque de pânico. Pitts e McClure, em 1967, foram os primeiros a demonstrar que a infusão de lactato de sódio provocava AP em pacientes ansiosos, mas não em controles. Em treze estudos que empregaram o lactato de sódio (0,5-1 M) em pacientes verificou-se que 56% (110 de total de 197 pacientes) apresentaram ataques de pânico aproximadamente 12 minutos após o início da infusão *versus* 9% (7 de 76) dos controles sadios. Nesses últimos os ataques também necessitaram de um período maior (entre 15 a 18 minutos) de infusão para ocorrerem.

Os estados de ansiedade induzidos por lactato podem ser atenuados por benzodiazepínicos e antidepressivos tricíclicos, mas não por betabloqueadores. Há influência importante dos estados emocionais e de fatores cognitivos na probabilidade de indução de pânico por lactato, e diferenças na ansiedade antecipatória basal podem predizer o aparecimento dos ataques.

Os mecanismos biológicos dos ataques de pânico induzidos por lactato ainda são desconhecidos. Estudo de espectroscopia mostrou que sujeitos submetidos a esse modelo apresentam aumentos nos níveis cerebrais e liquóricos de lactato, que é maior em pacientes com pânico quando comparados a voluntários saudáveis. No entanto, a severidade dos ataques não se correlacionou com os aumentos cerebrais de lactato.

Estudo recente em ratos usando um modelo animal de pânico verificou que a indução de um quadro tipo-pânico pela injeção de lactato foi associado a uma diminuição de atividade de subgrupo de neurônios serotoninérgicos localizados no núcleo dorsal da rafe, sugerindo que disfunções nesses neurônios poderiam estar relacionados com a sensibilidade a ataques de pânico nesse modelo. Faltam ainda dados clínicos para confirmar essa hipótese.

Dióxido de carbono (CO_2)

O fato de que parcela significativa de pacientes com TP apresente alterações da função respiratória, bem como do AP ser comumente acompanhado de hiperventilação, fez que vários pesquisadores investigassem os efeitos da inalação de dióxido de carbono (CO_2) em pacientes com TP. Estudos iniciais já sugeriam que soldados com a síndrome de "coração irritável" tinham baixa tolerância à inalação do CO_2 e estudos mais recentes confirmaram esse achado, mostrando que a inalação de altas concentrações de CO_2 (35-45%) produz sintomas de pânico e ativação simpática em voluntários normais, ao passo que concentrações menores (5-10%) podem causar pânico em pacientes com TP. Entre os mecanismos sugeridos para explicar esse efeito estão a sensação de sufocamento que a inspiração de altas concentrações de CO_2 produz e alterações de fluxo sanguíneo cerebral e pH induzidas pela hipercapnia.

A técnica de CO_2 a 35% mostrou-se capaz de discriminar pacientes com TP de controles normais, parece ter boa especificidade para TP e mimetiza o AP espontâneo. O tratamento com clonazepam por 10 dias mostrou-se capaz de atenuar os AP induzidos por essa técnica. Estudos mais recentes verificaram que concentrações menores de CO_2 (7%) são capazes de induzir AP em pacientes e demonstrar a atenuação desses ataques pela d-fenfluramina, uma droga que facilita a liberação se serotonina.

Considerando esses efeitos da hipercapnia, é paradoxal que manobras de hiperventilação, que induzem hipocapnia, também provoquem sintomas de ansiedade. Os sintomas observados em situações de hiperventilação distinguem, por sua maior frequência, pacientes com pânico daqueles com ansiedade generalizada. Além disso, os primeiros referem maior desconforto após hiperventilação do que os últimos. No entanto, pacientes com transtorno de pânico raramente apresentam um ataque completo durante hiperventilação, e sim alguns dos sintomas. Acredita-se que, como esses pacientes conhecem a causa desses sintomas, seja possível explicação para esse fenômeno. As respostas a esse procedimento em voluntários sadios é bem mais variável. Em comum com a infusão de lactato, a hiperventilação diminui o tônus vagal e produz taquicardia. Além disso, esse modelo também é bastante influenciado por estados emocionais e fatores cognitivos.

Drogas adrenérgicas

O aumento da atividade simpática está associada com a ansiedade. Tem sido relatado que a infusão endovenosa de agonistas adrenérgicos, como a noradrenalina, a adrenalina e a isoprenalina, um agonista beta-adrenérgico, provoca ansiedade. No entanto, os resultados são variáveis e a qualidade da ansiedade induzida é descrita como "emoção fria", na qual os pacientes frequentemente dizem sentir "como se eles estivessem ansiosos". Apesar disso, infusões de isoprenalina em pacientes com pânico provocaram AP. Como essas aminas não cruzam a barreira hemato-encefálica, é possível que seu efeitos decorram dos sintomas periféricos que produzem.

A ioimbina, antagonista de receptores alfa-2 adrenérgico, tem sido bastante empregada para induzir estados de ansiedade, e pacientes com pânico parecem ser particularmente sensíveis. Os receptores alfa-2 inibem pré-sinapticamente a atividade noradrenérgica. Dessa forma, a ioimbina a aumenta tanto no SNC quanto na periferia. Permanece a dúvida, no entanto, se a ansiedade observada é decorrente apenas do aumento simpático periférico. A ausência de sintomas de ansiedade em pacientes neurocirúrgicos acordados cujo *locus coeruleos* (núcleo pontino onde estão localizados os corpos celulares da maior parte dos neurônios noradrenérgicos que se projetam ao prosencéfalo) foi estimulado eletricamente, fala a favor dessa última interpretação. Além disso, não ocorreram aumentos de ansiedade em pacientes tratados com antagonistas alfa-2 mais seletivos do que a ioimbina, e seu efeito ansiogênico não é bloqueado por tratamento prévio com imipramina, embora o seja por benzodiazepínicos ou inibidores da recaptação de serotonina.

Drogas serotonérgicas

A presença de mais de catorze subtipos de receptores de serotonina é um complicador do estudo sobre os efeitos de agonistas serotonérgicos em humanos. Assim como ocorre com estudos em animais de laboratório, os resultados de investigações clínicas empregando drogas que modificam a neurotransmissão serotonérgica são contraditórios. Estudos iniciais com o mCPP (metacloro-fenil-piperazina), agonista serotonérgico não seletivo mas com maior preferência por receptores 5HT2C, mostraram que sua infusão endovenosa em altas doses produz ansiedade em voluntários sadios, porém acompanhada de sintomas somáticos, em particular náuseas. Embora resultados negativos também existam, estudos posteriores sugeriram que doses mais baixas desse composto podem produzir efeitos ansiogênicos de forma seletiva em pacientes com transtornos de pânico, obsessivo-compulsivo, de estresse pós-traumático e de ansiedade generalizada. Corroborando a hipótese de um papel ansiogênico da serotonina, a fenfluramina, um liberador neuronal desse neurotransmissor, exacerbou a ansiedade antecipatória em pacientes com transtorno de pânico. Não houve, no entanto, indução de ataques de pânico nesses pacientes.

Em contraposição a esses resultados, doses maciças de 5HTP não foram capazes de produzir ataques de pânico em pacientes com TP e a d-fenfluramina (isômero ativo da fenfluramina) reduziu a ansiedade induzida pela simulação de falar em público. Além disso, a metergolina, um antagonista serotonérgico não seletivo, é ansiogênica em voluntários submetidos a esse teste.

Outra abordagem que vem sendo empregada em voluntários e pacientes com ansiedade para verificar o papel da serotonina é a técnica de depleção aguda de triptofano plasmática. Esse aminoácido essencial é o precursor da síntese de serotonina. O emprego de dieta pobre em triptofano somado à administração, no dia do teste, de sobrecarga de outros aminoácidos que competirão com o triptofano no mecanismo de transporte ativo de aminoácidos para o sistema nervoso central, produz queda aguda significativa nos níveis plasmáticos desse aminoácido (80-90%) e a uma diminuição de 24-40% das concentrações do principal metabólito da serotonina no líquor de voluntários. O uso desse método leva à recrudescência de sintomas depressivos em pacientes em tratamento com antidepressivos inibidores de recaptação de serotonina. Seus efeitos em pacientes com ansiedade, no entanto, são variáveis. Ele não parece provocar pioras em pacientes com transtorno de pânico quando usada isoladamente, mas facilita o aparecimento dessa piora quando associada a outros estímulos, como o teste de SFP (em voluntários do sexo feminino), a administração de CO_2 ou do antagonista de receptores benzodiazepínicos flumazenil.

Neuropeptídeos

O principal neuropeptídeo empregado para eliciação de ansiedade é a colecistocinina (CCK). A CCK se constitui em uma família de peptídeos descoberta inicialmente no trato gastrintestinal, mas hoje reconhecida (em particular na sua forma octateptídica sulfatada, o CCK-8s) também como neurotransmissor no sistema nervoso central.

Embora a passagem de peptídeos pela barreira hemato-encefálica seja restrita, estudos eletrofisiológicos mostram que injeções endovenosas de CCK-8s produzem alterações na atividade de grupos neuroniais encefálicos. O tetrapeptídeo CCK-4, pelo seu menor tamanho, vem sendo empregado para induzir ataques de pânico em pacientes e em voluntários sadios. Essa droga apresenta algumas vantagens como modelo de pânico: pacientes com TP são mais sensíveis a seus efeitos panicogências e esses efeitos têm sido reproduzidos sistematicamente, são dose-dependentes e similares aos desencadeados pela inalação de CO_2 a 35%. Sua administração é simples e segura e os efeitos são similares aos de um ataque de pânico espontâneo. Além disso, esses efeitos podem ser atenuados pelo pré-tratamento com antagonista de receptores CCK-B, por antidepressivos como a imipramina, a fluvoxamina e citalopram, e por drogas que atuam sobre o complexo receptor GABA-benzodiazepínico, como o lorazepam, a vigabatrina e a tiagabina.

O EMPREGO DE MODELOS DE ANSIEDADE INDUZIDA EXPERIMENTALMENTE PARA INVESTIGAR A NEUROBIOLOGIA DA ANSIEDADE: O EXEMPLO DA SEROTONINA

Embora a serotonina (5HT) tenha sido relacionada com a ansiedade desde o fim da década de 1960, seu papel ainda permanece controverso. Propôs-se que, ainda que a neurotransmissão serotonérgica tenha a função de modular respostas do organismo diante de eventos aversivos, a heterogeneidade desses eventos necessitaria da participação de diferentes subsistemas serotonérgicos. Dessa forma, a serotonina facilitaria as respostas de sistemas de defesa ativados por perigos potenciais, indicadores de eventual estímulo aversivo, enquanto inibiria aqueles ativados por perigos proximais, imediatos. Seus correlatos clínicos seriam, respectivamente, o TAG e o TP. Por hipótese, o modelo de condicionamento aversivo a sons desencadearia preferencialmente respostas a perigo potencial, ao passo que o da simulação de falar em público envolveria o recrutamento de sistemas envolvidos com respostas a perigos proximais. Diversos estudos foram conduzidos investigando o efeito de drogas que modificam a neurotransmissão serotonérgica nesses dois modelos em voluntários sadios (ver Tabela 5.5). Corroborando essa hipótese, a ritanserina, antagonista de receptores 5HT2 que em pacientes aliviou os sintomas de TAG mas agravou o TP, atenua respostas aversivas condicionadas, mas prolonga a ansiedade induzida pela simulação de falar em público. Efeito semelhante foi observado com a nefazodona, outra droga que antagoniza receptores 5HT2. Por outro lado, o liberador neuronal de 5HT d-fenfluramina produz efeitos opostos. Baseado nesse resultado, investigação inicial com alguns pacientes sugeriu que essa droga tivesse propriedades antipânico (infelizmente ela foi posteriormente retirada do mercado devido a efeitos adversos graves).

Estudos em pacientes com transtorno de ansiedade também reforçaram a ideia de que os modelos de CAS e SFP engajariam distintos sistemas de defesa. Por exemplo, pacientes com transtorno de pânico não apresentam diferença no CAS quando comparados aos controles, porém têm número maior de flutuações espontâneas, sugerindo hiperatividade autonômica. No teste de SFP, por outro lado, apresentam níveis maiores de ansiedade basal, mas não respondem ao procedimento específico de falar em púbico, sugerindo um processamento anormal de estímulos ameaçadores proximais.

NOVAS ABORDAGENS

Estudos recentes vêm associando a exposição a eventos ameaçadores com o registro de imagens de ressonância magnética funcional. Verificou-se, por exemplo, que voluntários submetidos, via imagens geradas por computador, a uma situação na qual são perseguidos por um predador virtual e do qual devem procurar escapar sob pena de punição via choque elétrico nas mãos, apresentam ativação de áreas preferencialmente prosencefálicas (córtex pré-frontal medial, amígdala) quando o predador se encontra presentes porém distante. No entanto, sua proximidade leva à ativação preferencial da matéria cinzenta periaquedutal dorsal localizada no mesencéfalo. Esses resultados, além de apoiarem a proposta de processamento diferencial de ameaças proximais e distais, indicam a potencialidade dessa nova abordagem.

REFERÊNCIAS BIBLIOGRÁFICAS

Deakin JFW, Guimarães FS, Graeff FG. Testing 5-HT theories of anxiety in normal volunteers. In: Strategies for studying brain disorders, vol. 1 (Eds. Palomo T, Archer T). Madrid, Editorial Complutense: 211-238, 1994.

Gorenstein C, Andrade LHSG, Zuardi AW. *Escalas de avaliação clínica em psiquiatria e psicofarmacologia*. São Paulo: Casa Leitura Médica, 2008.

Graeff FG, Parente A, Del-Ben CM, Guimarães FS. Pharmacology of human experimental anxiety. Braz J Med Biol Res., 36:421-32, 2003.

Keedwell P, Snaith RP. What do anxiety scales measure? Acta Psychiatr Scand, 93:177-180, 1996.

Siepmann M, Joraschky P. Modelling anxiety in humans for drug development. Current Neuropsychopharmacology, 5:65-72, 2007.

Parte 3

Diagnóstico e tratamento

6

Fobias

Vera Regina Lignelli Otero
Heloisa Helena Ferreira da Rosa
Luiz Alberto B. Hetem

INTRODUÇÃO

Tanto na linguagem cotidiana quanto nas interações verbais entre terapeutas e pacientes os termos ansiedade e fobia são de uso frequente, podendo referir-se a eventos bastante variados. As palavras fobia e medo são usadas, muitas vezes, como sinônimos. Ansiedade na linguagem leiga descreve estados internos imprecisos e sentimentos de apreensão, expectativa e incerteza.

Do ponto de vista da ciência, os estados ansiosos podem ser entendidos quanto à natureza do que se designa como ansiedade, quanto às causas a que se pode atribuí-los, ou ainda quanto às formas ou os tipos que os quadros de ansiedade podem assumir, seja como quadros clínicos, nosográficos, seja segundo os prejuízos funcionais e comportamentais apresentados por quem refere estar ansioso.

É consenso entre os estudiosos do comportamento humano que ansiedade e medo têm função adaptativa e desempenham um importante papel na evolução e na preservação da espécie. Mas, tanto um como outro, quando muito intensos e desproporcionais aos estímulos que os evocam, deixam de ter essa função adaptativa no sentido filogenético e passam a comprometer o desempenho comportamental do indivíduo nas áreas de interação social, trabalho, estudo, relacionamento familiar e saúde, entre outros.

Phobos, palavra grega que dá origem à palavra fobia, era fruto da união entre os deuses Ares e Afrodite. Ele acompanhava Ares nos campos de batalha provocando medo e covardia nos inimigos, o que os fazia fugir. Esse padrão comportamental descrito pelo mito é o que caracteriza, basicamente, o comportamento das pessoas que vivem experiências de intenso temor e buscam fugir e/ou esquivar-se das situações que as atemorizam, sejam essas reais ou imaginárias.

QUADRO CLÍNICO

O aspecto essencial das fobias é o medo persistente, exagerado e irracional, desencadeado pela presença ou pela antecipação de contato com situações ou objetos específicos. Em razão dele, a pessoa fóbica evita a todo custo a situação temida ou a enfrenta com extrema dificuldade. Ataques de pânico (relacionados com estímulos) podem ocorrer se o indivíduo se vê obrigado a confrontar a situação ou o objeto fóbico.

BASES NEUROBIOLÓGICAS

Pouco se sabe sobre os correlatos neurobiológicos e fisiológicos das fobias específicas e da agorafobia, mas têm surgido estudos documentando a neurocircuitaria do medo condicionado e da extinção em voluntários sadios e em pessoas com fobia específica. Na fobia específica a amígdala é ativada durante o processamento do estímulo temido. Outras áreas, incluindo a ínsula e o giro do cíngulo, são ativadas subsequentemente. Há evidências sugerindo atenuação das respostas dessas regiões cerebrais depois de terapia cognitivo-comportamental.

ESTUDOS GENÉTICOS

As fobias específicas têm um componente familiar. Ser parente de primeiro grau de alguém com uma fobia aumenta o risco de desenvolvimento de fobia em relação aos parentes de pessoas sem transtornos mentais (31% *versus* 11%). A fobia "transmitida" em geral é diferente da do parente, embora frequentemente do mesmo tipo (animais, situacionais). Das fobias, a de sangue/injeção parece ter um componente genético maior que o das outras. Um estudo mostrou que 61% das pessoas com fobia de sangue e 29% de injeção tinham parentes de primeiro grau com o mesmo medo. Não foram encontrados estudos específicos sobre a genética da agorafobia. O tema é sempre investigado com transtorno de pânico (ver Capítulo 8 deste volume).

De qualquer maneira, deve-se sempre considerar a importância dos padrões de comportamento aos quais as pessoas são expostas especialmente na convivência direta com parentes de primeiro grau, dado que a aprendizagem vicariante (através de modelo) é uma das maneiras pelas quais algumas fobias se instalam.

EPIDEMIOLOGIA

As fobias simples são muito comuns. O *National Comorbidity Study Replication* (*NCS-R*) revelou prevalência para toda a vida em 12,5%, bastante semelhante à do estudo original, de 1994, que foi de 11,3%. As mais frequentes são de animais e de altura.

Os estudos epidemiológicos mostram que as fobias simples são mais comuns em mulheres, embora haja diferenças de acordo com o tipo de fobia. Por exemplo, a diferença entre mulheres e homens é menor na fobia de altura do que nas outras.

A idade média de início das fobias varia de acordo com o tipo. Fobia de animais, de sangue, de tempestades e de água tende a começar na infância precoce, ao passo que a fobia de altura em geral se inicia na adolescência e fobias situacionais (por exemplo, claustrofobia) mais tardiamente. O *NCS-R* mostrou que a idade média de início da fobia simples é de sete anos, sendo que 50% da amostra relatou aparecimento entre cinco e doze anos de idade.

Com relação ao curso, embora muitas fobias comecem depois de um evento traumático, muitos pacientes não se recordam do início preciso de seu medo. Clinicamente, observa-se que alguns pacientes relatam início súbito do medo, ao passo que para outros ele é mais gradual. Importante notar que há uma diferença entre a idade de início do medo e a da fobia propriamente dita, momento a partir do qual o medo ocasiona incômodo significativo e prejuízo funcional. Em média, essa latência é de nove anos.

A agorafobia sem pânico não é comum. Apesar disso, é uma realidade clínica. A agorafobia sem pânico tem ocorrência maior em mulheres jovens e, como sugerido por levantamentos retrospectivos iniciais, precede o início dos ataques de pânico em número não desprezível de pacientes.

DIAGNÓSTICO DIFERENCIAL

Cabe fazer a distinção entre quadros fóbicos e estados normais de medo ou ansiedade. Muitos indivíduos relatam temor ou apreensão em certas situações. Para se fazer o diagnóstico de fobia específica a pessoa deve se queixar de medo intenso e prejuízo significativo do desempenho quando confrontado com a situação fóbica (McCabe & Antony, 2008).

Nem sempre é fácil a distinção entre os diferentes tipos de fobias específicas. Fobia de dentista, por exemplo, é do tipo ferimento/sangue/injeção ou situacional?

Transtorno de pânico (TP) com agorafobia pode facilmente ser confundido com fobia simples do tipo situacional, visto que pacientes com TP comumente evitam situações circunscritas (como andar de avião), e pacientes com fobias simples podem, eventualmente, apresentar um ataque de pânico.

Antes de se fechar o diagnóstico de fobia específica ou agorafobia sem pânico é preciso descartar outros transtornos de ansiedade (TEPT, TOC), hipocondria (medo relacionado à crença de que se está gravemente enfermo), transtornos alimentares (medo de certos alimentos) e mesmo quadros psicóticos incipientes (medo relacionado à ideia delirante) (McCabe & Antony, 2008).

Também aqui vale enfatizar a importância que deve ser dada às descrições comportamentais, com foco na história de aquisição e fatores de manutenção da fobia em questão.

AS FOBIAS COMO FENÔMENO COMPORTAMENTAL

Neste capítulo as diferentes fobias serão estudadas partindo dos comportamentos que as caracterizam, dado que o enfoque teórico dos processos de aquisição e manutenção das fobias aqui adotado é o da Análise do Comportamento. Consequentemente, as possibilidades de intervenção que serão descritas são as da Terapia Comportamental.

ANÁLISE DO COMPORTAMENTO

Há muito as ciências desistiram de quaisquer explicações sobrenaturais e voltaram-se para a observação do universo, buscando a explicação dos eventos da natureza a partir de outros eventos, também naturais. A psicologia, nascida como outras ciências, da filosofia, separou-se dela há muito tempo, quando surgiram a psicologia objetiva e a psicologia comparativa. A primeira voltada para a importância dos métodos de observação e de experimentação e a segunda para a origem comum das espécies, a seleção natural e a busca de explicações naturais para o comportamento humano.

Nesse contexto surge o Comportamentismo (Behaviorismo) que é o fundamento filosófico da Análise Experimental do Comportamento (AEC) e de suas aplicações. Assim, a Terapia Comportamental* é a área de aplicação clínica dos conceitos e princípios estudados e descritos pela AEC.

As primeiras concepções behavioristas foram publicadas em 1913, por J. B. Watson (1879-1958), que propôs uma ciência do comportamento que rejeitava conceitos como mente e consciência e também a introspecção por sua subjetividade e estudava apenas comportamentos objetivamente observados.

O mais conhecido behaviorista depois de Watson é B. F. Skinner (1904-1990). Para ele uma ciência do comportamento deveria usar termos e conceitos que permitissem explicações verdadeiramente científicas. Skinner afirma:

> O corpo trabalha como o faz por causa das leis da física e da química; e faz o que faz, devido à sua exposição às contingências de variação e seleção. A fisiologia nos conta como o corpo funciona; as ciências de variação e seleção nos contam como e porque um corpo que trabalha daquela maneira. (1990, p. 1207)

O pressuposto causal adotado pela Análise do Comportamento é o de que os comportamentos são selecionados pelas suas consequências. A dedução direta desse pressuposto é de que não há comportamento patológico assim como não há comportamento normal. Há, sim, unidades funcionais de interação entre organismo e ambiente (contingências de reforçamento), responsáveis pela modelagem, manutenção ou enfraquecimento de comportamentos. Numa avaliação, sempre arbitrária, os comportamentos são considerados desejáveis ou indesejáveis pelo indivíduo ou pelo grupo social ao qual ele pertence ou com o qual interage. Desse ponto de vista, a classificação dos comportamentos é focada em seus determinantes, que podem ser agrupados em três classes: história genética, história de contingências de reforçamento e contingências funcionais atuais.

Desse modo, o que se entende por comportamento não é a mera atividade de uma pessoa. Na concepção behaviorista, é uma relação de um organismo com o ambiente em que vive. Portanto, "comportamento", como unidade de análise, envolve: os estímulos que o precedem (antecedentes), o que ocorre no organismo (ações do organismo/respostas) e

* Terapia Comportamental, Análise do Comportamento, Terapia por Contingências, Terapia Analítico-Funcional referem-se a práticas clínicas baseadas na AEC.

as alterações ambientais que o sucedem (consequentes). Essa unidade de análise possibilita o estudo do comportamento, dos mais simples aos mais complexos, sem restrições metodológicas. A relação organismo-ambiente pode envolver desde situações aparentemente simples (como piscar na presença de uma luz forte, parar o carro diante da luz vermelha do semáforo), até as extremamente complexas (como solucionar um problema de física, emudecer diante de uma plateia, ficar paralisado diante da figura de uma cobra).

Seja qual for a complexidade do comportamento estudado, estamos sempre diante de relações que envolvem apenas o estímulo antecedente e a resposta (reflexos) ou relações que envolvem, além dos estímulos antecedentes e da resposta, também os estímulos que a seguem (comportamento operante). Muitas vezes, em situação natural, os estímulos antecedentes e consequentes não estão acessíveis à observação.

Para compreender o processo de desenvolvimento de uma fobia, seja ela qual for, precisamos nos deter nos conceitos de: reflexo incondicionado, condicionamento clássico, comportamento operante, interação operante respondente.

REFLEXO INCONDICIONADO

Um reflexo é uma resposta produzida *necessariamente* na presença de um estímulo. O reflexo não é o estímulo, nem a resposta, mas a relação entre ambos. Dizemos que o estímulo provoca, elicia a resposta ou que a resposta é eliciada pelo estímulo.

Os reflexos são produto da seleção natural e parecem estar sempre envolvidos na manutenção da saúde, promoção da sobrevivência e da reprodução, assim como os padrões mais complexos de comportamento, apresentados por diferentes espécies. Tanto os reflexos quanto os padrões fixos de ação que envolvem comportamentos mais complexos fazem parte de relações estáveis com eventos ambientais e são reações que aumentam a aptidão para a sobrevivência por estarem disponíveis quando necessários. Parece que entre todas as espécies, a humana é a que mais depende de aprendizagem, embora o comportamento humano não seja inteiramente aprendido. Temos muitos reflexos e também padrões fixos de ação que podem ser modificados ou eliminados mediante treino cultural.

CONDICIONAMENTO CLÁSSICO OU RESPONDENTE

O condicionamento clássico ou respondente é um tipo de aprendizagem que ocorre com os reflexos e padrões fixos de ação. É chamado condicionamento porque quem o descreveu, I. P. Pavlov, usou o termo reflexo condicional para se referir ao resultado dessa aprendizagem. Pavlov descobriu que quando um estímulo, tal como um som, precede com regularidade o ato de apresentar alimento a um cão, usado como provocador fisiológico da salivação, o comportamento na presença de som se altera. Depois de uma série de pareamentos som-alimento, um cão começa a salivar e a secretar sucos digestivos também na presença do som. O som, assim, adquire a propriedade de eliciar salivação graças ao processo de pareamento anterior com o alimento.

Situações que indicam perigo induzem grande número de reações reflexas e padrões fixos de ação que variam de uma espécie a outra. Nos seres humanos acarretam mudanças no batimento cardíaco, na pressão sanguínea e na secreção glandular, entre outros.

Em diferentes espécies as situações que representam ameaça ou perigo induzem uma série de comportamentos agressivos e/ou defensivos. Por um processo de condicionamento respondente, estímulos originalmente neutros pareados com estímulos potencialmente ameaçadores adquirem a propriedade de eliciar respostas de medo. O modelo do condicionamento clássico descreve alguns dos padrões comportamentais que ocorrem no desenvolvimento das fobias.

COMPORTAMENTO OPERANTE

Para definir comportamento operante é necessário reafirmar o conceito de comportamento como uma relação que envolve necessariamente três termos que os analistas de comportamento nomeiam como *tríplice contingência*: um estímulo que antecede a ação (estímulo antecedente), a ação propriamente dita (resposta do organismo) e um evento que segue a resposta (consequência, que pode ser gratificante ou punidora, no sentido de fortalecer ou enfraquecer a resposta). Uma propriedade importante do comportamento é que ele pode ser afetado por suas consequências.

Consequências para comportamentos estão presentes no ambiente natural e podem também ser planejadas para promover aprendizagem operante. Dessa forma novos comportamentos podem ser modelados e mantidos por suas consequências. Assim podemos entender como o processo de variação e seleção que ocorre na história de vida de cada um nos torna tão diferentes uns dos outros. Por exemplo, numa mesma família, aparentemente, estão mantidas condições minimamente semelhantes quanto às práticas educativas, nível socioeconômico e cultural, religião e outras variáveis relevantes. Ainda assim, essas semelhanças produzem diferentes histórias de vida e diferentes repertórios comportamentais, dado que a relação antecedente-resposta-consequente (comportamento como relação e não resposta) é única para cada interação entre os membros da família. Por exemplo, pais que exercem sua autoridade por meio de práticas coercitivas (uso frequente de punição física e/ou verbal) poderão ter um dos seus filhos com características de fobia social, outro com comportamento predominantemente agressivo e, ainda, um filho adaptado nas suas relações sociais. O antigo jargão "cada caso é um caso" aplica-se sempre e necessariamente.

SOBREPOSIÇÃO OPERANTE-RESPONDENTE

Falamos de comportamento operante quando estamos diante de respostas emitidas e mantidas pelas consequências produzidas no ambiente. No comportamento respondente as respostas são eliciadas por estímulos específicos. Ao contrário do comportamento operante, o comportamento respondente não é modelado pelas consequências que produz; ele é apenas resposta a algum estímulo.

Skinner refere-se ao medo como uma resposta das glândulas e dos músculos lisos e também como uma possibilidade reduzida de movimentação em direção ao objeto temido e a uma alta probabilidade de afastamento dele. Os comportamentos categorizados como medo podem ser topograficamente descritos por três sistemas de respostas: fisiológicas (respondentes como taquicardia, sudorese, tremor etc.), comportamentos publicamente observáveis (roer unhas, correr, gritar etc.) e comportamentos privados (a pessoa fala para si mesmo que está com medo, ou que não vai conseguir realizar uma tarefa ou sair de uma situação aversiva). Tanto os comportamentos públicos quanto os privados são operantes. O que os distingue é o acesso do observador a eles.

Os comportamentos de medo, complexos como todo o comportamento humano, envolvem ocorrência simultânea de operantes e respondentes, o que deve ser sempre levado em conta no tratamento das fobias.

AS FOBIAS COMO FENÔMENO COMPORTAMENTAL: DESENVOLVIMENTO E CARACTERIZAÇÃO

O estudo, a descrição e o tratamento das fobias são referidos na literatura médica e psicológica como especificidades dos transtornos de ansiedade. Os transtornos de ansiedade definem-se como fenômeno clínico quando implicam comprometimento ocupacional, perturbando ou impedindo atividades profissionais, sociais e acadêmicas, quando representam um grau de sofrimento significativo e quando os comportamentos de evitação e eliminação desse sofrimento ocupam um tempo considerável na vida da pessoa.

Nas fobias, diante de um evento ameaçador ou incômodo, o indivíduo tende a emitir comportamentos que eliminam, amenizam ou adiam esse evento. As respostas envolvidas nesse processo podem ser classificadas como comportamentos de evitação e/ou de eliminação do estímulo temido e ainda comportamentos de verificação, que adiam ou eliminam temporariamente a ameaça representada pelo estímulo em questão. Em qualquer desses casos, o que mantém os comportamentos ansiosos é a retirada ou o adiamento da apresentação do evento aversivo ou assustador.

O medo é uma emoção universal e necessária. Essa emoção, constituída por um conjunto de comportamentos (operantes e reflexos) protege o organismo de um perigo que o ameaça. Os comportamentos desencadeados pela avaliação que uma pessoa faz diante de situações de perigo evita "prejuízos" e perda de reforçadores. Após desempenhar seu papel de alertar, o medo deveria diminuir, pois implica uma ativação simpática com respostas fisiológicas intensas (respondentes) que, se prolongadas, tornam-se prejudiciais. Os estados corporais desagradáveis produzidos pela ameaça de perigo persistem naqueles que apresentam transtornos ansiosos. Concomitantemente à ativação fisiológica as pessoas podem apresentar comportamentos de evitação e fuga que caracterizarão uma fobia, a depender da frequência com que ocorrem e dos prejuízos funcionais que acarretam.

Os estados corporais produzidos pela situação ameaçadora são também acentuados por processos verbais (operantes). Tais processos constituem a forma como a própria pessoa avalia as emoções envolvidas no episódio "ameaçador". Por isso, pensar: "Eu tenho medo"; "Não vou conseguir"; "Todos estão me olhando", por exemplo, confere maior aversividade ao estímulo ameaçador. Os comportamentos de fuga e esquiva (operantes) são reforçados por terem a função de adiar o contato (evitação) com a situação temida e ainda proteger da aversividade aquele que foge ou se esquiva. A esquiva fóbica é uma característica comum a todos os transtornos de ansiedade, mantida predominantemente por reforçamento negativo (a resposta elimina ou adia a ocorrência da situação aversiva).

O Quadro 6.1 (adaptado de Banaco & Zamignani, 2005) mostra a caracterização das fobias de acordo com o tipo de evento aversivo e as respostas de fuga/esquiva.

Quadro 6.1

Caracterização das fobias de acordo com o estímulo aversivo e as respostas emitidas

Tipos de fobia	Estímulos aversivos	Resposta de fuga/esquiva
Fobia específica	Específicos	Evitação/Eliminação
Fobia social	Crítica ou avaliação de terceiros	Evitação/Eliminação, Verificação
Agorafobia	Ambientes sem possibilidade de proteção ou escape	Evitação/Eliminação

O desenvolvimento das fobias resulta de processos de aprendizagem que envolvem condicionamento respondente e aprendizagem operante, já exaustivamente estudados em pesquisas com animais e sujeitos humanos.

FOBIAS ESPECÍFICAS

São chamadas fobias específicas todas aquelas em que a reação de medo está circunscrita a objetos ou a situações concretas, como algum animal e lugares altos ou fechados, entre outras. Dado que o conjunto de estímulos que evocam a reação de medo fóbico é limitado e específico, muitos indivíduos que sofrem de uma fobia podem evitar a situação temida com certa facilidade. Os prejuízos pessoais podem ser mínimos, em especial se a probabilidade de confronto for pequena, como no caso de fobias por cobras ou aranhas num ambiente urbano, o que adia a busca de tratamento.

Empiricamente, observamos que os tipos de fobias específicas podem ter relação com as circunstâncias de uma determinada época, como fobia de contaminação por HIV, irradiações nucleares, desastres ambientais, sequestros e outros. A natureza dos estímulos que potencialmente podem chegar a desencadear uma reação fóbica é ampla e é curioso constatar a extensão das listas de fobias possíveis, cada uma com seu nome próprio. Brontofobia (tempestades), ornitofobia (pássaros), hipofobia (cavalos) são exemplos de uma lista extensa que se refere apenas ao estímulo desencadeador da reação fóbica e não tem, de fato, utilidade clínica. No máximo tem uma função descritiva, porém insuficiente e limitada do ponto de vista da atuação terapêutica.

O quadro pode ser classificado de acordo com o foco da fobia em cinco categorias: animais, ambientes naturais, situacionais, ferimento/sangue/injeção e outras.

Segundo o Grupo de Trabalho de Transtornos de Ansiedade do *DSM-IV* isso se justifica porque os diferentes tipos de fobias diferem com relação à idade de início, gênero, tempo de reação e previsibilidade da resposta fóbica e tipo de reação fisiológica durante a exposição à situação fóbica. Talvez a diferença mais consistente entre os tipos de fobias seja a tendência de indivíduos com fobia a ferimento/sangue/injeção desmaiarem na situação fóbica. Especificamente, pessoas com esse tipo de fobia apresentam resposta fisiológica bifásica, composta inicialmente por aumento da vigilância seguida de queda abrupta da frequência cardíaca e da pressão arterial. Essa resposta ocorre em cerca de 70% das pessoas com fobia a sangue e em 56% das que têm fobia a injeção.

Nas fobias a animais, a pessoa apresenta medo excessivo de animais, como baratas, cães, gatos, pássaros, lagartos etc. O medo e a evitação são comportamentos relacionados ao animal em si e podem ser desencadeados por um amplo gradiente de estímulos, desde a imagem gráfica do animal até atingir seu ponto máximo na presença do próprio animal, parado ou em movimento.

As fobias situacionais que também têm nomes específicos, com prefixos gregos ou latinos, envolvem um conjunto variado de eventos e as mais frequentes são fobia de avião, de dirigir veículos, de lugares muito movimentados, de altura (acrofobia), de lugares fechados (claustrofobia). Essas fobias podem apresentar-se de forma isolada ou como parte dos transtornos de pânico.

Não é incomum que pessoas com fobias específicas relatem medo de sentir as sensações tipicamente associadas ao medo intenso experimentado na situação fóbica (palpitações, sensação de falta de ar, tonturas) ou ainda às consequências negativas resultantes da reação ao estímulo temido (constrangimento, acidentes).

As fobias específicas podem ter início em qualquer momento da vida, mas o período mais típico é a infância. Ocorre uma diminuição de novos casos à medida que a idade aumenta. É sabido que medos moderados, comuns na infância, são transitórios, fazem parte do desenvolvimento e tendem a desaparecer com o tempo. Mas alguns deles podem persistir como transtorno fóbico até à vida adulta e para isso concorrem as características individuais (predisposição genética) e contingências que o ambiente provê para o comportamento fóbico. Tais contingências podem ser de reforçamento negativo produzidas pelas respostas de fuga e esquiva, ou eventual reforçamento positivo para comportamentos relacionados às manifestações de medo e adiamento da aversividade da situação com as respostas de evitação.

Quanto ao início das fobias específicas, a literatura refere três principais origens: experiências reais de natureza traumática (condicionamento), experiências vicárias (aprendidas por modelação e imitação) e transmissão de informação verbal indicando perigo. Há outras possibilidades, como constatamos na prática clínica, como fobias com começo espontâneo e inesperado e sem experiência traumática ou vicária. A maneira como a fobia tem início é menos importante que a análise funcional das contingências de reforçamento (positivo ou negativo) que mantém os comportamentos fóbicos.

FOBIA SOCIAL

O Capítulo 7 deste volume trata exclusivamente do Transtorno de Ansiedade Social (fobia social). Consideramos pertinente, apesar do risco de alguma superposição, manter este tópico pois ele é bastante importante para o desenvolvimento da fundamentação teórica que adotamos.

O termo fobia social refere-se ao medo diante da perspectiva de ser observado, em especial quando o indivíduo precisa fazer certas atividades na presença de outros. Essas atividades incluem comer, beber, escrever, assinar, usar aparelhos públicos, trabalhar ou viajar em transportes públicos, caminhar com outras pessoas, falar para outras pessoas ou simplesmente ser olhado. As principais preocupações incluem o medo de ser incapaz de se expressar, parecer estúpido, não saber o que dizer e ser ignorado, entre outros. As pessoas com fobia social avaliam as situações problemáticas como ameaçadoras e potencialmente catastróficas. Descrevem uma incapacidade para atender às demandas da situação. Na maioria dos casos, a ameaça suposta é a de avaliação negativa, embora a natureza exata da ameaça possa ter distintas formas, incluindo sensações de vergonha e embaraço. Um dos fatores que com frequência mantêm ansiedade e fobia social é o medo de que os outros percebam e avaliem negativamente as próprias reações de medo ou ansiedade.

O critério para a distinção diagnóstica entre a ansiedade social clínica (que demanda intervenção) e a subclínica é sempre arbitrário e individualizado. A avaliação leva em conta o mal-estar e as limitações que resultam das esquivas fóbicas e o prejuízo social que essas acarretam. A relevância clínica na ansiedade social só é obtida de avaliação clínica individual. Os efeitos da fobia social sobre a vida do indivíduo variam desde evitações em situações específicas até isolamento social quase total.

Os fóbicos sociais costumam apresentar manifestações somáticas ao experimentarem ansiedade (rubor, sudorese, palpitação, tremor das mãos ou da fala, urgência em evacuar). Outros com esse mesmo transtorno relatam apenas perceberem-se ansiosos e com medos intensos, sem as manifestações somáticas. A perspectiva de enfrentar uma das situações temidas leva à sua evitação ou, quando os enfrentamentos são inevitáveis, a pessoa relata sentir muito mal-estar e até mesmo pode apresentar uma crise de pânico. A evitação fóbica pode ser extrema (evitar todos os contatos interpessoais fora do ambiente familiar) ou bastante sutil (desviar os olhos, usar óculos escuros, evitar iniciar conversação etc.).

Numerosos autores assinalam que o período mais frequente de aparecimento da fobia social situa-se entre os quinze a vinte anos, ou seja, durante a adolescência e o início da vida adulta. Enfatizam que nessa fase do desenvolvimento humano a participação no grupo social adquire uma significação maior, pois a tarefa evolutiva predominante nesse período é estabelecer o papel próprio e o lugar em um sistema social diferente da família. O Quadro 6.2 adaptado de Caballo (1995) apresenta as situações mais frequentemente temidas nas fobias sociais.

A maioria dos autores está de acordo que, uma vez adquirida, a fobia social é contínua e tende a ser duradoura. Seu desenvolvimento pode ser gradual ou aparecer em seguida a uma experiência humilhante ou estressante. No primeiro caso as manifestações fóbicas aparecem numa gama de situações (fobia social generalizada), ao passo que as fobias adquiridas de forma repentina manifestam-se em situações circunscritas (fobia social discreta). Considera-se também na fobia social que os medos são aprendidos, adquiridos por condicionamento direto, condicionamento vicariante ou por transmissão de informações e/ou instruções. O medo vai aumentando gradualmente como resultado de experiências repetidas ou por meio de aprendizagem social.

Quadro 6.2

Situações mais temidas nas fobias sociais

Situações interativas	Situações não interativas
Iniciar e/ou manter conversas	Falar perante uma audiência
Ficar perto de outra pessoa	Agir diante de outras pessoas
Participar de uma festa	Ser o centro das atenções
Comportar-se assertivamente	Comer/beber em público
Telefonar, em especial para desconhecidos	Escrever ou trabalhar enquanto está sendo observado
Falar com autoridades	Usar banheiros públicos
Dar e receber ordens	
Falar num grupo pequeno	
Assistir reuniões ou congressos	

A avaliação de uma pessoa com fobia social deve considerar de forma sistemática os sintomas fisiológicos e comportamentais e as relações entre uns e outros. A gravidade da fobia é função do grau de interferência na vida diária, incluindo aqui a capacidade para o trabalho e para os relacionamentos afetivos. Também nesse caso nem sempre é necessário obter uma história detalhada sobre a origem da fobia, dado que é mais importante identificar os fatores que a mantêm, pois são esses que interferem no seu curso.

AGORAFOBIA

O termo agorafobia tem origem na palavra grega ágora que significa lugar público de reunião. Trata-se de um medo irracional e persistente de ficar só em lugares públicos, nos lugares em que pode ser difícil sair ou obter ajuda no caso de uma incapacitação repentina. Entre as situações que evocam esse medo intenso estão sair à rua, usar transportes públicos, ir a lugares muito frequentados (supermercados, cinemas, igrejas, campos de futebol etc.).

A agorafobia não é um mero conjunto de fobias específicas. O que a caracteriza é a existência de inúmeros medos cujo núcleo é o medo de lugares públicos. Toda agorafobia começa com um primeiro ataque de pânico que ocorre habitualmente num lugar público. Não é raro que esse ataque de pânico ocorra numa situação de estresse ou em momentos de grande sofrimento (morte de um ser querido, divórcio, doença etc.) pouco relacionados com a agorafobia em si. Esse mal-estar inespecífico pode associar-se posteriormente a situações que induzem a esquivas.

Há sugestões de que haja dois tipos de agorafobia: primária (que ocorre sem ataques de pânico) e secundária (com ataques de pânico que caracterizam o transtorno de pânico). O enfoque da abordagem terapêutica pode variar na dependência desse refinamento do diagnóstico.

As alterações comportamentais, fundamentalmente comportamentos de evitação e fuga, são acompanhadas por alterações psicofisiológicas (aumento da ativação autonômica simpática e ataques de pânico). Essas alterações comportamentais e somáticas produzem uma ansiedade antecipatória que fortalece de forma vigorosa os comportamentos de esquiva.

As sensações de medo e o pânico habitualmente diminuem quando a pessoa sai da situação (comportamento de fuga). O resultado é que a pessoa tende a evitar a situação original e, por um processo de generalização, evita também outros lugares públicos onde nunca experimentou o medo e o pânico. As esquivas de lugares públicos passam a ocorrer cada vez mais frequentemente a ponto de incapacitar as pessoas que, nos casos mais intensos, ficam confinadas aos limites de sua casa. Como decorrência da incapacidade para trabalhar, da limitação de contatos sociais e das restrições de mobilidade (viajar, por exemplo), o aparecimento de problemas familiares, especialmente os conjugais é frequente. Por essa razão a agorafobia é considerada o quadro fóbico mais limitante e comprometedor.

Os comportamentos de esquiva se mantêm por processos de reforçamento negativo e reforçamento positivo. A esquiva ou a fuga do estímulo fóbico (lugares concorridos, transportes públicos etc.) reduzem as sensações aversivas. Dessa forma por um processo de reforçamento negativo (as respostas removem o estímulo aversivo) os comportamentos de permanecer em casa, sair sempre acompanhado, carregar remédios no bolso etc. são reforçados. Os comportamentos de evitação e de permanência em casa podem ser positivamente reforçados quando as queixas de sofrimento da pessoa suscitam poderosos reforçadores sociais, como manifestações de simpatia, compreensão e apoio.

TRATAMENTO

O objetivo principal do tratamento das fobias é a diminuição do medo e do comportamento de evitação para um nível que não ocasione tanto desconforto e limitação funcional.

O tratamento farmacológico é eficaz e efetivo nos casos de fobia social (ver Capítulo 6), mas de utilidade bastante restrita nas fobias específicas e na agorafobia, quadros em que a terapia comportamental e cognitivo-comportamental proporcionam os melhores resultados.

TERAPIA COMPORTAMENTAL

Para nosso propósito neste capítulo é importante destacar o fenômeno da habituação e como se dá a extinção dos comportamentos respondentes e dos comportamentos operantes. Todos esses processos estão presentes no manejo clínico das fobias feito pelos terapeutas comportamentais. Embora nenhum desses processos ocorra isoladamente, convém discuti-los em separado.

Habituação

O tratamento das fobias envolve o que a princípio pode parecer paradoxal: para se livrar do medo é preciso senti-lo. Ao sentir o medo a pessoa experimentará um conjunto de emoções e sensações desagradáveis que constituem os respondentes (reflexos) eliciados na presença da estimulação aversiva. A proposta de enfrentamento do medo de forma planejada fundamenta-se no fenômeno chamado habituação. A habituação é uma característica do responder eliciado, produzida por uma variedade de estímulos e ocorre com respostas bastante diferentes. A habituação refere-se à diminuição e posterior extinção da ansiedade nas situações que originalmente a desencadeiam. Na exposição à situação temida, após atingir um pico máximo de intensidade, a ansiedade atinge um platô que se mantém por algum tempo e diminui em seguida. As repetições promovem uma diminuição gradual no nível de ansiedade para aquela situação e seu patamar máximo diminuirá gradualmente de acordo com o número de exposições. Considera-se que ocorreu habituação quando na presença da situação aversiva o nível de ansiedade relatado é próximo de zero ou inexistente.

Extinção

Extinção é uma operação que tem por objetivo alterar a frequência e/ou a intensidade de ocorrência de um comportamento mediante a quebra da relação de contingência entre uma resposta e sua consequência (extinção operante), ou pela apresentação não pareada, seja do estímulo condicionado ou do estímulo incondicionado (extinção respondente). A extinção, como operação de manejo de contingências, promove mudanças comportamentais reflexas (extinção respondente) e operantes (extinção operante) e é de grande relevância na clínica.

Extinção respondente

Os respondentes condicionados são as respostas que através de pareamento passaram a ser eliciadas por estímulos previamente neutros para aquela resposta. Por exemplo, nas fobias específicas, o local onde a pessoa teve contato com o objeto que produz medo geralmente passa a ser temido tanto quanto o próprio objeto. Por um processo de condicionamento respondente, o local adquiriu propriedades aversivas equivalentes às do objeto original e passa a ter força suficiente para eliciar as mesmas respostas de medo. A extinção dos respondentes ocorre quando estímulos condicionados voltam a ter função de estímulos neutros para aquelas respostas específicas. Diz-se que ocorreu extinção respondente quando a pessoa deixa de sentir reações corporais intensas e desagradáveis na presença de um cão ou em um supermercado, por exemplo. Esses reflexos deixam de ocorrer quando a relação estímulo condicionado e incondicionado deixa de ser contingente.

Extinção operante

Como afirmamos anteriormente um comportamento operante é adquirido e mantido pelas consequências que acarreta. O ambiente social provê consequências ou reforçadores que têm a função de fortalecer respostas desejáveis e diferenciadas diante das demandas do grupo social ou de instituições. Tanto os comportamentos desejáveis quanto os indesejáveis são mantidos pelas consequências. Um evento que segue um comportamento só pode ser avaliado como reforçador pelo efeito que produz. A mesma coisa ocorre com eventos aversivos contingentes a comportamentos. O senso comum não é suficiente para definir um evento como reforçador ou aversivo. A função da consequência define-se pelo resultado que produz naquele organismo específico. Quando os reforçadores que mantêm um comportamento são retirados, isto é, deixam de ocorrer, dizemos que ocorreu uma operação de extinção, como no momento em que não se cumprimenta mais aquele que não responde ao cumprimento, não se pede favor a quem nunca se dispõe a ajudar.

Vários fatores interferem na resistência de um comportamento à extinção. A descrição desses fatores foge aos objetivos deste texto e recomendamos um estudo mais aprofundado sobre princípios básicos da análise do comportamento. De forma sucinta o Quadro 6.3 descreve as operações que produzem aumento ou redução de respostas operantes.

Quadro 6.3

Operações que alteram a probabilidade de ocorrência de um comportamento operante

Operações que *aumentam* a frequência de respostas	
Reforçamento	
Positivo	**Negativo**
A resposta é seguida de um estímulo reforçador positivo (a mãe dá um doce e a criança sorri e agradece – o comportamento da mãe foi positivamente reforçado).	A resposta remove ou adia a apresentação de um estímulo aversivo (a mãe dá o doce para a criança e esta para de chorar – o comportamento da mãe foi negativamente reforçado).
Operações que *diminuem* a frequência de respostas	
Extinção	**Punição**
O estímulo reforçador positivo não ocorre mais depois da emissão da resposta (a mãe dá um doce e a criança não olha para ela, nem agradece – o comportamento da mãe entra em extinção).	A resposta é seguida de um estímulo aversivo (a mãe dá um doce e a criança chora e/ou a agride – o comportamento da mãe foi punido).

No tratamento das fobias fundamentado na análise do comportamento usam-se técnicas e procedimentos que envolvem principalmente: a) os processos de habituação; b) as operações de extinção respondente e operante; c) a aprendizagem de comportamentos novos através de modelagem, modelação, instruções e treino discriminativo, entre outros. Seja qual for o desenho terapêutico escolhido para cada caso clínico esse será único e individualizado segundo a história de aquisição e os fatores mantenedores dos comportamentos fóbicos. O tratamento das fobias com tais técnicas e procedimentos é parte de um processo terapêutico amplo em que muitas outras demandas do cliente recebem atenção. Não se pode atribuir determinantes causais comuns para comportamentos aparentemente (topograficamente) semelhantes, nem adotar procedimentos terapêuticos similares para queixas semelhantes. Ainda que as queixas sejam semelhantes, os problemas comportamentais podem ser diferentes e, assim, o tratamento pode ser mais prolongado em alguns casos. Disso decorre não ser possível prever a ocorrência de mudanças a partir de um número preestabelecido de sessões.

Os procedimentos adotados no manejo clínico das fobias incluem dessensibilização sistemática, exposição e prevenção de respostas.

Dessensibilização sistemática

A dessensibilização sistemática é uma intervenção terapêutica desenvolvida por J. Wolpe em 1958 como um método para reduzir as reações de ansiedade. Baseia-se nos princípios do condicionamento clássico. A suposição básica é a de que respostas de ansiedade diante de estímulos que provocam medo podem ser eliminadas ou enfraquecidas pelo princípio da inibição recíproca: se uma resposta inibidora de ansiedade puder ser produzida na presença de estímulos eliciadores de ansiedade, ela enfraquecerá a relação entre esses estímulos e a ansiedade produzida por eles (contracondicionamento).

O procedimento envolve dois componentes diversos. O primeiro consiste em ensinar ao paciente uma resposta contrária à ansiedade e para esse propósito vale-se de relaxamento progressivo ou de algum outro procedimento de relaxamento. Pode-se também empregar outras respostas incompatíveis com a ansiedade que já existam no repertório do paciente, como respostas assertivas e de enfrentamento. O segundo componente consiste numa exposição gradual aos estímulos que produzem medo. O relaxamento contrapõe-se aos estímulos eliciadores de ansiedade a partir de uma hierarquia de medos construída pelo próprio paciente. A exposição pode ser feita através da imaginação ou ao vivo.

A construção de hierarquias consiste na elaboração de uma lista de estímulos relacionados com os objetos fóbicos, ordenados segundo a quantidade de ansiedade que eliciam, da menor para a maior, feita pelo paciente sozinho ou com a ajuda do terapeuta. Na construção de hierarquias não deverá haver um grau de ansiedade muito grande entre dois itens. Devem-se definir situações intermediárias que se intercalem, tornando mais suave a passagem de uma situação para outra. Um método usado para facilitar a construção de hierarquias é recorrer a uma escala de unidades subjetivas de ansiedade (USDs). Solicita-se que o paciente descreva a pior situação possível, que desperte o maior grau de ansiedade. A essa situação dá-se valor 100. Faz-se a mesma coisa com a de menor grau de ansiedade a que se dá valor 10 ou menos. A partir daí pede-se ao cliente que distribua os valores intermediários para as outras situações.

A dessensibilização propriamente dita é a combinação entre o relaxamento e a exposição do paciente aos itens da hierarquia construída, iniciando-se pela que provoca menor ansiedade. Depois que o paciente informa estar relaxado a primeira cena da hierarquia é apresentada. O terapeuta descreve a cena que o paciente deve imaginar intercalando com novas instruções de relaxamento até que a ansiedade se reduza a zero (o paciente relata o grau que atribui à ansiedade que experimenta diante daquela cena). O número de exposições a uma mesma cena varia em razão das respostas de ansiedade que esta evoca. Vale lembrar que após a extinção de respondentes condicionados há a possibilidade de recuperação espontânea, por isso recomenda-se a repetição da exposição em sessões futuras para garantir a extinção. Para evitar a habituação a uma dada cena apresentada durante a dessensibilização recomenda-se a introdução de uma nova cena que tenha valor igual à que está sendo apresentada. Depois das exposições imaginárias, recomenda-se a realização de exposições ao vivo.

Dessensibilização sistemática *in vivo*

A dessensibilização sistemática *in vivo* implica uma exposição direta, graduada aos objetos ou a situações temidos. Difere da dessensibilização na imaginação, pois em geral não se aplica uma técnica específica de relaxamento. A confiança do paciente no terapeuta e a segurança que sente a seu lado inibem as respostas de ansiedade nos episódios de exposição. É preciso levar em conta a aversividade do procedimento. O paciente é convidado a expor-se a situações conhecidamente aversivas sem emitir as habituais respostas de esquiva. Uma relação terapêutica construída de modo a produzir sentimentos mútuos de respeito, confiança e segurança aliados à competência teórica do terapeuta é fundamental para assegurar o sucesso do procedimento. O procedimento é essencialmente o mesmo que o da dessensibilização por meio da imaginação. Constroem-se hierarquias com as situações que o paciente teme e as exposições iniciam-se pela situação que provoca menos ansiedade. O terapeuta acompanha as exposições proporcionando apoio, ajudando-o na auto-observação, dando modelo de outras respostas possíveis, valorizando as mudanças observadas. Da mesma forma que na dessensibilização por meio da imaginação, é essencial que o paciente não manifeste ansiedade num determinado item da hierarquia, antes de passar ao item seguinte.

A dessensibilização sistemática fundamentou o desenvolvimento da técnica de exposição e prevenção de respostas usada no tratamento das fobias e de outros transtornos de ansiedade.

Exposição com prevenção de respostas

Esse procedimento guarda uma semelhança com a técnica de dessensibilização sistemática quanto à exposição gradual a partir de uma hierarquia de medos construída com cada paciente. O objetivo é reduzir ou eliminar os comportamentos de fuga/esquiva e os respondentes eliciados na presença da situação aversiva. Dessa maneira, prevenção de respostas refere-se ao esforço para não responder com comportamentos de fuga e/ou esquiva durante a apresentação de cada item da hierarquia, conforme um compromisso assumido com o terapeuta ou outra pessoa que eventualmente o acompanhe nas exposições. A lógica de se começar pelos itens da hierarquia que provocam menos ansiedade é assegurar a maior probabilidade da prevenção de resposta. O uso desse procedimento visa à ocorrência dos fenômenos da habituação e do contracondicionamento (instalação de respostas incompatíveis com a ansiedade).

Ao construir hierarquias é preciso definir um objetivo concreto e factível a ser atingido. Podem-se construir várias hierarquias para um mesmo problema e cada uma deverá ter de cinco a doze itens a serem enfrentados. As exposições poderão ser feitas com o terapeuta, acompanhante terapêutico, pessoas da família treinadas para isso ou ainda por autoexposição. Em qualquer dessas situações é fundamental que o paciente permaneça em cada item até que a ansiedade produzida pela situação se reduza no mínimo 50% antes de avançar para o próximo item. As exposições devem ser feitas várias vezes ao dia, quando possível, e a duração dos enfrentamentos é adaptada a cada paciente, mas deve ser longa o suficiente para que a ansiedade se reduza.

O uso da técnica de exposição com prevenção de respostas requer adesão do paciente que deverá participar ativamente de todo o processo, tendo conhecimento da lógica do procedimento. O terapeuta deverá adaptar a linguagem técnica sobre os fundamentos dessa intervenção ao nível de compreensão de cada um antes de construir a hierarquia e fazer a exposição. Um cuidado especial diz respeito ao uso de exposição com pacientes cardiopatas. Nesse caso o terapeuta deverá ter orientação do médico responsável quanto às possíveis limitações à exposição planejada. Pacientes sob efeito de drogas ansiolíticas não se beneficiarão da técnica.

ESPECIFICIDADES DO TRATAMENTO DA FOBIA SOCIAL

Na fobia social, devido às esquivas e evitações de situações que envolvem interação com outras pessoas, ocorre frequentemente um déficit comportamental no repertório de habilidades sociais. A intervenção terapêutica na fobia social requer um treinamento específico em habilidades sociais e comportamentos assertivos que muitas vezes precisa ser feito antes mesmo de se fazer as exposições. É preciso construir o repertório de habilidades sociais (que está empobrecido por um processo de extinção ou reforçamento negativo), pois é condição essencial para interações bem-sucedidas. O treino em habilidades sociais é feito mediante o uso de procedimentos de modelagem, modelação, ensaio comportamental e vários outros. O treino em habilidades sociais constitui uma área de estudo específica em análise do comportamento e há farta literatura disponível.

TRATAMENTO MEDICAMENTOSO

Como dito anteriormente, o tratamento farmacológico tem eficácia bastante limitada no tratamento das fobias específicas e da agorafobia.

Ensaios clínicos com benzodiazepínicos e betabloqueadores, isoladamente ou associados com terapia comportamental, não proporcionaram resposta terapêutica significativa. Por outro lado, parece que os benzodiazepínicos podem ser úteis no tratamento a curto prazo de algumas fobias situacionais. Com o uso prolongado, entretanto, aumentam o risco de recaída do quadro e parecem interferir com os resultados terapêuticos das sessões de dessensibilização.

Há poucos estudos controlados sobre o efeito dos antidepressivos no tratamento de fobias específicas. Apenas um estudo-piloto sugeriu que a paroxetina era superior ao placebo na atenuação dos níveis de ansiedade e do medo em pacientes com diferentes tipos de fobia específica. Outro, mais recente, descreve resultados negativos obtidos com escitalopram. Há também relatos de casos de melhora do componente fóbico em pacientes com depressão e TOC tratados com antidepressivos inibidores da recaptação de serotonina

Não foram encontrados ensaios clínicos controlados – nem mesmo relatos de caso – sobre o tratamento medicamentoso da agorafobia sem pânico.

Caso clínico 1 – Fobia social

Paciente: 40 anos, sexo feminino, formação universitária, profissional liberal, solteira.

Queixa: "Sou um caso grave de timidez que me impede de fazer muitas coisas, me limita demais. Há quatro meses tomo uma medicação (Citalopran 40 mg/dia) que parece que me deixa um pouco mais tranquila. Eu evito muitas situações. Já tomei ansiolítico mas fico com muito sono. Fui orientada a fazer terapia comportamental".

Histórico do problema: Desde os dez anos já percebia suas dificuldades. Sempre se sentiu mal ao ser observada executando qualquer tarefa diante de pessoas conhecidas ou não. Abandonou alguns empregos e cursos antes da universidade em razão do sofrimento sentido em situações nas quais tinha de se expor. Sentia-se incompetente e incapaz e recebia apelidos que a desvalorizavam. Relata sudorese, mãos trêmulas e taquicardia nas situações descritas. Escolheu a profissão que hoje exerce por avaliar que poderia prescindir de ajudantes. Entende que é capaz de trabalhar porque treinou muito, avalia que faz tudo com muita lentidão sempre tentando controlar o tremor nas mãos. Relata dificuldade para dirigir carro, especialmente se houver mais alguém junto. Vida social restrita a situações familiares. Alimentar-se na presença de outras pessoas produz muita ansiedade e desenvolveu vários comportamentos de esquiva e estratégias de asseguramento que usava quando não era possível alimentar-se longe de todos. A mesma coisa ocorria para a ingestão de líquidos.

Proposta terapêutica:

- Explicação sobre como a análise do comportamento entende o desenvolvimento e a manutenção das fobias, usando sempre como exemplos as situações descritas pela paciente. As explicações são retomadas, sempre que necessário, durante todo o atendimento.
- Construção de hierarquias de situações temidas a serem enfrentadas.
- Valorização constante dos progressos relatados, por mínimos que fossem. A paciente e seu repertório são a referência para o planejamento e a avaliação de cada etapa.
- Análise das situações relatadas visando que a paciente aprenda a discriminar adequadamente quando uma recusa a um convite é função da fobia social ou um comportamento assertivo desejável.
- Treino em habilidades sociais com o objetivo de ampliar a variabilidade comportamental em situações de interação.
- Análise da função das fortes manifestações emocionais perante as dificuldades e autodescrições negativas.

- Avaliação constante das conquistas obtidas e planejamento das etapas subsequentes

Alguns resultados:

- "Atualmente eu sinto mais prazer em me comunicar com as pessoas."
- "Estou arriscando mais."
- Frequenta restaurantes e faz refeições em grupo com colegas de trabalho.
- Consegue desempenhar seu trabalho com menos ansiedade na presença de outras pessoas.
- Voltou a frequentar cinema e teatro com regularidade.
- Frequenta academia de ginástica e interage com professores e colegas.
- Relata que não precisa mais planejar cada movimento enquanto se alimenta ou ingere líquido e abandonou as estratégias de esconder-se atrás de garrafas, guardanapos, usar a bolsa para esconder as mãos quando usa chaves.
- Estabelece metas a longo prazo para a realização de projetos antigos e abandonados: inscreveu-se em um curso de especialização e já planeja uma viagem ao exterior.
- Proferiu palestra para uma audiência grande na escola onde trabalha.
- Ainda relata ansiedade em várias situações, porém os respondentes são menos intensos e duradouros e a estratégia de enfrentamento está consolidada como uma alternativa aos comportamentos de fuga e esquiva.

Observação: a paciente é seguida por psiquiatra que mantém a medicação. Paciente ainda em atendimento psicoterápico e até o presente momento foram realizadas 29 sessões.

Caso clínico 2 – Fobia específica

Paciente: 28 anos, sexo feminino, formação universitária, casada, sem filhos.

Queixa: medo intenso de baratas.

Histórico do problema: Refere medo de baratas desde criança e sempre chamava um adulto para matá-las. Há dois anos, conversando na calçada de sua casa uma barata voadora pousou em sua perna o que provocou uma reação intensa de medo. Há dois meses viveu um episódio semelhante com reação de medo intensa e desagradável. Na mesma época encontrou uma barata dentro de seu carro. Passou a fazer uma busca no carro antes de entrar e dirigir à noite com a luz interna sempre acesa. Nessa época passou a ficar hipervigilante para a presença de baratas onde quer que estivesse. Depois de encontrar uma barata na garagem só descia do carro depois que o marido fizesse uma inspeção. Encontrou uma barata morta no corredor do local de trabalho e passou a fazer outro trajeto e evitar aquele corredor. Algumas vezes o marido precisava inspecionar a casa toda para que ela conseguisse entrar.

Entre os vários comportamentos de evitação que foram se instalando deixou, por exemplo, de fazer caminhadas na rua, ir a bares com mesas nas calçadas, mantinha as portas e janelas da casa fechadas o tempo todo, recusava convites para churrascos e reuniões ao ar livre. Sentia-se envergonhada e humilhada por sentir esses medos, a vida social estava ficando limitada e era alvo frequente de ironias, gozações e brincadeiras de familiares e amigos. Relatava um sofrimento real, intenso e não compreendido, exceto pelo marido (que inadvertidamente colaborava com os comportamentos de esquiva). Não referia medo de outros insetos ou animais.

Proposta terapêutica: Dado que houve grande empatia entre terapeuta e paciente, seu nível cultural e capacidade de compreensão apurados, diante da demanda terapêutica de diminuir os prejuízos decorrentes da fobia específica procedeu-se da seguinte maneira:

- Explicação sobre aquisição e manutenção das fobias do ponto de vista da terapia comportamental e como os comportamentos de medo estavam sendo mantidos pelas esquivas.
- Análise dos prejuízos e das restrições sociais decorrentes das fobias.
- Explicação sobre o modelo de ansiedade, habituação e prevenção de resposta.
- Leitura do livro *Sem medo de ter medo* (Barros-Neto, 2000).
- Discussão sobre os possíveis aspectos aversivos da proposta terapêutica que incluía a técnica de exposição.

Hierarquia de exposição: Após a leitura do livro feita em casa pela paciente entre a primeira e a segunda sessões, ela mesma construiu e passou a se expor à seguinte hierarquia de medos:

- Observar figura de barata parada na tela do computador.
- Observar barata em movimento na tela do computador.
- Observar figuras impressas que ela espalhou pela casa e escritório.
- Dirigir com uma figura de barata no banco do passageiro.
- Dirigir com a luz interna do carro apagada.
- Descer do carro sem inspecionar a garagem.
- Entrar em casa sem inspeção prévia.
- Observar barata morta dentro de um vidro.
- Caminhar na rua à noite.

Resultados:

- Depois de seis sessões que ocorreram em um período de dois meses o atendimento foi interrompido, pois a paciente sentia-se preparada para continuar os enfrentamentos sem a ajuda da terapeuta.
- Considerava seu problema quase superado dizendo que agora tinha "medo normal" de baratas.
- Depois de dez meses foi feito contato por telefone e os ganhos obtidos estavam mantidos.
- Depois de dois anos a paciente voltou para a terapia com outras demandas e sem apresentar quadro fóbico.

CONSIDERAÇÕES FINAIS

As fobias são os transtornos de ansiedade mais prevalentes na população geral. Com exceção da agorafobia, que pode ser incapacitante, as demais ocasionam limitações menores e comportamento de evitação mais pontual, nem sempre suficientes para motivar a buscar por auxílio especializado. Quando isso acontece, os benefícios são visíveis.

Apesar da prática muito difundida de prescrição de sintomáticos para uso eventual com o intuito de aliviar as reações fóbicas, sua eficácia não está devidamente comprovada. Há indícios, inclusive, de que seu uso dessa forma perpetuaria o quadro, dificultando o desenvolvimento de estratégias comportamentais mais adequadas.

O tratamento de escolha para as fobias específicas, fobia social e agorafobia é a terapia comportamental cuja eficácia está bem documentada.

REFERÊNCIAS BIBLIOGRÁFICAS

Banaco, RA, Zamignani, D. Um panorama analítico-comportamental sobre os transtornos de ansiedade. Revista Brasileira de Terapia Comportamental e Cognitiva, VII(1): 77-92, 2005.

Barros-Neto,TP. Sem medo de ter medo.Um guia prático para ajudar pessoas com pânico, fobias, obsessões, compulsões e estresse. São Paulo: Casa do Psicólogo, 2000.

Caballo, VE. Fobia social. In: Caballo VE, Buela-Casal, G., Carrobles, JA. Manual de Psicopatología y Trastornos Psiquiátricos vol.1 (PP.285-340). Madrid: Siglo Veintiuno, 1995.

McCabe RE, Antony MM. Anxiety disorders: social and specific phobias. In: Tasman S, Kay J, Lieberman JA, First MB, Maj M (eds). Psychiatry, 3rd edition, John Wiley & Sons, West Sussex, England, 2008.

Skinner, B F. Can psychology be a science of mind? *American Psychologist 45* (11):1206-1210, 1990.

7

Transtorno de ansiedade social

Michelle Nigri Levitan,
Marcos Hortes N. Chagas,
Antonio Egidio Nardi,
José Alexandre de Souza Crippa

BREVE HISTÓRICO

As primeiras descrições da fobia social ou Transtorno da Ansiedade Social (TAS) teriam sido feitas por Hipócrates, que relatou um indivíduo como "tímido, temeroso, que não ousa sair em companhia por medo de ser humilhado, desgraçado (...) e pensa que todo homem o está observando". O termo "fobia social" se originou com Pierre Janet em 1903, que dividiu as fobias por subtipos (situacional, corporal, de objetos e ideias), segundo sua natureza. Dessa forma, propôs o termo fobia social ou fobia da sociedade, concebendo a fobia social como medo de corar, de ter intimidade, falar em público e agir diante de figuras de autoridade.

Marks e Gelder recuperaram o termo fobia social provendo, pela primeira vez, evidências para sua validação, mediante a distinção entre agorafobia e fobias específicas pelo critério da idade de início do transtorno. Posteriormente, Marks refinou o constructo de fobia social, como um desconforto evocado por atividades sociais, uma tendência a evitá-las, resultando em prejuízo funcional. Esses indicadores foram então adotados pelo *DSM-III* (1980), em que a fobia social alcançou seu formato mais completo.

EVOLUÇÃO DO DIAGNÓSTICO

As primeiras classificações da fobia social na primeira e na segunda edição do *DSM* agrupavam todas as fobias seguindo a orientação psicanalítica, que considerava as fobias produtos de instintos inaceitáveis. Partindo dos dados de Marks e Gelder a respeito da distinção entre as fobias, critérios específicos para a fobia social foram estabelecidos na terceira edição do *DSM*, um sistema diagnóstico que visou a manter-se neutro a respeito de teorias etiológicas. A característica central da fobia social era o medo excessivo de ser observado ou humilhado em performances direcionados, como urinar diante de outros ou falar em público. Pessoas que preenchiam critério para várias situações sociais evitadas, como o transtorno de personalidade evitativo, foram excluídas do diagnóstico de fobia social. O critério diagnóstico do *DSM-III* também exigia que a pessoa vivenciasse um desconforto significativo e reconhecesse os medos sociais como excessivos ou irracionais.

A presença de uma categoria diagnóstica na classificação norte-americana resultou em um aumento das pesquisas clínicas sobre fobia social, em que se tornou mais aparente que pessoas com fobia social frequentemente temiam uma gama de situações sociais. Dessa forma, na revisão dos critérios diagnósticos do *DSM III-R* (APA, 1987) introduziu-se o subtipo generalizado de fobia social, definido como o medo da maioria de situações sociais. A partir da revisão do critério arbitrário de exclusão do transtorno de personalidade evitativo, houve uma mudança essencial na definição de fobia social. Além disso, o subtipo generalizado de fobia social foi distinguido da fobia social circunscrita, ainda sem um termo específico e designada como o subtipo "não generalizado" e "discreto", entre outros.

O desenvolvimento do *DSM-IV-R* (2000), diferentemente das outras edições, se concentrou em revisões de dados empíricos, e não na experiência de pesquisadores e na prática clinica. A partir de uma força-tarefa, revisões da literatura foram feitas, visando a estabelecer as relações da fobia social com outros transtornos e delinear diferenciações. Assim, a fobia de performance foi incluída com um tipo de fobia social e o transtorno de personalidade evitativo foi bastante associado ao subtipo generalizado de fobia social, mas não houve dados suficientes que permitissem a fusão.

Além disso, o subtipo generalizado de fobia social foi parcialmente validado em comparação ao subtipo circunscrito, por diferenças em dados demográficos, histórico familiar e social, gravidade e nível de prejuízo funcional, respostas comportamentais e fisiológicas a testes comportamentais e respostas à medicação e a tratamentos psicológicos. Algumas críticas aos subtipos de fobia social estabelecidas pelo *DSM-III-R* foram feitas, como a definição não clara do termo "maioria de situações sociais" e a ausência de distinção qualitativa entre os subtipos.

Outra consideração no desenvolvimento do *DSM-IV* foi a preferência pela continuidade do diagnóstico da infância à idade adulta. Optou-se por excluir o diagnóstico de transtorno de personalidade evitativo em crianças e incluir características específicas a elas, em que a fobia social pode ser expressa diferentemente dos adultos: por exemplo, através de choros e do não reconhecimento do medo como irracional. As revisões da literatura também evidenciaram que as diferenças culturais afetam a prevalência e as características da fobia social. Foram pensados outros nomes para a fobia social, já que o termo era inapropriado para o subtipo mais pervasivo e generalizado. O termo transtorno da ansiedade social foi considerado, enfatizando assim os prejuízos inerentes ao diagnóstico, mas não houve consenso sobre sua superioridade. Assim decidiu-se manter fobia social, mas também adotar Transtorno da Ansiedade Social, termo que assumiremos neste capítulo.

QUADRO CLÍNICO

O TAS geralmente inicia-se na infância e na adolescência, apresenta curso crônico e de difícil remissão. É causa de sério comprometimento do desempenho educacional, ocupacional e social do indivíduo, acarretando sofrimento significativo. Os fóbicos sociais têm a expectativa de que serão avaliados negativamente por outras pessoas em situações em que tenham de desempenhar determinadas atividades. O medo dessas situações é tão intenso que a ansiedade provocada pela iminência de uma delas leva o indivíduo a não desejar atividades em público e a evitar as situações em que a humilhação e o embaraço possam surgir.

Uma gama de situações sociais pode provocar ansiedade em pessoas com esse transtorno (Quadro 7.1) e essa ansiedade é frequentemente acompanhada de sintomas somáticos, como palpitações, tremores, sudorese, tensão muscular, boca seca, náusea e dor de cabeça. Outros sintomas mais específicos da fobia social são o rubor (significativamente mais frequente neste do que em outros transtornos de ansiedade, como a agorafobia), o tremor e a urgência urinária. A queixa primária de alguns pacientes, entretanto, são o medo e a autoconsciência, ou seja, uma atenção exagerada ao próprio comportamento, que os impede de agir. Há dois tipos básicos de TAS:

- √ TAS circunscrito: o medo é restrito a apenas um tipo de situação social. A pessoa teme, por exemplo, escrever diante de outros, mas não apresenta qualquer tipo de inibição exagerada no restante das exposições sociais. Em geral esse subtipo envolve situações de desempenho diante de outros. São pessoas que temem falar em público, tocar um instrumento para uma plateia etc.
- √ TAS generalizado: caracteriza-se pelo temor a todas ou a quase todas as situações sociais. É comum o paciente temer paquerar, dar ordens, telefonar em público, usar banheiro público, trabalhar diante de outras pessoas, encontrar estranhos, expressar desacordo e resistir a um vendedor insistente, entre outras situações sociais comuns. A esquiva é um sinal importante para o diagnóstico e, em casos extremos, pode resultar em um total isolamento social. Podemos considerar que o subtipo generalizado é o tímido patológico.

O TAS generalizado frequentemente inicia-se mais cedo e pode levar a maior comprometimento do funcionamento normal do indivíduo. Os fóbicos sociais generalizados parecem sofrer de ansiedade mais grave, relacionada tanto a situações de desempenho quanto a situações que requerem interação. Os pacientes com TAS específico, ou circunscrito, geralmente são afetados apenas em situações de desempenho. Há diferenças em condições comórbidas: depressão e abuso de álcool são mais comuns no TAS generalizado. Tem-se sugerido que os pacientes com TAS circunscrito podem responder melhor ao tratamento com betabloqueadores

A maioria dos pacientes com TAS sofre de outros transtornos psiquiátricos. Em amostras clínicas, cerca de 80% dos pacientes com TAS relatam pelo menos outro transtorno psiquiátrico. No *National Comorbidity Survey*, o TAS não complicado por transtornos comórbidos foi visto em apenas 19% dos indivíduos.

EPIDEMIOLOGIA

O TAS é o transtorno de ansiedade mais comum e o terceiro transtorno psiquiátrico mais frequente, e pode estar presente em até 16% da população geral. O *National Comorbity*

Survey Replication avaliou mais de 9 mil pessoas e encontrou uma prevalência em doze meses de 6,8%, sendo que 68,7% dos casos foram considerados com gravidade entre moderada e grave. Ainda na mesma pesquisa epidemiológica, encontrou-se prevalência na vida de 12,1%.

A frequência na população em geral parece ser a mesma nos dois sexos, diferentemente de outros transtornos de ansiedade, como fobias específicas e transtorno de pânico, mais frequentes em mulheres. Entre os indivíduos que procuram tratamento, observa-se maior percentual de homens.

FATORES GENÉTICOS

Estudos familiares e com gêmeos parecem evidenciar que os fatores genéticos desempenham um papel significativo no desenvolvimento do TAS. Fyer e cols. mostraram que a frequência de TAS é maior em parentes de primeiro grau de fóbicos sociais do que em parentes de controle normais (16% *versus* 5%), não havendo relação semelhante em outros transtornos de ansiedade ou humor. De fato, outro estudo conduzido por Reich e cols. encontrou um risco maior para TAS em parentes de primeiro grau quando comparado com o transtorno do pânico e a ansiedade generalizada.

Alguns estudos encontraram em parentes de pacientes com TAS generalizado taxas de TAS no mínimo 3 vezes maior do que parentes de pacientes com TAS circunscrito, evidenciando o modo de transmissão familiar do subtipo generalizado como mais significativo. Eley e cols., ao compararem pais com TAS e sem TAS, perceberam que os respectivos filhos foram bem mais acometidos por pais com TAS (13%) do que os sem TAS (4%). Dos 23 casos de filhos com TAS generalizado, só três não tinham pais acometidos por TAS.

Estudos também apontam para uma taxa maior de concordância para TAS entre gêmeos monozigóticos (15%) em comparação aos dizigóticos (24%). Uma meta-análise, que reuniu estudos de gêmeos, estimou uma herdabilidade de 0,65 para TAS. No único estudo de adoção feito, Kendler e cols. associaram a timidez infantil aos 24 meses às mães biológicas, mas não às adotivas. Gêmeos monozigóticos parecem ter maior probabilidade de apresentar sintomas similares ao TAS, como medo de escrever, trabalhar quando observados ou comer na frente de estranhos, e uma diferenciação similar nas habilidades sociais e presença social.

Ouros estudos têm avaliado constructos associados ao TAS. O perfil de temperamento das crianças, como o estranhamento ao novo e a esquiva, ou seja, o comportamento inibido vem sendo associado a uma base genética, levando alguns autores a evidenciarem que essas características estão mais associadas à herdabilidade do que o TAS *per se* e se configuram como fator de risco para o TAS. Taxas elevadas de TAS foram encontradas em pais de crianças com esse temperamento, variando entre 0,41-0,76 quando comparados a pais de criança sem esse temperamento. Em uma amostra de adultos, foi demonstrada uma herdabilidade de 0,48 para o medo da avaliação negativa em 437 pares de gêmeos.

As maiores classes de transtornos de ansiedade ocorrem nas famílias e são transmitidas por herdabilidade. É provável que alguns genes estejam envolvidos em seu desenvolvimento, porém a expressão fenotípica só delineia com a interação entre genes e fatores ambientais. Ainda não está claro como o genótipo atua da determinação do fenótipo comportamental.

Poucos genes vêm sendo associados a fobias, embora uma associação com o COMT (MAO-A) e o transportador de dopamina (DAT1) sejam citados. Outra hipótese seria uma associação entre traços de ansiedade e de genes responsáveis pelo transporte de 5-hidroxitriptamina (serotonina). Atualmente a presença desses genes não modifica a terapêutica dos pacientes.

ASPECTOS BIOLÓGICOS

O TAS sempre foi considerado um fenômeno puramente psicológico, e a maior parte dos estudos voltou-se para esse aspecto. Faz pouco tempo que as evidências de uma origem biológica para esse transtorno vêm modificando as hipóteses etiopatológicas. Atualmente, um componente hereditário associado a disfunções em circuitos dopaminérgicos e serotoninérgicos é considerado responsável pelo comportamento de esquiva social. Muito se tem questionado o fato de o aparecimento dos sintomas de um transtorno mental depender de outro indivíduo. Por exemplo, um paciente com TAS tem plena capacidade de assinar papéis ou expor suas ideias em uma sala vazia; mas basta colocarmos algumas pessoas nessa sala e ele não conseguirá se expor e, às vezes, nem entrar na sala. Talvez o TAS seja semelhante a uma alergia: uma disfunção da nossa adaptação psiconeuroendócrina ao outro, uma "reação de fuga ou luta". Esse tipo de reação é claramente visível em animais inferiores; talvez seja pouco perceptível devido ao nosso desenvolvimento psicossocial. O TAS seria uma disfunção dessa reação psiconeuroendócrina.

MODELOS ANIMAIS

Algumas linhagens de determinadas espécies podem apresentar comportamento social semelhante ao de esquiva dos seres humanos. Apesar de ser difícil comprovar a analogia entre esses comportamentos, três modelos são de interesse ao estudo da etiologia do TAS.

1. Camundongos de baixa agressividade apresentam menor frequência de ataque a outros membros do grupo que seus semelhantes de alta agressividade. Eles tendem à inibição tônica quando expostos a camundongos que não lhes são familiares.
2. Macacos *Rhesus* muito reativos são extremamente tímidos e exibem sinais de desconforto quando se confrontam com situações ou indivíduos não familiares.
3. Cães da raça Pointer "nervosos" e reativos a situações não familiares foram comparados com congêneres "não nervosos" com relação ao eixo hipotálamo-hipofisário, mostrando que, nos primeiros, a dimensão do eixo e os níveis séricos de IGF1 são menores.

ESTUDOS LABORATORIAIS

Vários testes de provocação de ataques de pânico foram estudados em grupos de pacientes com TAS. Em geral esses estudos incluem indivíduos com transtorno de pânico (TP) para comparação.

Inalação de CO_2

O efeito da inalação de ar enriquecido em CO_2 foi estudado em pacientes com TP e TAS. Gorman e cols. mostraram que a inalação de ar com CO_2 a 7% provocou ataques de ansiedade em todos os três pacientes com TAS, e em seis dos nove com TP; em menores concentrações, o CO_2 falhou em induzir sintomas em pacientes com TAS. O mesmo grupo, em estudo duplo-cego, pesquisou os efeitos da inalação de CO_2 a 35% e da respiração contra resistência (diminuindo o fluxo de ar inspirado por meio de uma válvula). Nesse estudo, 72% dos pacientes com TP (13 em 18), 30% dos pacientes com TAS (6 em 20) e um de 23 dos indivíduos-controle apresentaram ataque de pânico durante a inalação de CO_2. Em resposta ao aumento de resistência do fluxo inspiratório, 22% dos pacientes com TP e um com TAS apresentaram ataque de pânico. Esses resultados sugerem, em ambas as patologias, porém predominantemente no transtorno de pânico, anormalidades na resposta ventilatória e em seus mecanismos de controle, como a hipersensibilidade ao CO_2.

Hiperventilação

Em um estudo conduzido por Nardi e cols., a hiperventilação desencadeou ataque de pânico em 61,5% dos pacientes com TP (16 em 26), 22,7% dos fóbicos sociais (5 em 22) e em 4% do grupo-controle (1 em 25). A indução de ataques de pânico pela hiperventilação voluntária pode ser um método útil para a diferenciação de pacientes com TP e TAS.

Infusão de lactato

No estudo de Liebowitz e cols., a infusão de lactato se mostrou capaz de desenvolver ataques de pânico em mais de 50% dos pacientes com TP. Nesse trabalho, apenas 1 em 15 pacientes com TAS apresentou ataque de pânico, contra 14 em 29 pacientes com TP. O único fóbico social que apresentou ataque tinha sintomas diferentes dos normalmente apresentados durante a exposição social.

O rubor apresentado por vários pacientes com TAS em situação de exposição levou Papp e cols. a infundirem adrenalina em onze desses pacientes. Apesar de os níveis plasmáticos se igualarem àqueles obtidos durante a exposição social, nenhum paciente apresentou sintomas de ansiedade. Não foram observadas alterações fisiológicas decorrentes da exposição social em pacientes com TAS.

Levin e cols. não observam diferenças entre a frequência cardíaca e a resposta catecolaminérgica em pacientes com TAS e controles ao falar em público, apesar de os primeiros relatarem maior grau de desconforto e nível de ansiedade.

Fóbicos sociais foram defrontados com imagens de rostos humanos com expressões de hostilidade e de felicidade. Diferentemente dos controles, produziram significativo aumento do sinal dependente de nível sanguíneo de oxigênio nas áreas do alocórtex esquerdo (amígdala, úncus e giro para-hipocampal) diante dos dois tipos de imagens, sem diferenças entre as faces. Esses dados sugerem fortemente um papel da amígdala e do sistema límbico no funcionamento da adaptação social.

AVALIAÇÃO NEUROFARMACOLÓGICA

A avaliação de sistemas neurotransmissores pode ser feita assumindo-se que respostas hormonais e/ou fisiológicas em um determinado experimento são mediadas, em grande parte, pelo sistema neurotransmissor em estudo, e que a resposta fornece uma medida relativa da função do sistema.

Devido aos achados de diminuição da resposta de secreção de hormônio do crescimento (GH) à infusão de clonidina em pacientes com TP, Tancer e cols. avaliaram pacientes com TAS e esses demonstraram uma resposta diminuída em comparação aos controles, porém os dois primeiros grupos não diferiram entre si. Em outro estudo, foi usada a ingestão de clonidina para a avaliação noradrenérgica, fenfluramina para o sistema serotoninérgico e levodopa para o dopaminérgico. Não foram encontradas diferenças entre os pacientes com TAS e os controles nos níveis séricos de GH, ao contrário do estudo anterior. Essa discrepância pode se justificar pela mudança da via de administração nos dois experimentos (via parenteral no primeiro estudo e enteral no segundo). A dose oral fornecida atinge níveis séricos mais altos que a infusão venosa do primeiro estudo em participantes normais, levando a maior resposta de GH e a maior queda da pressão arterial média. Os níveis séricos da prolactina em resposta à ingestão de fenfluramina não mostraram diferenças significativas entre pacientes com TAS e controles, porém a resposta do cortisol foi maior nos pacientes com TAS em 90, 120 e 150 minutos de prova, sugerindo alteração serotoninérgica. A resposta à administração de levodopa foi medida pelos níveis séricos de prolactina e pela frequência com que o paciente piscava espontaneamente os olhos (considerado um bom indicador da função dopaminérgica). Não foram encontradas diferenças significativas entre os grupos na redução dessas duas respostas.

AVALIAÇÃO DE UMA POSSÍVEL ALTERAÇÃO NEUROENDÓCRINA

TRH

O efeito da infusão de *Thyroid Releasing Hormone* (TRH) em pacientes com TAS e com TP não apresentou diferenças significativas em relação ao grupo-controle, com exceção de um aumento da pressão arterial média após 1 minuto de infusão de TRH.

Dosagem de cortisol urinário e teste de supressão de dexametasona

Uhde e cols. não encontraram diferenças significativas nos níveis urinários de cortisol dos fóbicos e do grupo-controle. Os testes de supressão de dexametasona também falharam na procura de diferenças: tanto o nível de supressão quanto o cortisol sérico não diferiam do grupo-controle às 16 horas do dia seguinte ao teste. Evidências para uma alteração no eixo hormônio-liberador de GH - GH - Fator GI-1 vêm dos estudos da resposta à clonidina e da observação de cães da raça Pointer, já citados. Esses dados sugerem normalidade nos eixos neuroendócrinos hipotálamo-hipofisários.

Stein e cols. avaliaram o efeito da mudança da posição supina para a ortostática em catorze pacientes com TAS, vinte com TP e vinte voluntários normais. Pacientes com TAS apresentaram níveis plasmáticos de noradrenalina, antes e após 5 minutos, maiores que os dos outros grupos e um aumento absoluto e percentual dos níveis de noradrenalina idêntico aos outros grupos. Pacientes com TP mostraram maior aumento na frequência cardíaca após se levantarem.

ESTUDOS DE NEUROIMAGEM

Atualmente, diversos métodos de neuroimagem estão disponíveis e são usados para fins de pesquisa e elucidação dos mecanismos fisiopatológicos dos transtornos psiquiátricos, entre eles o TAS. Vale lembrar que os exames de neuroimagem não apresentam caráter diagnóstico, portanto não são adotados para esse fim. Entre as técnicas de neuroimagem empregadas na pesquisa da fisiopatogênese, destacam-se a ressonância magnética funcional (RNMf), a espectroscopia por ressonância magnética (RMS), a tomografia por emissão de pósitron (PET) e a tomografia por emissão de fóton único (SPECT). A seguir, estão descritas as principais alterações encontradas nos estudos de neuroimagem no TAS:

RNMF

A maioria dos estudos com RNMf e TAS aponta para uma ativação da amígdala em relação ao grupo-placebo, mesmo usando paradigmas diferentes. Um paradigma bastante empregado nos estudos é a apresentação de expressões faciais de emoções como alegria, tristeza, nojo, raiva, medo e face neutra.

Stein e cols. encontraram maior ativação de amígdala esquerda em indivíduos com TAS em relação a controles saudáveis, quando eram expostos a faces de raiva. Phan e cols. apontaram para os mesmos resultados com maior ativação da amígdala com faces de raiva, medo e nojo. Além disso, Yoon e cols. avaliaram a intensidade da emoção e encontraram que a apresentação de faces com maior intensidade emocional levou a maior ativação da amígdala que faces com menos intensidade.

Além da emoção e da intensidade apresentada, o tempo de resposta da amígdala a faces de medo, alegria e raiva parece apresentar um atraso nos indivíduos com TAS em comparação ao grupo-controle.

Estudos com outros paradigmas encontraram, além da ativação da amígdala, maior ativação da ínsula e estruturas como: giro para-hipocampal e córtex cingulado anterior.

RMS

A RMS permite mensuração da concentração de substâncias *in vivo* e o estudo dos processos bioquímicos que envolvem essas substâncias cerebrais. Davidson e cols. encontraram diminuição da razão N-acetil-aspartato/colina e N-acetil-aspartato/creatina, sugerindo alteração na atividade metabólica e diminuição do número de neurônios e da atividade neuronal em gânglios da base, substância branca e cinzenta. Esse achado foi replicado por estudo posterior.

Investigando o sistema glutamatérgico, Phan e cols. encontraram aumento dos níveis de glutamato (em relação à creatina) no cíngulo anterior em pacientes com TAS em comparação a controles saudáveis. Pollack e cols. também relataram níveis aumentados de glutamina e glutamato em pacientes com TAS. Os níveis desses metabólitos foram reduzidos na região do tálamo após o tratamento com um anticonvulsivante com propriedades ansiolíticas (levetiracetam).

PET

Os primeiros estudos com PET mostraram um aumento do fluxo sanguíneo cerebral regional (FSCr) em região do complexo amigdaloide direito em indivíduos com TAS em comparação com controle durante a fase de indução de ansiedade de uma tarefa de falar em público. Em relação às regiões corticais, houve diminuição do FSCr no grupo TAS e aumento no grupo-controle durante o falar em público em região órbito-frontal e ínsula. Esses autores propõem que o aumento do FSCr em complexo amigdaloide e a diminuição em região cortical poderiam estar associados a uma desregulação emocional com falha na inibição dos afetos negativos.

Um estudo envolvendo tratamento combinado com citalopram e terapia cognitivo-comportamental demonstrou que a melhora da ansiedade ao falar em público foi associada com a diminuição do FSCr em lobo temporal medial, incluindo amígdala, hipocampo e córtex entorrinal e para-hipocampal.

Recentemente, Lanzenberger e cols., usando um marcador para investigar a ligação ao receptor 5-HT, encontraram uma ligação significativamente menor ao receptor 5-HT em regiões límbicas e paralímbicas (entre as quais amígdala, núcleo dorsal da rafe, ínsula e cíngulo anterior) nos pacientes com TAS em relação aos controles saudáveis. Esses achados apontam para um possível papel dos receptores 5-HT na patogênese do TAS.

SPECT

Van der Linden e cols. demonstraram que o tratamento com ISRS (citalopram) levou à diminuição significativa da atividade em córtex temporal esquerdo, córtex frontal medial esquerdo e cíngulo esquerdo. Em outro estudo, Warwick e cols. encontraram diminuição do FSCr em região da ínsula após tratamento com citalopram e moclobemida (IMAO). O citalopram também aumentou o fluxo em região de cíngulo superior.

Outros estudos com *SPECT* buscaram avaliar o envolvimento dos receptores dopaminérgicos na patogênese do TAS. Tiihonen e cols. encontraram que os sítios de recaptação de dopamina são marcadamente mais baixos em pacientes com TAS em relação a um grupo de indivíduos saudáveis. Da mesma forma, Schneier e cols. observaram que o potencial de ligação dos receptores D_2 no estriado era significativamente menor no grupo TAS que no grupo-controle saudável. Por outro lado, outros estudos falharam em replicar tais achados.

Os achados de neuroimagem apontam especialmente para o envolvimento do sistema límbico e áreas corticais específicas. A amígdala parece desempenhar papel de destaque na fisiopatogênese do TAS com achados consistentes nos diversos estudos.

DIAGNÓSTICO DIFERENCIAL

O TAS apresenta características clínicas que podem se assemelhar em diferentes aspectos a outros transtornos psiquiátricos, tornando o diagnóstico diferencial muitas vezes um desafio na prática clínica. Faz-se importante destacar que uma pessoa socialmente hábil em todas as esferas de sua vida é algo raro de encontrar. O que permitirá um diagnóstico de TAS é o grau de prejuízo que apresenta em razão da ansiedade, das crenças que tem sobre sua eficácia social e em quantas outras esferas de sua vida tem essa dificuldade.

Sintomas presentes no TAS, como isolamento social, também estão presentes em outros transtornos, como a depressão. As preocupações recorrentes do TAS (conteúdo de adequação social) podem ocorrer em outros transtornos psiquiátricos, como o transtorno de ansiedade generalizada. E ainda é possível que o paciente com TAS experimente um ataque de pânico em situação de intensa exposição social.

TAS e Depressão

O TAS e a depressão estão inseridos em classes de transtornos diferentes, porém algumas características presentes nos dois transtornos às vezes tornam difícil sua diferenciação. Por exemplo, o isolamento social e a esquiva de situações podem ocorrer nos dois transtornos, e o que os diferenciará é a razão subjacente pela qual isso está ocorrendo. No TAS esta ocorrerá por medo da avaliação externa, da ineficácia social, envolvendo extrema ansiedade; já na depressão está associado ao humor deprimido e à falta de prazer em socializar-se. Além disso, a ansiedade antecipatória, presente no TAS diante de situações sociais, não é característica da depressão.

A própria falta de interações ou sofrimento causado por expor-se pode implicar o desenvolvimento de um quadro de depressão secundário, justificado pela falta de perspectivas de sucesso no âmbito social. Porém foi evidenciado que mesmo quando o humor deprimido foi controlado em pacientes com TAS, o estilo de crenças negativas sobre as consequências da interação ainda se mantiveram. Observa-se na prática clínica que o paciente com TAS quer enfrentar as situações, embora com bastante sofrimento; já o deprimido, em razão do quadro, não consegue ter essa vontade.

TAS e Transtorno de Ansiedade Generalizada

O TAS e o transtorno de ansiedade generalizada (TAG) são prevalentes, crônicos e disfuncionais, e muitas vezes ocorrem de forma comórbida. Enquanto o TAS é caracterizado pela presença do medo de ser embaraçado e humilhado em situações sociais e pela evitação dessas situações, o TAG é caracterizado por preocupações excessivas sobre situações de vida corriqueiras, acompanhadas de tensão, apreensão e temor pelo pior. Além disso, os indivíduos acometidos de TAG apresentam muitas manifestações somáticas.

Ambas as condições têm elevados custos sociais e econômicos, têm alta taxa de comorbidades e fatores de risco comuns; no entanto há várias controvérsias se esses transtornos compartilham a mesma base etiológica.

Alguns autores sugerem que as altas taxas de comorbidades encontradas entre esses transtornos indicam que a distinção entre eles é muito sutil. Por outro lado, estudos de agregação familiar e de terapêutica descrevem duas entidades distintas. Enquanto o TAG responde a todos os antidepressivos tricíclicos e à buspirona, não há resposta satisfatória ao TAS com essas medicações.

TAS e Transtorno do Pânico

O diagnóstico diferencial entre TAS e TP nem sempre é uma tarefa fácil, principalmente quando ataques de pânico estão presentes em virtude da situação social temida. De modo geral, comparando-se a pacientes com transtorno do pânico, os indivíduos com TAS têm início do transtorno mais precoce, maior tendência a não se casarem, maiores níveis de esquiva de situações sociais e de avaliação negativa do medo. As preocupações em errar e dúvidas sobre a ação em público são mais comuns no TAS que no TP com agorafobia ($p < 0,01$).

Alguns estudos evidenciam que os ataques de pânico no TAS se diferenciam por estarem mais associados a sintomas de ruborização e de tensão motora e os pacientes raramente têm sensação eminente de morte, ao passo que os sintomas típicos de um ataque de ansiedade associados ao pânico são dificuldade de respiração, tontura, palpitação, visão borrada e medo de perder o controle e morrer.

Deve-se avaliar em quais contextos ocorrem os ataques de pânico para uma definição diagnóstica mais precisa. No TAS, os ataques de pânico geralmente ocorrem em situações sociais e associam-se a avaliação negativa e medo de escrutínio, ao passo que no transtorno do pânico os ataques em sua maioria são recorrentes e espontâneos.

TAS e Agorafobia

A agorafobia refere-se à esquiva fóbica associada ao transtorno do pânico, na qual pacientes, por medo de apresentarem um ataque de pânico, caracterizado por ataque agudo de ansiedade, evitam estar em locais ou situações de onde seja difícil ou embaraçoso escapar ou obter ajuda, caso sejam acometidos por um ataque de pânico. A distinção entre o TAS e a agorafobia se torna difícil quando o paciente apresenta ataques de pânico no TAS.

A exposição social pode ser tão intensa e amedrontadora, que pode resultar em ataque de pânico e esquiva a situações sociais onde há chance de ser observado com esses sintomas. Na agorafobia, o medo de situações sociais ocorre secundariamente ao estímulo não social, como estar confinado a um espaço estreito na presença de outras pessoas. Dessa forma, é comum que pacientes também comecem a desenvolver uma esquiva a situações sociais por medo de apresentarem algum mal-estar ou pelo constrangimento de tê-lo.

Além disso, a idade de início do TAS tende a ser mais precoce e a distribuição entre os sexos é mais homogênea, ao passo que na agorafobia, a idade de início da doença é bastante variável, sendo mais rara entre crianças, e a maioria é do sexo feminino. A melhor maneira de se diferenciar os dois transtornos é determinar a razão do medo da situação social.

TAS e Transtorno de Estresse Pós-Traumático (TEPT)

Embora compartilhem alguns fatores de risco e uma possível ligação neurobiológica, esses transtornos, em geral, podem ser diferenciados por sua manifestação clínica. No TEPT, além das manifestações somáticas de ansiedade, aparecem memórias vívidas (*flashbacks*) e pesadelos. No TAS, as reações de ansiedade ocorrem diante de uma situação ou ao antecipar a situação em que o indivíduo será o foco de atenção. No TEPT, embora o medo e a vergonha também estejam presentes, o indivíduo teve uma exposição a uma situação estressante e poderá apresentar um ataque de ansiedade diante da reexposição ou ao medo de uma possível reexposição a essa situação estressora.

COMPLICAÇÕES

Os pacientes com TAS apresentam altas taxas de comorbidade psiquiátrica e importante limitação de suas atividades de interação social que, por sua vez, ocasionam diversos prejuízos pessoais e elevado uso de serviços de saúde.

Apenas 4 a 5,6% dos pacientes com TAS são corretamente identificados. Esse subdiagnóstico ocorre apesar de o TAS ser muito incapacitante, causar prejuízos de desempenho e sofrimento significativos. Além disso, o correto diagnóstico implicaria indicar um tratamento específico. Os fatores relacionados com o subdiagnóstico incluem: 1) o mascaramento pelas frequentes comorbidades; 2) a falha dos médicos em reconhecer o TAS; 3) a vergonha dos pacientes de falar de seu problema; e 4) o desconhecimento por parte destes de que o desconforto intenso e o embaraço vivenciados em condições sociais é um transtorno psiquiátrico, com terapêutica efetiva em muitos casos.

Estudos populacionais evidenciam uma associação entre TAS e pior desempenho no trabalho, interação social reduzida e maiores problemas durante a adolescência. Quando comparado ao grupo-controle, o grupo TAS apresenta diminuição na qualidade de vida de pelo menos 50%, ao passo que no grupo-controle essa é de apenas 4,6%. Os parâmetros de qualidade de vida prejudicados são: saúde, limitações devido a problemas emocionais, funcionamento social, saúde mental e vitalidade.

Além disso, ao avaliar-se o impacto do TAS generalizado, observa-se que os pacientes usam mais serviços de saúde em comparação aos controles. Da mesma forma, a probabilidade de formar-se na faculdade é 10% menor do que pessoas sem o TAS generalizado e a probabilidade de se manterem em algum trabalho é 14% menor do que controles. Os pacientes com TAS consideram-se mais prejudicados pelo abuso de álcool, apresentavam maiores limitações em suas relações familiares, relações românticas e sociais, assim como menor qualidade de vida. O grupo com TAS generalizado parece ser mais prejudicado no âmbito social e funcional do que o grupo com TAS circunscrito.

Em relatos dos pacientes, na maioria com TAS generalizado, frequentemente o abuso de álcool e substâncias psicotrópicas foi descrito como estratégia adotada pelos pacientes para lidar com o TAS e também foram encontrados maior ideação suicida e menor desejo de viver nesses pacientes.

TRATAMENTO

Apesar da alta prevalência e da morbidade significativa do TAS, apenas 5% de seus portadores são devidamente tratados. O tratamento adequado do TAS começa com o reconhecimento do quadro, seguido pela diferenciação de quadros de timidez (ausência de sofrimento e prejuízo) e passando para uma avaliação das comorbidades comumente associadas ao transtorno, com ênfase nos outros transtornos de ansiedade, depressão, abuso e dependência de álcool e de outras substâncias psicoativas.

Após a definição do diagnóstico, deve-se proceder à escolha terapêutica. Nas duas últimas décadas, o crescente reconhecimento dessa condição tem sido acompanhado por um número maior de opções de tratamento, tanto farmacológico quanto psicoterápico. Embora os resultados variem, a terapia cognitivo-comportamental e o tratamento psicofarmacológico parecem ter eficácia semelhante em curto prazo. Há alguma controvérsia acerca do uso combinado dessas estratégias terapêuticas e há poucos estudos bem delineados para comprovar essa questão. A escolha deve levar em consideração a disponibilidade de tratamento no local determinado, as preferências dos pacientes e as motivações para fazer um ou outro tratamento e os custos associados a cada uma dessas terapêuticas.

O objetivo do tratamento com TAS deve ser a remissão total dos sintomas. Em grande parte dos casos esse objetivo é muito difícil de ser alcançado; no entanto, estudos mostram que os sintomas residuais são um dos principais fatores associados à recaída dos quadros de TAS a médio e longo prazo. Considerando os objetivos acima, o registro dos sintomas com métodos padronizados de avaliação de resposta pode ser de grande utilidade também em ambientes clínicos.

Em geral, os pacientes ansiosos são especialmente sensíveis aos efeitos adversos de medicações psiquiátricas. Consequentemente, embora na maioria das vezes necessitem de doses plenas de medicações para atingir remissão dos sintomas, o aumento da dose deve ser gradual, bem como sua descontinuação.

TRATAMENTO FARMACOLÓGICO

As principais classes de medicamentos usados para o tratamento do TAS com comprovada eficácia em estudos clínicos randomizados (ECR) controlados por placebo e com perfil favorável de efeitos adversos são os inibidores seletivos da recaptação da serotonina (ISRS) e os inibidores duais ou inibidores da recaptação da serotonina e noradrenalina (IRSN). Os inibidores da monoaminoxidase (IMAOs) e benzodiazepínicos (BZDs) também apresentam forte evidência de eficácia, mas não são considerados medicações de primeira escolha nos algoritmos de tratamento em razão do perfil pouco favorável de efeitos adversos e risco de abuso e dependência.

A seguir, estão descritas as principais classes de medicações utilizadas no TAS:

ISRS

Entre os ISRS, o escitalopram, a fluvoxamina, a sertralina e a paroxetina são consideradas medicações de primeira linha para o tratamento do TAS. Embora seja muito usada na prática clínica, apenas um estudo mostrou maior eficácia da fluoxetina em relação ao placebo na população adulta. Outros dois estudos falharam em demonstrar essa superioridade, portanto o emprego dessa medicação é controverso. A eficácia do citalopram só foi testada em um ECR. Parece não haver diferenças em relação à eficácia entre as medicações consideradas de primeira linha.

O uso de sertralina com doses flexíveis entre 50 e 200 mg/dia mostrou-se eficaz em reduzir os sintomas fóbicos ansiosos após doze semanas com taxa de resposta de 55,6% *versus* 29% de resposta com o uso de placebo. Um estudo prévio de vinte semanas apontou para os mesmos resultados.

Da mesma forma, o escitalopram mostrou-se superior ao placebo em doses de 5 a 20 mg/dia em um seguimento de doze e 24 semanas. Outro estudo com o escitalopram em doses entre 10 e 20 mg também demonstrou maior eficácia do escitalopram com resposta de 54% *versus* 39% em relação ao grupo placebo ($p < 0,01$). O escitalopram também mostrou-se eficaz na prevenção de recaídas após a resposta em doze semanas. O risco de recaídas em 24 semanas foi 2,8 vezes mais alto nos pacientes que receberam placebo do que naqueles que mantiveram o uso de escitalopram.

Em um estudo de onze semanas, a paroxetina em doses entre 20 e 50 mg/dia também se mostrou eficaz no TAS generalizado em relação ao placebo. Esses resultados foram replicados por estudos posteriores. De forma semelhante, a fluvoxamina demonstrou-se eficaz no tratamento do TAS em doses entre 150 e 300 mg/dia.

IRSN

Em um estudo de 28 semanas, a venlafaxina de liberação estendida demonstrou eficácia no TAS tanto em baixas doses (75 mg/dia) como em doses maiores (150 mg e 225 mg/dia) com taxa de resposta e remissão, respectivamente, de 58% e 31% dos pacientes. O grupo placebo apresentou valores inferiores de resposta e remissão de 33% ($p < 0,001$) e 16% ($p < 0,01$), respectivamente. Outro estudo de doze semanas comparou a eficácia e a tolerabilidade da venlafaxina em relação à paroxetina e ao placebo com taxas de respostas de 69%, 66% e 36%, respectivamente. Outros estudos encontraram resultados similiares, apontando que a venlafaxina é uma medicação eficaz, segura e bem tolerada no tratamento do TAS.

IMAOs

Os IMAOs irreversíveis, especificamente a fenelzina, também são efetivos no TAS, no entanto o aumento do risco de crise hipertensiva aguda com consequente infarto do miocárdio e acidente vascular encefálico quando as recomendações dietéticas não são estritamente cumpridas os posicionam como medicações de segunda escolha. Os IMAOs reversíveis (moclobemida) apresentam resultados conflitantes na literatura, com uma meta-análise apontando resultados inferiores aos ISRS.

Antidepressivos tricíclicos

Poucos estudos com antidepressivos tricíclicos estão disponíveis na literatura. Um estudo aberto de oito semanas com a imipramina avaliou quinze pacientes com TAS e destes seis apresentaram efeitos colaterais da medicação e não terminaram o estudo. A resposta encontrada foi de apenas 20% e a redução na escala de ansiedade social de Liebowitz foi de apenas 15%.

Da mesma forma, a clomipramina com doses entre 175 e 250 mg/dia foi ineficaz em seis pacientes com TAS. Os pacientes pioraram devido à presença de tremor fino nas mãos induzido pelo tricíclico.

Os antidepressivos tricíclicos podem agravar os sintomas fóbicos ansiosos, principalmente devido aos efeitos colaterais como tremores finos e sudorese.

Benzodiazepínicos

Os BZDs (clonazepam, bromazepam, alprazolam) são usados frequentemente no tratamento dos transtornos ansiosos. O clonazepam nas doses entre 0,5 e 3 mg/dia mostrou-se efetivo no tratamento do TAS com taxas de resposta de 78,3% *versus* 20% do grupo placebo. No geral, o clonazepam foi bem tolerado, porém o grupo em uso apresentou mais tonturas e instabilidade postural que o grupo-placebo. Outro estudo demonstrou eficácia comparável à psicoterapia cognitivo-comportamental em grupo.

Da mesma forma, o bromazepam mostrou-se efetivo em um estudo de doze semanas. O único ensaio clínico que avaliou a eficácia do alprazolam falhou em mostrar eficácia dessa medicação. O risco de abuso e dependência contraindica seu uso em pacientes com história de dependência e também coloca essa medicação como uma opção de segunda linha no tratamento do TAS.

Outras classes de medicações

Embora bastante usados, os betabloqueadores (atenolol, pindolol, propranolol) não apresentam evidência de benefício no TAS, excetuando-se a recomendação de seu uso em situações de desempenho, visando a reduzir sintomas somáticos como tremores e aliviar o consequente embaraço na ansiedade de desempenho. Os betabloqueadores não têm a função de controlar a ansiedade e o medo, portanto seu uso regular não é justificado.

Entre os anticonvulsivantes, a gabapentina com doses entre 900 e 3.600 mg/dia mostrou-se eficaz e segura no TAS; no entanto a frequência de efeitos colaterais, principalmente boca seca e tonturas, foi maior no grupo com pacientes com TAS que no grupo-placebo.

Tempo de tratamento

Após a remissão dos sintomas do TAS, a manutenção do tratamento medicamentoso reduz a possibilidade de recaídas. Um estudo com a paroxetina mostrou que o tratamento de manutenção por um período de 24 semanas diminui a taxa de recaídas, de forma que apenas 14% dos pacientes que mantinham o uso da paroxetina apresentaram recaídas, ao passo que 39% do grupo em uso de placebo recaíram (*Odds Ratio* = 0,24; IC95%, 0,14-0,43; $p < 0,001$).

Um estudo semelhante com o escitalopram apresentou resultados similares. Os pacientes que mantiveram o uso do antidepressivo por um período de manutenção de 24 semanas apresentaram uma taxa de recaídas menor do que o grupo-controle em uso de placebo, o qual apresentou um risco de recaída de 2,8 vezes mais alto do que o grupo com escitalopram ($p < 0,001$).

Um período mínimo de 24 semanas após a remissão dos sintomas fóbicos sociais é essencial para evitar possíveis recaídas. Períodos mais prolongados podem ser necessários.

ABORDAGENS PSICOLÓGICAS

Teoria cognitivo-comportamental

No modelo cognitivo-comportamental, quando confrontados com uma situação social, os pacientes com TAS tendem a focar-se na própria ansiedade ou nas consequências negativas da exposição, minimizando a possibilidade de serem bem aceitos e usarem com sucesso suas habilidades sociais (Fig. 1).

A terapia cognitivo-comportamental é a modalidade de psicoterapia mais estudada e com maior grau de eficácia para o tratamento do TAS. As técnicas de reestruturação cognitiva visam à identificação e à adaptação de crenças distorcidas e as técnicas comportamentais de exposição às situações sociais buscam habituar o paciente à situação temida e desenvolver um repertório de habilidades sociais mais eficaz.

Ambas, a psicoterapia individual e a grupal, apresentam vantagens e desvantagens. Na individual, a falta de um ambiente social temido pode funcionar como uma limitação, em que é necessário procurar um estímulo ansiogênico, minimizando o tempo de sessão e muitas vezes não obtendo o cenário adequado. Porém, as questões individuais podem ser trabalhadas com calma e ao tempo do paciente. Na terapia em grupo, essas questões não são igualmente trabalhadas, o grupo pode demorar a se formar e o agendamento das sessões é mais difícil. Entretanto, há a facilidade do uso da exposição às situações temidas, uma vez que o grupo funciona como rede de apoio para os desafios terapêuticos.

Teoria das habilidades sociais

Outro grande modelo psicológico do TAS é a teoria do déficit em habilidades sociais, e ainda não há consenso sobre qual teoria explicaria melhor o TAS. Nessa abordagem, acredita-se que o indivíduo com TAS não tenha desenvolvido as habilidades envolvidas em comportar-se de maneira esperada e socialmente eficaz, acabando por falhar em situações sociais. Dessa forma, a pessoa não se vê capaz de lidar com as exposições, as quais tende a evitar ou a enfrentar com alto grau de ansiedade.

As habilidades sociais se subdividem em dois tipos: molar e molecular. No primeiro estão incluídas habilidades gerais, como fazer pedidos, dizer não e aceitar elogios, entre outros. Na segunda, estão as habilidades que as compõem e permitem que as molares sejam executadas, como sorrir, gesticular, volume de voz etc.

Estudos experimentais de avaliação de componentes das habilidades sociais com pacientes com TAS e controles em situações de exposições sociais vêm sendo conduzidos. Em uma revisão da literatura acerca do tema, as crianças com TAS se mostraram menos habilidosas socialmente do que crianças sem TAS em situações de interação com outra criança da mesma idade. Nos estudos adultos, esse déficit fica mais evidente quando o individuo encontra-se em situações de interação espontânea, como puxar conversa com um estranho. Uma hipótese aventada é que em situações mais rotineiras de interação, o indivíduo com TAS já teria se habituado e, assim, adaptado novas formas de se expressar e interagir em sociedade.

CASO CLÍNICO

FL. é uma adolescente de dezoito anos e relata ter sintomas de introversão e esquiva social desde que "se entende por gente". Embora esses não sejam traços tão evidentes na família, relata que a mãe é tímida em certas situações sociais e não tem círculo de amizades tão extenso. Suas limitações de vida devido ao TAS são nunca ter tido um relacionamento com meninas, faltar à aula quando sabe que terá de apresentar um trabalho de grupo (já repetiu matérias na faculdade por causa de faltas) e conseguir manter uma conversa.

Nas entrevistas, ficava aparente que seu medo estava associado às crenças errôneas sobre as consequências de seu desempenho social, pois acreditava que seria ridicularizado em público, onde todos notariam que estava ansioso e de não ter assuntos interessantes para falar com ninguém. Dessa forma, quando tentava se expor gaguejava, apresentava rubor facial intenso e tremores. A exposição social acabava por ser tão ansiogênica que F.L. preferia evitá-la e permanecer em casa a maior parte do tempo.

O tratamento psicológico usado foi o cognitivo-comportamental, no qual técnicas de reestruturação de pensamentos negativos sobre sua performance social foram aplicadas, além do treino em assertividade e o treino comportamental. A técnica do treino comportamental, em que se repete a interação social várias vezes, até que o paciente sinta-se mais confortável com a situação, se mostrou a ferramenta mais eficaz. Suas atuações eram gravadas e depois avaliadas pelo terapeuta e paciente.

O tratamento psiquiátrico com escitalopram 10 mg/dia também foi inserido, o qual ajudava FL. a sentir-se menos ansiosa com as possíveis sensações corporais que viesse a apresentar, como taquicardia e rubor, e também atuava na diminuição da ansiedade associada a outras situações sociais.

Ao longo de um ano, com sessões semanais de terapia e trimestrais com o psiquiatra, FL. relatou melhora significativa na esquiva social e menor ansiedade ao falar em público ou ao se expor a amigos. Reconheceu que os pensamentos que apresentava sobre fracasso social eram desproporcionais à realidade e, antes das exposições, tenta avaliá-los. O tratamento para TAS generalizado é de longo prazo e encontra-se em andamento.

REFERÊNCIAS BIBLIOGRÁFICAS

Davidson JR, Hughes DC, George LK, Blazer DG. The boundary of social phobia. Exploring the threshold. Arch Gen Psychiatry 51(12):975-983, 1994.

Filho AS, Hetem LA, Ferrari MC, Trzesniak C, Martín-Santos R, Borduqui T et al. Social anxiety disorder: what are we losing with the current diagnostic criteria? Acta Psychiatr Scand 121(3): 216-226, 2010.

Fyer AJ, Mannuzza S, Chapman TF, Liebowitz MR, Klein DF. A direct interview family study of social phobia. Arch Gen Psychiatry 50(4):286-293, 1993.

Stein MB, Stein D.J. Social anxiety disorder. Lancet 371(9618):1115-1125, 2008

Rapee RM and Spence SH. The etiology of social phobia: empirical evidenceand an initial model. Clin Psychol Rev 24(7):737-767, 2004.

8

Transtorno do pânico

Cristina Marta Del-Ben
Ricardo Uchida

INTRODUÇÃO

As primeiras descrições do quadro nosológico atualmente classificado como Transtorno do Pânico (TP) datam do século XIX. Em 1871, Jacob Mendes Da Costa, descreveu um quadro observado em soldados durante a Guerra Civil americana, caracterizado por dor torácica intensa, palpitações e outros sintomas cardíacos, sem a presença de lesões estruturais identificáveis. Esse diagnóstico passou a ser conhecido como síndrome do coração irritável, ou síndrome de Da Costa.

Sigmund Freud instituiu o termo neurose de angústia para descrever uma síndrome caracterizada por irritabilidade geral, expectativa angustiada, ataques de angústia, vertigem e parestesias. A descrição proposta por Freud para a neurose de angústia se assemelha muito com os critérios adotados atualmente para o diagnóstico de TP:

> (...) ataques de angústia podem consistir apenas no sentimento de angústia (...), ou serem acompanhados da interpretação que estiver mais a mão, tal como representações de extinção de vida, ou de um acesso, ou de uma ameaça de loucura; ou então algum tipo de parestesia pode combinar-se com o sentimento de angústia, ou finalmente, o sentimento de angústia pode estar ligado ao distúrbio de uma ou mais funções corporais – tais como a respiração, a atividade cardíaca, a inervação vasomotora, ou a atividade glandular.

Outras manifestações que poderiam ser observadas nos ataques de angústia seriam acessos de suor, de tremores ou calafrios; de fome devoradora; de diarreia; de vertigem; de parestesias e congestões.

Embora Freud tenha detectado duas formas de apresentação da neurose de angústia, uma caracterizada por ansiedade crônica e outra, por ataques de ansiedade, ele não as considerou entidades nosológicas distintas, e sim variantes de uma mesma síndrome. Tal observação fica evidente não só na descrição do quadro clínico, como também na discussão das hipóteses etiológicas da neurose de angústia.

O termo agorafobia foi introduzido pelo psiquiatra alemão Karl Friedrich Otto Westphal, em 1871, para descrever pacientes que tinham dificuldade de andar ou de permanecer em ruas, praças ou pontes e apresentavam ansiedade antecipatória crônica, medo de incapacitação repentina e manifestações clínicas bastante sugestivas de um ataque de pânico. Freud também estabeleceu uma associação entre a agorafobia e ataques de pânico. "No caso da agorafobia, encontramos frequentemente a *recordação de um ataque de angústia*; e o que o paciente de fato teme é a ocorrência de tal ataque nas condições especiais em que acredita não poder escapar dele" (grifo do autor).

Os transtornos de ansiedade permaneceram como uma única categoria diagnóstica, sob a nomenclatura Neurose de Ansiedades até o fim da década de 1970. Com a publicação do *Research Diagnostic Criteria* (RDC – *Critérios Diagnósticos para Pesquisa*) por Robert Spitzer e cols., surgiu a primeira distinção, nas classificações diagnósticas atuais, de dois tipos de transtornos de ansiedade, o TP e o Transtorno de Ansiedade Generalizada (TAG).

Essa divisão das neuroses de ansiedade em categorias distintas se deu principalmente devido à observação de que havia diferenças na resposta às medicações, dependendo da apresentação clínica dos sintomas de ansiedade. Outras evidências, como as diferenças na fenomenologia e na história natural dos transtornos, resultados de estudos genéticos e de estudos de ansiedade experimental, também deram base à separação do TP do TAG.

A terceira edição do *Manual Estatístico e Diagnóstico dos Transtornos Mentais* (*DSM-III*), publicado pela Associação Americana de Psiquiatria (APA), em 1980, adotou essa distinção entre TP e TAG e definiu os critérios operacionais para o diagnóstico de TP. Na revisão da terceira (*DSM-III-R*) e na quarta edição (*DSM-IV*) foram feitas pequenas modificações relacionadas ao número e à frequência dos ataques de pânico visando ao incremento da validade desse diagnóstico. A exigência de um número mínimo de ataques de pânico durante um período estabelecido foi abolida, pois se mostrou inconsistente por excluir pacientes que não apresentavam ataques de pânico frequentes, mas tinham grande prejuízo do funcionamento global em razão dos ataques de pânico. Pacientes com ataques infrequentes não diferem de pacientes com TP propriamente dito quanto a comorbidades (exceção para a agorafobia, que parece ser mais frequente em TP completo), gravidade dos sintomas e níveis de satisfação e comprometimento do funcionamento global.

QUADRO CLÍNICO

A característica clínica essencial do TP é a recorrência de ataques de pânico espontâneos. Em geral, a descrição do paciente a respeito da experiência de ter um ataque de pânico é vívida, rica em detalhes e permeada por intenso sofrimento. O paciente não pensa que está morrendo ou acha que está enlouquecendo. Ele de fato vivencia o que seria um ataque cardíaco ou a perda completa do controle racional, com o caráter inusitado e repentino dos ataques de pânico – "parecem vir do nada" – atuando como um complicador. Variantes clínicas também podem se apresentar. Por exemplo, pacientes que não descrevem medo de morrer, perder o controle ou enlouquecer e sim de perder o controle esfincteriano e defecar.

Na linguagem leiga, a expressão ataque de pânico, como várias outras nomenclaturas psiquiátricas, tem conotações distintas daquela que se usa em termos técnicos e muitas vezes o paciente pode empregar esse termo para descrever outros sintomas ou mesmo reações esperadas a eventos de vida. O paciente deve ser solicitado a descrever detalhadamente e com suas próprias palavras o que está denominando ataque de pânico para que o próprio médico possa fazer seu julgamento clínico. Embora isso pareça óbvio, a pressão da demanda e o tempo escasso para as consultas podem, algumas vezes, levar o profissional de saúde a descuidar dessa investigação.

Ataques de pânico se caracterizam por crises de ansiedade, medo ou desconforto intensos acompanhados por vários sintomas somáticos ou cognitivos, como taquicardia, sudorese, falta de ar, tremores, náuseas desconforto abdominal, medo de morrer ou de perder o controle, entre outros. Esses ataques podem ser inesperados, ou seja, ocorrem na ausência de um estímulo ambiental que poderia justificar os sintomas de pânico, ou provocados por uma situação, que funcionaria como um gatilho desencadeando a crise de ansiedade. Para o diagnóstico de TP é necessária a ocorrência de ataques de pânico inesperados, mas alguns pacientes podem apresentar, no decorrer do TP, ataques desencadeados por situações ou estímulos ambientais específicos.

A ocorrência isolada de um ataque de pânico inesperado não define, por si só, o diagnóstico de TP. Estudos epidemiológicos demonstraram que, na população geral, ataques de pânico espontâneos isolados e dissociados de prejuízos no funcionamento global ocorrem com frequência muito maior do que o TP em si. Portanto, além de inesperados, os ataques devem ser recorrentes para a definição do diagnóstico de TP.

Entre os ataques, o indivíduo passa a apresentar uma preocupação contínua em ter um novo ataque de pânico (ansiedade antecipatória), preocupando-se também com as eventuais implicações do ataque, ou ainda mudando drasticamente seu comportamento em razão dos temores de ter um novo ataque (evitação fóbica). A recorrência dos ataques de pânico espontâneos, associados às mudanças de comportamento descritas acima devem durar pelo menos um mês para que o diagnóstico definitivo seja firmado. A Tabela 8.1 apresenta os critérios diagnósticos propostos pelo *DSM-IV* para o TP.

A frequência e a intensidade dos ataques de pânico podem variar muito de um paciente para outro e mesmo na história natural do transtorno em um único paciente. Alguns pacientes podem descrever apenas ataques esporádicos, mas com um intenso comprometimento do funcionamento global entre as crises, ao passo que outros podem descrever vários ataques por dia.

Os ataques de pânico se iniciam de maneira abrupta e em cerca de 10 minutos os sintomas atingem gravidade intensa, com duração em torno de 20 ou 30 minutos, mas raramente de 1 hora. Um relato que não é raro é o de que um único ataque de pânico duraria horas. A investigação detalhada desses relatos mostra que esses pacientes apresentam níveis extremamente elevados de ansiedade entre os ataques propriamente ditos, o que leva o paciente a ter dificuldades para discriminar o que é ataque de pânico do que é ansiedade antecipatória.

Tabela 8.1

Critérios diagnósticos, segundo o *DSM-IV* (APA, 1994) para transtorno do pânico

A Ambos (1) e (2)

(1) Ataques de pânico inesperados e recorrentes.

Período de medo ou desconforto intensos, no qual quatro (ou mais) dos seguintes sintomas se desenvolvem abruptamente e atingem um pico dentro de 10 minutos.

(a) Palpitações

(b) Sudorese

(c) Tremores ou abalos

(d) Sensação de falta de ar ou sufocamento

(e) Sensações de asfixia

(f) Dor ou desconforto torácico

(g) Náusea ou desconforto abdominal

(h) Sensação de tontura, instabilidade, vertigem ou desmaio

(i) Desrealização ou despersonalização

(j) Medo de perder o controle ou enlouquecer

(k) Medo de morrer

(l) Parestesias

(m) Calafrios ou ondas de calor

(2) Pelo menos um dos ataques é seguido, durante um mês (ou mais) por um (ou mais) dos seguintes

(a) Preocupação persistente de ter um novo ataque

(b) Preocupações sobre as implicações dos ataques ou suas consequências (como perder o controle, ter um ataque cardíaco, enlouquecer)

(c) Mudança significativa no comportamento em razão dos ataques

B Presença de agorafobia

(1) Ansiedade de estar em lugares ou situações das quais possa ser difícil (ou embaraçoso) escapar, ou a ajuda possa não estar disponível, na eventualidade de ter um ataque de pânico espontâneo ou desencadeado pela situação, ou sintomas tipo pânico. A agorafobia envolve tipicamente um conjunto de situações que incluem: estar fora de casa desacompanhado, estar no meio de uma multidão ou permanecer em uma fila, estar em uma ponte, viajar de trem, ônibus ou automóvel

(2) As situações agorafóbicas são evitadas (como restrição de viagens) ou suportadas com extremo sofrimento ou com ansiedade acerca de ter um ataque de pânico, ou sintomas tipo pânico; ou exigem companhia

C Os sintomas não se devem a efeitos fisiológicos diretos de uma substância ou a uma condição médica geral.

D Os sintomas de pânico não são mais bem explicados por outro transtorno mental como fobia social, fobia específica, transtorno obsessivo-compulsivo, transtorno de estresse pós-traumático ou transtorno de ansiedade de separação.

Outra armadilha relacionada à descrição de ataques de pânico e que pode ser observada em pacientes que se encontram em remissão parcial é o relato espontâneo do paciente de que ele estaria tendo apenas "começos de crise". A exploração dos sintomas presentes nesse chamado começo de crise pode confirmar a presença dos sintomas característicos de um ataque de pânico completo, mas de gravidade menor do que o paciente apresentava anteriormente.

Agorafobia

Frequentemente o TP é acompanhado pela ocorrência de agorafobia. Em estudos populacionais essa associação pode estar presente em até 50% dos casos, mas em *settings* clínicos esses índices podem chegar a 75%.

A agorafobia caracteriza-se por ansiedade ou preocupação em estar em lugares dos quais possa ser difícil ou embaraçoso sair, ou em situações nas quais não haja disponibilidade de ajuda, na eventualidade da ocorrência de um ataque de pânico. Por causa dessas preocupações, o indivíduo passa a evitar as situações temidas ou a enfrentá-las apenas quando acompanhados. Algumas vezes, o indivíduo consegue enfrentar a situação sem a companhia de outra pessoa, mas com intenso sofrimento. São preocupações comuns dos pacientes com agorafobia: ida a lugares públicos, contato com multidões, sair de casa desacompanhado, viajar.

Essa definição apresenta forte influência do modelo de desenvolvimento de pânico e agorafobia proposto por Donald F. Klein. Segundo esse modelo, a primeira manifestação clínica do TP seria um ataque de pânico espontâneo, ou seja, a crise de medo intenso não seria desencadeada por estímulos externos, não havendo nenhuma situação ambiental que justificasse uma reação de medo intenso. Após o primeiro ataque, o paciente voltaria a seu bem-estar basal, mas, com a recorrência dos ataques espontâneos, desenvolver-se-ia um estado de apreensão contínuo, com tendência a aumentar progressivamente.

Esse estado de ansiedade crônica interepisódios teria vários componentes. Um deles seria a ansiedade antecipatória decorrente dos sentimentos de insegurança, incerteza e desamparo diante da possibilidade da ocorrência de novos ataques inesperados. Outro componente seria a sensibilização, que levaria o indivíduo a uma hiper-reatividade a estímulos neutros ou condicionados, a qual, por sua vez, contribuiria para a manutenção do estado de tensão.

Os altos níveis de ansiedade crônica levariam o paciente a acreditar que determinadas situações poderiam desencadear o ataque de pânico e, portanto, deveriam ser evitadas. Situações nas quais ajuda possa não estar facilmente disponível, no caso da ocorrência do ataque de pânico, também são evitadas. Em razão desse comportamento evitativo, os pacientes desenvolvem um comportamento dependente. De fato, muitos podem ser erroneamente diagnosticados como portadores de Transtorno de Personalidade Dependente, pois melhoram do "transtorno de personalidade" com o tratamento dos sintomas do TP. Da mesma forma, estudos têm detectado traços histriônicos de personalidade em pacientes portadores de TP, que também melhoram após o tratamento.

Nessa definição, o ataque de pânico assume um papel central, tendo a ansiedade antecipatória e o comportamento evitativo como consequências. Outros autores, entretanto, defendem a ideia de que o comportamento fóbico teria um papel mais relevante do que o ataque de pânico em si. Essa parece ser a construção teórica adotada na décima edição da *Classificação Internacional das Doenças* (*CID-10*).

Na *CID-10*, o componente fóbico é privilegiado, em uma hierarquia diagnóstica, por se considerar que,

> (...) de uma perspectiva internacional e transcultural, a quantidade e o tipo de evidência disponível não parecem justificar a rejeição da noção ainda amplamente aceita de que o transtorno fóbico é mais considerado como o transtorno original, com ataques de pânico usualmente indicando a sua gravidade.

A presença ou a ausência de ataques de pânico é usada como um especificador da agorafobia (F40). O diagnóstico "puro" de TP (F41.0) é feito apenas na ausência de sintomas de agorafobia.

A ocorrência de agorafobia sem ataques de pânico foi detectada em um grande estudo epidemiológico desenvolvido, no início dos anos 1980, nos Estados Unidos, o *National Institute of Mental Health* (*NIMH*) *Epidemiological Catchment Area* (*ECA*). Esses resultados influenciaram na inclusão dessa categoria nas classificações diagnósticas mais recentes.

Embora o *DSM-IV* considere a possibilidade de um diagnóstico de agorafobia sem história de TP, tal condição é tratada como rara. Há, inclusive, questionamentos quanto à validade desse diagnóstico porque eles foram detectados em estudos epidemiológicos, mas raramente são vistos em *settings* clínicos. Essa discrepância entre a observação clínica e os resultados de um estudo populacional pode ser decorrente de limitações na coleta de dados para a elaboração do diagnóstico. No *ECA*, as informações foram colhidas através da *Diagnostic Interview Schedule* (DIS), uma entrevista totalmente estruturada, administrada por entrevistadores treinados no instrumento, mas que não eram profissionais de Saúde Mental.

BASES NEUROBIOLÓGICAS

Substratos anatômicos

Embora o estudo da ansiedade humana seja complexo e esbarre em dificuldades para sua execução, como limitações éticas ou mesmo a impossibilidade de reproduzir em animais manifestações próprias da espécie humana, muitos avanços foram feitos na compreensão dos mecanismos neurais envolvidos no processamento de ansiedade, medo e pânico. O corpo de conhecimento atualmente existente deriva, em grande parte, de estudos com animais, envolvendo observação do comportamento, lesões cirúrgicas ou químicas de estruturas cerebrais específicas e uso de psicofármacos em modelos animais de ansiedade. Alterações observadas em pacientes com lesão cerebral ou submetidos a manipulações durante cirurgias, bem como resultados de estudos com neuroimagem, também têm sido úteis para o aprofundamento do conhecimento sobre a neuroanatomia do TP.

Estudos com animais permitiram o estabelecimento de várias regiões anatômicas envolvidas nas reações de defesa. Do ponto de vista evolutivo, pode-se inferir que as raízes biológicas da ansiedade e do medo estariam nas reações de defesa dos animais diante de situações adversas. Enquanto para algumas manifestações psicopatológicas, como delírios, não é possível estabelecer relações com o comportamento animal apresentado em modelos experimentais, analogias entre resposta animal ao modelo experimental e manifestações de medo, ansiedade e pânico são bastante razoáveis. Quando um animal evita, escapa ou apresenta um comportamento sugestivo de medo intenso diante de determinado estímulo, não é difícil associar tais comportamentos com as alterações clínicas de pânico e ansiedade. Obviamente, essas associações têm suas limitações, já que muitas das manifestações subjetivas dos transtornos de ansiedade não podem ser mensuradas, mas esses achados pré-clínicos têm se mostrado extremamente úteis para o estabelecimento de hipóteses etiológicas do TP.

As evidências experimentais, associadas com achados clínicos, sugerem que a amígdala desempenha um papel relevante nas reações de defesa diante de diferentes tipos de ameaça, sendo a estrutura responsável pela atribuição de uma valência afetiva aos sinais de ameaça provenientes do ambiente, influenciando o registro e a evocação de memórias. Outras estruturas, como o hipotálamo e a matéria cinzenta periaquedutal, recebem projeções da amígdala, cujas funções estariam relacionadas com as manifestações comportamentais, hormonais e neurovegetativas das reações de defesa. A amígdala e o sistema septo-hipocampal funcionariam como uma interface entre o neocórtex e o sistema límbico. Ambas as estruturas recebem projeções do córtex temporal, onde ocorre a síntese das informações colhidas pelos diferentes sistemas sensoriais, criando assim uma representação do mundo exterior. A Figura 8.1 apresenta algumas informações extraídas do trabalho de Joseph Ledoux e cols. sobre as bases neurais da reação de defesa.

Em animais, reações de luta ou fuga são desencadeadas por ameaça proximal, como a proximidade de um predador da espécie ou pela estimulação elétrica da matéria cinzenta periaquedutal dorsal. A injeção de antagonistas gabaérgicos na matéria cinzenta periaquedutal dorsal em animais de laboratórios provoca uma reação de congelamento que se alterna com uma agitação psicomotora bastante desorganizada, sendo sugerido que essa reação se assemelharia a um ataque de pânico. De fato, a estimulação da matéria cinzenta periaquedutal dorsal em humanos, durante cirurgias estereotáxicas, desencadeia alterações subjetivas e autonômicas semelhantes àquelas observadas nos ataques de pânico.

Esses dados, tomados em conjunto, levaram à proposição de que a matéria cinzenta periaquedutal teria um papel relevante na etiopatogenia do TP. Ataques de pânico corresponderiam a ativações espontâneas do reflexo de luta e fuga, processado pela matéria cinzenta periaquedutal, ao passo que o temor de ter novos ataques de pânico e o desenvolvimento da ansiedade antecipatória seriam equivalentes à inibição do comportamento de luta e fuga que se observa na reação de defesa frente a ameaças distais.

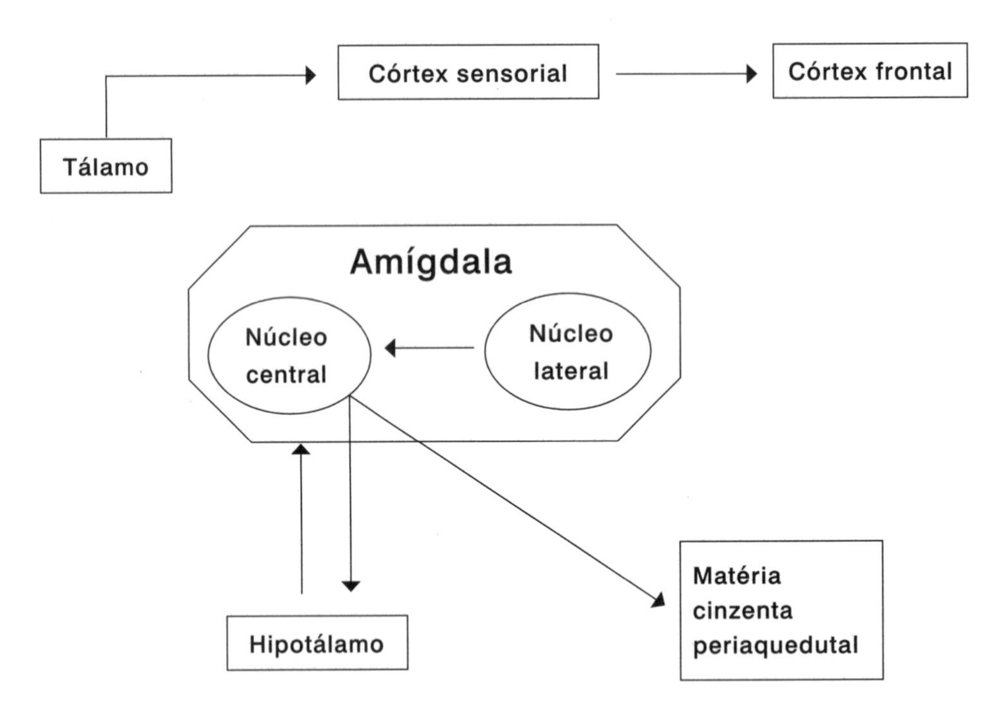

Figura 8.1

Representação esquemática de algumas estruturas cerebrais envolvidas na resposta de defesa (detalhes no texto)

Neurotransmissores

Sistema Gabaérgico: O ácido gama-amino-butírico (GABA) é o principal aminoácido inibitório do sistema nervoso central de vertebrados, controlando globalmente sua excitabilidade. Os receptores GABA são divididos em dois tipos: $GABA_A$ e $GABA_B$, sendo que o primeiro relaciona-se com a ação dos benzodiazepínicos, cuja ação ansiolítica deve-se à facilitação da transmissão gabaérgica.

A localização de receptores benzodiazepínicos no complexo macromolecular gabaérgico estimulou pesquisas em busca do componente endógeno que atuaria nesses receptores. A descoberta das betacarbolinas, que, ligadas aos receptores benzodiazepínicos, têm ação ansiogênica, reforçaram a possibilidade de o complexo macromolecular gabaérgico ter um papel relevante nos mecanismos de ansiedade.

Inicialmente, levantou-se a hipótese de que haveria um ligante endógeno ansiogênico envolvido na fisiopatogenia do TP. Para testar essa hipótese, o flumazenil, um antagonista de receptores benzodiazepínicos, foi administrado em pacientes com TP e controles. Observou-se que o flumazenil provocou uma ansiedade subjetiva significativamente maior em pacientes do que em controles e desencadeou ataques de pânico em pacientes, mas não em controles. Esses resultados foram interpretados como uma alteração no funcionamento dos receptores benzodiazepínicos, a qual produziria um estado crônico de hipoatividade da inibição gabaérgica. Em outro estudo, no entanto, o flumazenil não mostrou efeitos ansiogênicos em pacientes com TP comparados com controles.

Sistema Noradrenérgico: Provavelmente por causa da exuberância de sintomas de liberação autonômica durante o ataque de pânico, vários estudos foram conduzidos com o objetivo de testar a hipótese de envolvimento do sistema noradrenérgico no TP. Na década de 1980, Dennis S. Charney e cols. verificaram que a administração oral de ioimbina, um potente antagonista de receptores a_2 adrenérgicos, provocava ansiedade e ataques de pânico em pacientes com TP. Tais resultados deram lastro à teoria de que os ataques de pânico seriam desencadeados por um aumento dos disparos do *locus coeruleus*, o principal núcleo noradrenérgico do sistema nervoso central.

A implicação do *locus coeruleus* na ansiedade deu-se, também, pela observação, em modelos animais, de que a estimulação dessa estrutura provocava um comportamento de medo em macacos. Evidências experimentais obtidas posteriormente demonstraram que, de fato, há um aumento dos disparos do *locus coeruleus* em situações de estresse ou de ameaça.

Se a hipótese de envolvimento do *locus coeruleus* na gênese dos ataques de pânico estivesse correta, seria esperado que agonistas de receptores noradrenérgicos do tipo a_2 fossem capazes de bloquear ataques de pânico. No entanto, a clonidina, um agonista a_2, apresentou efeitos antipânico apenas transitórios e a buspirona uma agonista de receptores serotonérgicos do tipo 1A, que estimula os disparos no *locus coeruleus*, não provocou ataques de pânico. Finalmente, demonstrou-se que a estimulação elétrica do *locus coeruleus* em humanos não provocava ataques de pânico.

Com o objetivo de integrar as várias hipóteses relacionadas ao papel do *locus coeruleus* na ansiedade, Trevor Robbins propôs que esse núcleo não mediaria por si só as reações de estresse, mas seria ativado durante situações estressantes, o que resultaria em um estado de alerta para a manutenção de uma atenção seletiva. Além disso, estudos animais indicam que o *locus coeruleus* está sob forte influência de outros neurotransmissores, como o sistema serotonérgico, recebendo projeções do núcleo mediano da rafe e de núcleos pontinos.

Embora tenham sido demonstradas diferenças fisiológicas e endócrinas entre pacientes com TP e voluntários saudáveis, há poucas evidências de que o ataque de pânico ocorra em decorrência de uma hiperatividade do sistema noradrenérgico. É possível que a atividade noradrenérgica, através do *locus coeruleus*, tenha um papel modulatório na gênese do ataque de pânico, mas não seja seu foco patológico primário.

Sistema Serotonérgico: A observação de que antidepressivos tricíclicos e inibidores da monoaminoxidase eram eficazes para pacientes com TP propiciou o desenvolvimento de hipóteses de que os sistemas noradrenérgico e serotonérgico estariam envolvidos no TP, já que, sabidamente, esses psicofármacos têm ação potente em ambos os sistemas. Atualmente parece estar bem demonstrado que a atuação sobre o sistema serotonérgico seria mais relevante para a função antipânico dessas drogas, já que inibidores da recaptação de noradrenalina mostraram-se ineficazes no tratamento de TP, ao passo que os inibidores seletivos da recaptação de serotonina apresentaram uma eficácia significativamente maior do que o placebo na redução dos sintomas de TP.

Cerca de um quarto dos pacientes com TP medicados com clomipramina (10 a 20 mg/dia) apresentam piora dos sintomas no início do tratamento, com queixas de aumento da frequência e da intensidade dos ataques de pânico, ação "psicoestimulante", sintomas depressivos e piora dos sintomas ansiosos. Partindo dessa observação, levantou-se a hipótese de que no TP haveria uma hipersensibilidade de receptores serotonérgicos pós-sinápticos. No entanto, se essa proposição estivesse correta, seria de esperar que a ritanserina fosse eficaz no TP, o que não se confirmou, chegando mesmo a haver uma piora dos sintomas de pânico.

Uma explicação alternativa para essa piora dos sintomas de pânico no início do tratamento com clomipramina foi proposta por Francisco Guimarães e cols. A administração aguda de inibidores da recaptação de serotonina provocaria um aumento na concentração de serotonina no espaço extracelular, sem alterar significativamente as concentrações nas porções terminais. A serotonina disponível na fenda sináptica atuaria, inicialmente, em autorreceptores somatodentríticos, inibindo a liberação de serotonina. Com a administração crônica da clomipramina, haveria uma *down-regulation* desses receptores somatodendríticos e consequente aumento da transmissão serotonérgica, quando se observam os efeitos terapêuticos desse psicofármaco.

Embora a eficácia, no TP, de psicofármacos que interferem na função serotonérgica pareça estar bem demonstrada, os mecanismos de ação relacionados aos efeitos terapêuticos das drogas ainda não estão completamente estabelecidos. Um dado intrigante são as diferenças de resposta de algumas dessas drogas no TP e no TAG. Os antidepressivos tricíclicos são eficazes tanto no TP quanto no TAG. Estudos controlados com outras classes de antidepressivos, no TAG, são escassos, mas a paroxetina apresentou efeitos comparáveis ao diazepam. Entretanto, outras drogas, que interferem na função serotonérgica, como a buspirona e a ritanserina, apresentaram um perfil de ação diferente nesses dois transtornos, sugerindo o envolvimento de substratos neurais distintos. A buspirona e a ritanserina mostraram-se efetivas no TAG, mas foram ineficazes no TP.

Os resultados pré-clínicos também apontam para efeitos distintos da serotonina, dependendo da região anatômica em estudo ou do tipo de ameaça apresentada. Para tentar explicar essas aparentes contradições do papel da serotonina na ansiedade, Bill Deakin e Frederico Graeff propuseram um modelo teórico de mecanismos de defesa integrados, cujos substratos neurais seriam modulados por diferentes vias e subtipos de receptores serotonérgicos. Uma característica-chave dessa teoria é que eventos aversivos aumentam a liberação de serotonina, mas esta não atuaria como um neurotransmissor atenuador ou indutor de ansiedade ou medo, e sim como um modulador e maestro de vários sistemas cerebrais responsáveis por diferentes formas de respostas adaptativas a estímulos aversivos.

A Figura 8.2 apresenta uma representação esquemática da teoria de Deakin e Graeff a respeito do papel dual da serotonina na ansiedade e no pânico. A via serotonérgica que se origina no núcleo dorsal da rafe (NDR) e inerva a amígdala e o córtex frontal facilitaria comportamentos de evitação ou escape, que ocorrem em resposta a uma ameaça potencial ou distal. Essas estratégias comportamentais dependem de aprendizado e, portanto, estão relacionadas com ansiedade condicionada e, possivelmente, com transtorno de ansiedade generalizada. Em contrapartida, a via serotonérgica NDR-periventricular, que inerva a matéria cinzenta periventricular e periaquedutal, inibiria reações de luta ou fuga, que são desencadeadas por ameaças proximais, dor aguda ou asfixia. Essas reações estariam relacionadas com respostas inatas, medo incondicionado e, possivelmente, TP. Portanto, ataques de pânico espontâneos poderiam ser decorrentes de um comprometimento da função inibitória da serotonina na matéria cinzenta periaquedutal dorsal.

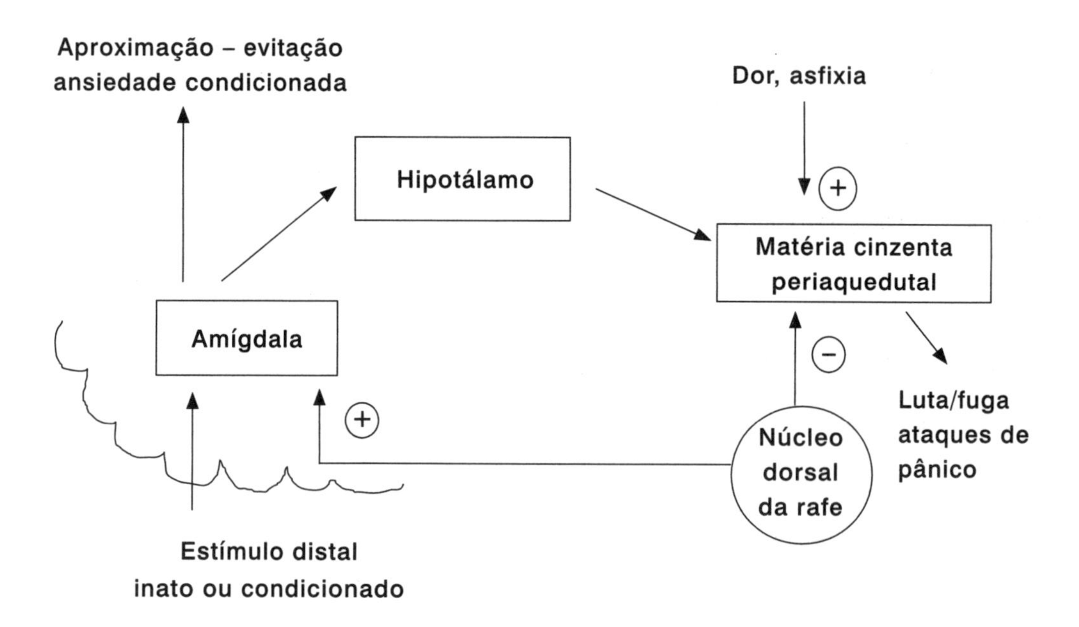

Figura 8.2

Representação esquemática da Teoria de Deakin e Graeff sobre o papel da serotonina na ansiedade (explicações detalhadas no texto)

ESTUDOS GENÉTICOS

O TP tem também um caráter familial com um risco para parentes de primeiro grau variando de 7,7 a 20,5%. Estudos de meta-análise oferecem sustentação consistente para a agregação familiar no TP. O risco de ocorrência de TP em parentes de primeiro grau de pacientes com TP seria de 10%, valores 5 vezes maiores do que o risco observado nos parentes do grupo-controle. Os estudos com gêmeos mostram que 30 a 40% da variância pode ser atribuída a fatores genéticos, sendo o restante da variância atribuída a fatores ambientais.

Embora esses dados forneçam evidências da existência de um componente genético no TP e em outros transtornos de ansiedade, a estimativa de herdabilidade (30 a 40%) é menor do que aquela observada em outros transtornos mentais, como esquizofrenia e transtorno bipolar. Erros de mensuração, incluindo a confiabilidade e a validade do diagnóstico, podem ter interferido nos resultados obtidos até o momento.

Esforços mais recentes têm focado em genes candidatos, que codificam proteínas suspeitas de envolvimento na neurobiologia da ansiedade e no modo de ação dos medicamentos eficazes no tratamento desta. Tal abordagem visa a associar a doença a variantes comuns da sequência de DNA, como sequências repetidas e polimorfismos de nucleotídeo simples (SNPs).

Centenas de genes com milhares de polimorfismos já foram analisados em relação ao TP. Apesar desses esforços, a maioria dos estudos produziu resultados inconsistentes, negativos ou não claramente replicados, indicando que a base genética do TP, como de outros transtornos psiquiátricos, precisam de mais pesquisas. Exceção só ao polimorfismo Val158Met do gene da catecol-orto-metil-transferase (COMT), que foi implicada no TP por vários estudos e recentemente confirmada em estudo de meta-análise.

EXAMES SUBSIDIÁRIOS

Estudos de neuroimagem funcional e estrutural forneceram novas evidências a respeito das bases anatômicas da ansiedade, fornecendo evidências da existência de uma rede de regiões cerebrais que medeiam a gênese da ansiedade e do medo. Embora exames de neuroimagem, até o momento, não tenham aplicabilidade clínica, avanços significativos foram obtidos para a melhor compreensão dos substratos neurais envolvidos na fisiopatogenia do TP.

A investigação das bases anatômicas do TP por tomografia por emissão de pósitrons (PET) e de tomografia de emissão de fóton único (SPECT) iniciaram-se em meados da década de 1980. Pacientes vulneráveis à infusão de lactato apresentam ativação cerebral maior em região para-hipocampal direita do que esquerda, quando comparados com pacientes que não apresentam ataques de pânico induzido por lactato ou por controles saudáveis.

Independentemente da indução de ataques de pânico por testes provocativos, a comparação de pacientes com TP com controles saudáveis também apontou para uma assimetria de ativação cerebral, com aumento significativo no metabolismo de glicose no hipocampo esquerdo e nas áreas para-hipocampais, e uma diminuição significativa no metabolismo em regiões temporal superior direita e parietal inferior direita.

Os achados de assimetrias de ativação cerebral, particularmente em regiões mesiais temporais, levaram ao questionamento do envolvimento do sistema septo-hipocampal na etiologia do TP. O sistema septo-hipocampal seria a base neuroanatômica do "sistema de inibição do comportamento", modelo teórico proposto pelo pesquisador Jeffrey Alan Gray. A formação septo-hipocampal desempenharia uma função de "conferidor", pela comparação das informações do ambiente externo com as previsões elaboradas pelo circuito de Papez, levando em consideração as memórias armazenadas no lobo temporal e os planos de ação gerados pelo córtex pré-frontal. No entanto, quando detecta alguma discrepância entre o esperado e o observado no ambiente, o sistema septo-hipocampal passaria a atuar como um "controlador", desencadeando inibição do comportamento e aumento dos níveis de vigilância.

Em estudo feito por nosso grupo de pesquisa verificamos que o volume médio do lobo temporal esquerdo de pacientes com TP foi 9% menor que o de controles. Além disso, houve uma correlação positiva entre o volume do hipocampo esquerdo e a duração do TP, com os casos mais recentes apresentando redução de mais volume do que os casos mais antigos. Esse achado contrasta com o que é observado em pacientes deprimidos e pode ser resultado de medicação.

O uso de volumetria baseada no voxel (VBM) permite a pesquisa de diferenças nos volumes de matéria cinzenta de forma automatizada e global, sem a necessidade de definir as fronteiras anatômicas *a priori*. Com o uso dessa técnica, há relato de redução da densidade de substância cinzenta no giro para-hipocampal esquerdo e putâmen bilateral e aumento na massa cinzenta do mesencéfalo dorsal e ventral e ponte rostral em pacientes com TP, em comparação com controles saudáveis. Os resultados de estudo conduzido por nosso grupo mostraram aumento do volume de substância cinzenta da ínsula esquerda, giro temporal superior esquerdo e do mesencéfalo esquerdo, além de redução de matéria cinzenta em cíngulo anterior direito.

EPIDEMIOLOGIA

Os resultados do ECA apontaram que a incidência de TP é maior em mulheres do que em homens, em indivíduos que tem entre 25 e 44 anos e que são separados ou divorciados. A prevalência durante seis meses de TP e agorafobia foi de 9,1% para mulheres e 4,2% para homens. Em nosso meio, um estudo epidemiológico desenvolvido em três cidades do país detectou que transtornos fóbicos e ansiosos eram os quadros mais comuns, afetando principalmente mulheres, com uma prevalência durante a vida variando de 20 a 35%.

A prevalência estimada pelo *DSM-IV*, é de 1,5 a 3,5%, sendo 2 a 3 vezes mais frequente em mulheres. Não há diferenças significativas entre os sexos quanto à idade de início, perfil de sintomas durante os ataques de pânico e comorbidades, com exceção de agorafobia, que é mais frequente em mulheres. Cerca de três quartos dos pacientes com agorafobia são do sexo feminino, mas não foram encontradas diferenças clínicas significativas entre os sexos quanto à gravidade do comportamento evitativo e às situações evitadas.

DIAGNÓSTICO DIFERENCIAL

A alta frequência de comorbidades, associada à exuberância de manifestações somáticas no TP, exige que seja feita uma investigação cuidadosa sobre a presença de condições médicas gerais e/ou psiquiátricas que possam estar etiologicamente relacionadas com os sintomas de pânico ou atuando como complicadores do quadro clínico.

Como em qualquer outro transtorno mental, o raciocínio clínico para a elaboração do diagnóstico diferencial deve se iniciar pela exclusão de condição médica geral e uso de substância psicoativa, que poderiam ser consideradas responsáveis pela sintomatologia ansiosa.

A investigação inicia-se pela elaboração de uma anamnese completa, acompanhada da realização de interrogatório sobre os diversos aparelhos e de exame físico minucioso. A solicitação de exames complementares basear-se-á fundamentalmente nos dados colhidos na história clínica, mas, como rotina, sugere-se que sejam verificadas função tireoidiana, hepática e renal, hemograma, níveis séricos de sódio, potássio e cálcio, glicemia de jejum, além da avaliação cardiológica. Essas informações são úteis não apenas para a elaboração do diagnóstico diferencial, mas também para o manejo do tratamento farmacológico.

A exclusão de condição médica geral deve ser feita para todos os pacientes, mas alguns dados clínicos são sugestivos dessa associação. Entre eles, a relação temporal entre início dos sintomas ansiosos e da condição médica geral, apresentação incomum dos sintomas, idade de início atípica e má resposta ao tratamento instituído.

Condições médicas frequentemente associadas com manifestações tipo pânico são hipertireoidismo, hiperparatireoidismo, epilepsia do lobo temporal, feocromocitoma, doenças cardiológicas e insuficiência respiratória, entre outras. Além de constituírem diagnóstico diferencial, doenças clínicas também cursam como comorbidades com TP. Isso parece ser particularmente importante em pacientes asmáticos e portadores de marca-passos e desfibriladores portáteis cardíacos.

O uso de substâncias psicoativas deve ser cuidadosamente investigado. Muitas vezes, o paciente não se sente à vontade em relatar o uso de substâncias nos primeiros encontros, em especial as drogas ilícitas. O ideal seria que todos os pacientes fossem submetidos a exames bioquímicos para pesquisa de metabólitos das substâncias usadas com mais frequência em nosso meio, obviamente, após seu consentimento. Atenção deve ser dada à *Cannabis*, que usualmente causa ataques de pânico, em especial nas primeiras vezes em que é experimentada pelo usuário. Estimulantes também podem ser panicogênicos. Não só as substâncias ilícitas, como cocaína e metanfetamina, mas também bebidas ricas em cafeína, alimentos com glutamato monossódico ou medicações prescritas, como antidepressivos, antipsicóticos atípicos (em particular clozapina) e anorexígenos.

O diagnóstico diferencial com outros transtornos de ansiedade deve ser feito levando-se em conta que ataques de pânico frequentemente estão presentes em outros transtornos ansiosos, sendo desencadeados, por exemplo, pela apresentação do estímulo fóbico para um indivíduo com fobia específica.

COMPLICAÇÕES

Com frequência, pacientes com TP são muito preocupados com sua saúde física e tendem a interpretar manifestações fisiológicas, sintomas físicos leves e efeitos colaterais das medicações com gravidade excessiva. A crença de ter uma condição médica geral grave e que não foi adequadamente diagnosticada é comum e esses pacientes costumam procurar diferentes especialistas e usar serviços de saúde com uma frequência muito maior do que a população geral.

O curso geralmente é crônico, com remissões e recaídas. Em um estudo longitudinal, naturalístico, demonstrou-se que após seis anos de início do tratamento, 73% dos pacientes estavam em remissão parcial ou completa, 90% relatavam melhora na qualidade de vida, mas 67% ainda usavam medicação.

Apesar das diferenças metodológicas e das dificuldades na mensuração de qualidade de vida, a maioria dos estudos, tanto clínicos quanto epidemiológicos, aponta para uma diminuição da qualidade de vida em pacientes com TP, quando comparados com controles saudáveis. Pacientes com TP moderado e sem tratamento apresentam prejuízo da qualidade de vida comparável àquele observado em pacientes com diabetes mellittus.

Pacientes com TP têm um risco aumentado para ideação e tentativas de suicídio e isso parece estar fortemente associado a episódios depressivos que com frequência acompanham o TP. Além da presença de sintomas depressivos, a ideação suicida também parece estar associada com a gravidade do TP e com o nível do comprometimento do funcionamento global. Há dados que sugerem que alguns componentes específicos de ansiedade, como ansiedade antecipatória e comportamento evitativo, também possam contribuir, embora de maneira menos substancial do que a depressão, para o risco aumentado de suicídio no TP.

A comorbidade com outros transtornos mentais é comum, sendo mais frequentes os diagnósticos de depressão maior, transtornos do uso de substâncias psicoativas e outros transtornos de ansiedade. Não foram encontradas diferenças significativas entre os sexos quanto à ocorrência de comorbidades, exceto uso de substâncias psicoativas, mais frequente em homens.

TRATAMENTO

As modalidades de tratamento disponíveis para o manejo do TP são as abordagens psicossociais e farmacológicas. Há grande número de estudos comparativos de diversas técnicas de tratamento e de diversas medicações. Entretanto, comparação de desfechos entre aqueles é tremendamente dificultada pelo uso de metodologias diversas e pela heterogeneidade do TP. Controle dos ataques de pânico em curto prazo é uma boa medida de desfecho. Entretanto, outras medidas, como manutenção da melhora após suspensão do tratamento, evitação fóbica (e agorafobia), custo do tratamento, rapidez de melhora, desistências devido à ineficácia e efeitos colaterais, qualidade de vida e melhora de sintomas depressivos dificilmente são avaliadas em todos os estudos.

Tratamento farmacológico

Duas classes de drogas têm sido amplamente empregadas no tratamento farmacológico do TP: antidepressivos e benzodiazepínicos.

Entre os antidepressivos tricíclicos, a imipramina é a droga mais estudada, com vários estudos reproduzindo os resultados iniciais obtidos por Klein, na década de 1960, sobre sua eficácia superior ao placebo no TP. Alguns resultados sugerem que a clomipramina seria superior à imipramina na redução da ocorrência de ataques de pânico, da gravidade de ansiedade antecipatória e do comportamento evitativo.

Vários inibidores seletivos da recaptação de serotonina (ISRS) foram avaliados por estudos controlados, sendo que a maioria desses estudos comprovou a eficácia superior dessa classe de drogas quando comparadas com placebo.

Alguns estudos compararam ISRS com antidepressivos tricíclicos. Paroxetina e clomipramina foram igualmente eficazes na redução de sintomas fóbicos e ansiosos, mas a paroxetina foi superior à clomipramina na redução do número de ataques de pânico. A fluvoxamina, no entanto, mostrou-se menos eficaz do que a imipramina no controle dos ataques de pânico. Em um seguimento de oito semanas, citalopram e imipramina apresentaram resultados similares entre si e superiores ao placebo na redução dos sintomas de pânico. No entanto, em um estudo de um ano de seguimento, o citalopram se mostrou mais efetivo do que a clomipramina e o placebo na remissão de ataques de pânico. Esses estudos demonstraram também que os ISRS apresentam menor frequência e gravidade de efeitos colaterais.

Entre os benzodiazepínicos, alprazolam e clonazepam mostraram-se mais eficazes do que o placebo e comparáveis entre si na diminuição da ocorrência dos ataques de pânico, na diminuição da ansiedade antecipatória e comportamento fóbico e evitativo. No entanto, o perfil de efeitos colaterais dos benzodiazepínicos, como risco de queda (especialmente em pacientes idosos), acidentes automobilísticos e potencial para dependência, limitam seu uso a longo prazo.

Não há estudos que façam a comparação direta de ISRS e os benzodiazepínicos, mas estudos de meta-análise sugerem que os primeiros seriam mais eficazes do que os benzodiazepínicos no tratamento do TP. A vantagem dos benzodiazepínicos sobre os inibidores seletivos de recaptação de serotonina é o seu início de ação mais rápido. Por outro lado, os benzodiazepínicos não tratam depressão, comorbidade frequente no TP e causam dependência.

Atualmente, os ISRS constituem a droga de escolha para o tratamento do TP, devido à sua eficácia associada com seu perfil mais favorável de efeitos colaterais. Devido à sensibilidade dos pacientes com TP aos efeitos colaterais das medicações, o ideal é começar o tratamento com doses baixas nos primeiros quinze dias de tratamento, seguidos de aumentos semanais progressivos, conforme a resposta clínica e a tolerância aos efeitos colaterais. Fluoxetina e paroxetina podem ser iniciadas com doses de 10 mg/dia e a sertralina, com doses de 25 mg/dia.

Os aumentos semanais da dose também devem ser parcimoniosos. Em geral, os pacientes apresentam remissão completa dos ataques de pânico com doses menores do que as necessárias para o tratamento de quadros depressivos, mas alguns podem necessitar de doses mais elevadas. O plano farmacológico deve ser individualizado e as doses, ajustadas de acordo com a necessidade clínica. Um cuidado especial deve ser tomado para não se confundir remissão parcial com remissão completa. O médico deve se certificar de que o máximo de benefício possível com a droga foi atingido.

Apesar de eficazes, muitos pacientes podem permanecer com sintomas (total ou parcialmente), após ensaio com esquemas terapêuticos com antidepressivos e benzodiazepínicos, em particular quanto à evitação fóbica.

Apesar da carência de estudos sobre potencialização e troca de medicações no tratamento do TP, alguns estudos têm sido publicados sobre outras medicações de mecanismos de ação distintos, como anticonvulsivantes (ácido valproico, gabapentina), agonista de receptor NMDA (d-cicloserina), betabloqueador (pindolol), antidepressivos de ação dupla (duloxetina e venlafaxina), estabilizadores de humor (carbonato de lítio) e antipsicóticos atípicos (olanzapina, aripiprazol e risperidona).

Os dados na literatura quanto ao tempo ideal de tratamento, especialmente de manutenção, são escassos, mas, devido ao curso crônico do TP, muitos pacientes podem precisar das medicações por períodos prolongados. Preconiza-se que o tratamento farmacológico seja mantido por pelo menos um ano depois da remissão completa dos ataques de pânico. A decisão de quando tentar reduções ou retiradas do psicofármaco deve ser exaustivamente discutida com o paciente e todas as informações disponíveis a respeito devem ser fornecidas. As reduções de dose devem ser feitas de maneira progressiva, com retornos mais frequentes. Assim mesmo, a retirada da medicação pode levar à reincidência de sintomas em alta porcentagem de pacientes. Tal efeito se deve diretamente à perda do efeito antipânico, como também pode ser devido a sintomas de abstinência a depressores do sistema nervoso central ou a sintomas de síndrome de retirada de antidepressivos.

Uma das desvantagens dos ISRS é a demora do inicio de ação, que se dá em torno de quatro semanas, com alguns pacientes apresentando melhora clínica apenas depois de oito ou doze semanas de tratamento. Além disso, o início do tratamento com os ISRS está associado com uma piora dos sintomas ansiosos. Um recurso muito adotado na prática clínica para contornar esses problemas é a associação de benzodiazepínicos nas primeiras semanas de tratamento. Se, por um lado, essa associação tem a vantagem de apressar a melhora do quadro clínico e controlar a piora dos sintomas ansiosos, ela não deve ser mantida por um período superior a quatro ou seis semanas, pelo risco de desenvolvimento de dependência aos benzodiazepínicos.

Abordagens psicossociais

A psicoeducação é aspecto fundamental do tratamento do TP. Informações prestadas ao paciente sobre seu diagnóstico, quadro clínico, hipóteses etiológicas mais prováveis e prognóstico são de grande impacto sobre a aderência e eficácia do tratamento. Devido à exuberância de sintomas somáticos, os pacientes com TP tendem a procurar inicialmente outros especialistas que não o psiquiatra, na busca de uma condição médica que justifique a sintomatologia apresentada. Pareceres médicos e resultados de exames negativos não diminuem a preocupação desses pacientes, chegando muitas vezes a aumentá-la, já que parece não haver uma explicação razoável para seu problema. Tais pacientes são particularmente receptivos a esclarecimentos.

De maneira geral, pesquisas voltadas para o estabelecimento da eficácia e da efetividade de tratamentos psicoterápicos enfrentam limitações operacionais e problemas metodológicos. Entre as diferentes técnicas psicoterápicas, apenas aquelas baseadas em teorias cognitivo-comportamentais têm sido mais estudadas de maneira controlada no TP, com resultados apontando para uma melhor resposta à terapia cognitivo-comportamental (TCC) do que o tratamento-controle (lista de espera, técnicas de relaxamento), em especial na redução do comportamento agorafóbico e evitativo e comparável ao tratamento farmacológico.

O tratamento cognitivo baseia-se na reestruturação cognitiva das crenças e dos pensamentos automáticos catastróficos presentes no TP, que consiste na identificação dos pensamentos ansiogênicos, na análise da lógica inadequada, em teste de realidade e na modificação de ideias errôneas sobre a ansiedade.

O componente comportamental consiste em extinguir os comportamentos evitativos que ajudam a perpetuar os sintomas, descondicionando o paciente. O procedimento consiste em expor o paciente à situação fóbica de modo controlado, progressivo, prolongado e sistemático. O objeto fóbico pode ser externo (como uma ponte onde o paciente teve uma crise e a qual passou a evitar, ou então ficar sozinho em casa ou na rua) ou interno (como vertigens causadas por hiperventilação ou rodopios). As exposições posteriores costumam causar menos desconforto que as anteriores e assim sucessivamente, até a suspensão da evitação fóbica.

COMPARAÇÃO ENTRE TCC, MEDICAÇÕES E USO COMBINADO

Como já referido, a comparação entre modalidades de tratamento enfrentam problemas metodológicos e conceituais. Os estudos diferem muito em relação à medicação e às técnicas usadas. Diferem também sobre a dose (tanto da medicação quanto do número de sessões terapêuticas) e sobre as medidas de desfecho. Entretanto, algumas informações podem ser apreendidas. De modo geral, o uso de medicações e TCC parecem ter eficácia geral semelhante. As medicações aparentemente têm vantagens em relação à rapidez de início de ação e na diminuição geral dos sintomas ansiosos. A TCC é superior em termos de número total de pacientes completamente livres de ataques de pânico, na evitação fóbica e na persistência da ausência de ataques de pânico após o término do tratamento. Essa última característica constitui grande vantagem à TCC.

Entretanto, alguns estudos têm sugerido que o uso combinado de ambas não teria efeitos sinérgicos. Pelo contrário, a vantagem da persistência da melhora após o tratamento com TCC diminui quando esta é associada a medicações. Após o término do ensaio, quando os tratamentos foram suspensos, o retorno dos ataques de pânico foi semelhante nos grupos de medicação em monoterapia e medicação combinada à TCC, quando comparados com o grupo que recebeu apenas TCC. Esse fato inusitado parece derivar da tendência dos pacientes do grupo de terapia combinada de responsabilizar a medicação pela melhora.

Resultado melhor foi observado ao associar TCC em pacientes já previamente tratados com medicações, com o objetivo de melhorar o prognóstico depois de retirada das medicações. Não foi observada diferença estatisticamente significativa no prognóstico de seis meses entre pacientes submetidos à TCC que tiveram ou não sua medicação suspensa.

Na prática diária ambos os tratamentos podem ser prescritos, dependendo de sua disponibilidade. A medicação pode ser progressivamente retirada enquanto o paciente faz a psicoterapia até a suspensão total de ambas. Entretanto, alguns pacientes podem necessitar de uso de medicações por longos períodos.

CASO CLÍNICO ILUSTRATIVO

TF. tem 35 anos, é divorciada, mãe de dois filhos, formada em pedagogia e trabalha como professora de inglês. Há seis anos, passou a apresentar crises caracterizadas por ansiedade intensa. Estas eram abruptas, inesperadas e sem fatores desencadeantes. Pioravam rapidamente e duravam vários minutos. Nestes momentos, T. sentia muito medo de morrer, de ficar em "coma" ou perder o controle e ficar louca. Sentia também falta de ar, sensação de opressão no peito, náuseas, tonturas, ondas de calor e frio. Ficava inquieta e com vontade de gritar. Nos períodos entre um evento e outro permanecia apreensiva, à espera da próxima crise. Antes de receber diagnóstico psiquiátrico procurou diversos médicos de diferentes especialidades, pois suspeitava estar sofrendo de condição clínica grave. Tais pensamentos amenizaram-se com o decorrer do tempo, mas resistiram mesmo após o diagnóstico de transtorno de pânico ser feito, há quatro anos. Apesar dos ataques de pânico recorrentes, T. mantinha suas principais atividades, trabalhando ativamente. Entretanto deixou de fazer viagens, mesmo quando pequenas, por medo de ter ataques "longe de sua casa". Também evitava locais de difícil evasão, como assentos centrais de salas de cinema.

Logo após o início de seus sintomas, T. começou também a se sentir deprimida e desanimada. Desesperançosa de livrar-se dos ataques recorrentes pensava, muitas vezes, em cometer suicídio, mas nega ter levado algum plano adiante. Foi também feito o diagnóstico de episódio depressivo moderado.

Com o tratamento farmacológico (fluoxetina e clonazepam) houve redução significativa do número e da intensidade dos ataques de pânico, mas sem remissão completa, após dois anos de seguimento medicamentoso. O quadro depressivo remitiu completamente, mas o comportamento evitativo se mantinha. Foi iniciada terapia cognitivo-comportamental, com sessões semanais, havendo melhora gradual da esquiva fóbica e remissão completa dos ataques de pânico.

REFERÊNCIAS BIBLIOGRÁFICAS

Deakin JFW, Graeff FG. 5-HT and mechanisms of defense. J Psychopharmacol 5:305-315, 1991.

Graeff FG, Guimarães FS, Andrade TGCS, Deakin JFW. Role of 5-HT in stress, anxiety and depression. Pharmacol Biochem Behav 54(1):129-141, 1996.

Graeff FG, Del-Ben CM. Neurobiology of panic disorder: from animal models to brain neuroimaging. Neurosci Biobehav Rev 32(7):1326-35, 2008.

Gray JA, McNaughton N. *The Neuropsychology of anxiety*. Oxford: Oxford University Press, 2000.

Klein DF, Gorman JM. A model of panic and agoraphobic development. Acta Psychiatr Scand 76 (suppl 335):87-95, 1987.

9

Transtorno de ansiedade generalizada

Luiz Alberto B. Hetem

INTRODUÇÃO

Num trabalho seminal, publicado em 1894, Freud propôs que a entidade clínica por ele denominada neurose de ansiedade (ou neurose de angústia, dependendo da tradução) fosse separada da neurastenia, síndrome de limites poucos precisos, com sintomatologia depressivo-ansiosa e de somatização, proposta originalmente por clínicos norte-americanos e aceita com entusiasmo por seus colegas europeus, mas nem tanto pelos alienistas. No seu entender, a ansiedade nesses casos seria resultante de conflitos intrapsíquicos. Tal estado de ansiedade mórbida se caracterizaria por irritabilidade geral, expectativa ansiosa, crises paroxísticas e "equivalentes" somáticos (sintomas cardiovasculares e respiratórios, sudorese, tremores, diarreia, vertigem, congestão, parestesias e náusea), sintomas obsessivos e despertares acompanhados de medo intenso.

Aproximadamente oitenta anos depois, no fim da década de 1970 a neurose de ansiedade seria subdividida em vários diagnósticos nosológicos e não comprometidos com etiologia, como alternativa à abordagem puramente psicodinâmica. Um deles passou a ser chamado transtorno de ansiedade generalizada na 3ª edição do *Manual de Diagnóstico e Estatística dos Transtornos Mentais* da Associação Psiquiátrica Americana (*DSM-III*), publicado em 1980. Introduzido como uma categoria residual, só deveria ser diagnosticado se o paciente não apresentasse outros transtornos. Nas edições subsequentes do manual, os critérios para seu diagnóstico foram revisados e mais bem definidos, apesar de, para alguns, continuarem vagos. Segundo o *DSM-IV* o paciente precisa apresentar preocupações exageradas, incontroláveis e sintomas objetivos e subjetivos de ansiedade (pelo menos três de seis listados) por pelo menos seis meses. Outro pré-requisito para que se faça o diagnóstico de TAG é que o quadro cause prejuízo funcional e desconforto significativos.

Embora não mais um diagnóstico de exclusão, o TAG não deve ser considerado entre as hipóteses diagnósticas se os sintomas ocorrerem exclusivamente durante transtorno de humor, psicótico ou de estresse pós-traumático.

A décima edição da *Classificação Internacional das Doenças* (*CID-10*) tem algumas diferenças em relação ao *DSM-IV* quanto aos critérios para o diagnóstico do TAG, como se pode ver no quadro a seguir.

Quadro 9.1

Critérios diagnósticos de TAG de acordo com a CID-10

A. Deve haver um período de pelo menos seis meses com tensão proeminente, preocupação e sentimentos de apreensão sobre eventos e problemas cotidianos.
B. Pelo menos quatro dos sintomas listados abaixo devem estar presentes e pelo menos um dos quais deve ser dos itens (1)-(4), listados abaixo:

Sintomas de excitação autonômica.

(1) palpitações, batimentos cardíacos fortes ou aumento da frequência cardíaca
(2) sudorese
(3 tremor ou estremecimento
(4) boca seca (não decorrente de medicação ou de desidratação)

Sintomas envolvendo tórax e abdome:

(5) dificuldade de respirar
(6) sensação de sufocação
(7) dor ou desconforto torácico
(8) náusea ou desconforto abdominal (como estômago revirando)

Sintomas envolvendo o estado mental

(9) sentimentos de atordoamento, desequilíbrio, desfalecimento ou estonteamento
(10) sentir que os objetos são irreais (desrealização) ou que o eu está distante ou "não realmente aqui" (despersonalização)
(11) medo de perder o controle, ficar louco ou desmaiar
(12) medo de morrer

Sintomas gerais

(13) ondas de calor ou calafrios
(14) sensações de entorpecimento ou formigamento
(15) tensão ou dores musculares
(16) inquietude e incapacidade de relaxar
(17) sentir-se "nervoso", "no limite" ou mentalmente tenso
(18) sensação de nó na garganta ou dificuldade de engolir.

Outros sintomas inespecíficos

(19) resposta exagerada a surpresas menores ou estar sobressaltado
(20) dificuldade de concentração ou com "brancos", na mente por causa de preocupação ou ansiedade
(21) irritabilidade persistente
(22) dificuldade de adormecer por causa de preocupação

C. O quadro não satisfaz os critérios para transtorno de pânico (F41.0), transtornos fóbico-ansiosos (F40.-), transtorno obsessivo-compulsivo (F42.-) ou transtorno hipocondríaco (F45.2).
D. O transtorno de ansiedade não é decorrente de um transtorno físico, como hipertireoidismo, um transtorno mental orgânico (FOO-F09) ou um transtorno relacionado a substância psicoativa (FI0-FI9), como consumo excessivo de substâncias similares à anfetamina ou abstinência de benzodiazepínico.

Destacam-se na definição da *CID-10* que a ansiedade seja acentuada, mas não necessariamente de difícil controle e a não referência ao sofrimento e ao prejuízo clinicamente significativos. A comparação entre ambos nos permite concluir que a *CID-10* apresenta critérios mais "liberais" para o diagnóstico do TAG do que o *DSM-IV* e isso, provavelmente, a torna mais utilizável na prática clínica. Por outro lado, como se verá em outro tópico deste capítulo, essas diferenças têm impacto nas estimativas de prevalência.

Em virtude da frequência elevada, a maioria dos clínicos já deparou com pacientes com TAG. Entretanto, ainda permanecem confusões a respeito dos critérios diagnósticos do TAG como um transtorno psiquiátrico distinto e tratável.

Além disso, para complicar ainda mais a situação, os pacientes com TAG geralmente procuram atendimento médico referindo queixas somáticas e perturbações do sono e não sintomas de ansiedade, que só são identificados se a anamnese for benfeita.

Algumas questões nosológicas relacionadas ao TAG permanecem e têm importantes implicações. A *duração* necessária para que se faça o diagnóstico com segurança é uma delas. Como seria de esperar, a prevalência do transtorno aumenta consideravelmente (praticamente dobra) se a duração requerida é menor. O *número de sintomas* associados também poderia ser revisto para facilitar o diagnóstico, já que o aspecto essencial é preocupação exagerada e desnecessária. Se o mínimo exigido mudasse de três para dois não haveria impacto na prevalência.

QUADRO CLÍNICO

As pessoas com TAG são cronicamente preocupadas, inibidas, meticulosas e emocionalmente sensíveis. No contexto cultural atual, essa preocupação tem como alvo questões do dia a dia, profissionais, de saúde e familiares.

A característica essencial do TAG é ansiedade ou preocupação excessivas e desnecessárias acerca de diversos eventos ou atividades. Em geral, o paciente relata preocupações ou "pressentimentos ruins" relacionados a questões de sua vida rotineira (trabalho, família, situação financeira e saúde). É comum o relato de medo de que algum ente querido possa sofrer um acidente ao sair na rua, ou que o indivíduo possa ser demitido do emprego, mesmo sem evidências que sustentem tais temores. A intensidade, a duração ou a frequência da ansiedade e/ou a preocupação são claramente desproporcionais à real probabilidade do evento temido. No curso do transtorno é comum a preocupação deslocar-se de um foco para outro.

Outro ponto-chave do diagnóstico do TAG é a incapacidade do indivíduo em controlar sua preocupação e, consequentemente, a dificuldade para evitar que as preocupações interfiram em seu desempenho. Talvez seja esse o principal motivo do sofrimento subjetivo desses pacientes. Eles experimentam uma multiplicidade de prejuízos na escola/universidade, no trabalho e nas relações interpessoais e sociais. Contrariamente ao que muitos pensam – que o TAG seria um transtorno com impacto menor no desempenho psicossocial –, as evidências mostram que o prejuízo causado pelo TAG é equivalente ao ocasionado por depressão ou transtorno de pânico.

O TAG caracteriza-se também pela ocorrência de sintomas somáticos. São comuns as queixas de fadiga, perturbações do sono, dificuldade de concentração, irritabilidade, tensão muscular, sintomas cardiorrespiratórios e abdominais. Os três primeiros também ocorrem frequentemente nos quadros depressivos. A tensão muscular (e as manifestações dela decorrentes) talvez seja o componente somático mais claramente relacionado com TAG.

Estudos feitos em serviços de atenção primária sugerem que apenas 13% dos pacientes com TAG se queixam espontânea e primariamente de ansiedade. Com mais frequência referem dores, fadiga, depressão, preocupações hipocondríacas e perturbações do sono.

Os déficits cognitivos presentes no TAG não são considerados aspectos essenciais do transtorno, mas muitos pacientes referem problemas de atenção e memória, confirmados por estudos comparando pacientes com TAG em relação aos com depressão e voluntários sãos. Até há pouco se acreditava que essas alterações eram consequentes à ansiedade, mas atualmente acredita-se que possam desempenhar um papel na gênese do transtorno. Crianças com prejuízo cognitivo teriam mais dificuldade para administrar situações estressantes e menor habilidade para resolver problemas, fato que as colocaria em risco para o desenvolvimento de TAG.

BASES NEUROBIOLÓGICAS

As características clínicas do TAG sugerem funcionamento anômalo do sistema autônomo. Mais especificamente, parece haver uma inflexibilidade autonômica com predomínio da atividade simpática. Isso explicaria não só o componente somático, mas também as preocupações excessivas, também associadas com atividade simpática e baixo tônus vagal.

Os bons resultados obtidos com o tratamento farmacológico do TAG contribuíram para a pesquisa dos neurotransmissores envolvidos no TAG. Como em outros transtornos mentais, há evidências crescentes de alterações em vários sistemas de neurotransmissão no TAG.

Sistema GABA/benzodiazepínico

A conhecida eficácia dos benzodiazepínicos na atenuação de alguns sintomas de ansiedade levou pesquisadores a especularem que haveria anormalidades na distribuição e na sensibilidade dos receptores benzodiazepínicos e $GABA_A$ em pacientes com TAG. Estudos recentes de PET/SPECT mostraram que tanto em pacientes com TAG quanto nos com transtorno de pânico há redução da ligação do diazepam aos receptores.

Sistema noradrenérgico

O sistema nervoso simpático está implicado na resposta ao estresse e a atividade noradrenérgica tem sido investigada em pacientes com TAG, com resultados controversos.

Os estudos de níveis plasmáticos de catecolaminas em pacientes com TAG fornecem resultados incertos, mas algumas evidências sugerem que são menores que os de pacientes com depressão, mas maiores do que o de pessoas hígidas. Testes provocativos com a clonidina em pacientes com TAG revelaram respostas hormonais atenuadas. Isso poderia ser explicado por hipersensibilidade dos receptores noradrenérgicos pré-sinápticos ou sensibilidade diminuída dos pós-sinápticos.

O efeito ansiolítico da buspirona, agonista $5HT_{1A}$, que sabidamente estimula os neurônios noradrenérgicos faz pensar que o sistema noradrenérgico teria mais a ver com vigilância e com atenção do que com a ansiedade propriamente dita.

Sistema serotonérgico

Os níveis liquóricos de serotonina em pacientes com TAG encontram-se diminuídos em relação a controles normais. O m-clorofenilpiperazina (m-CPP), agonista serotonérgico, provocou exacerbação da ansiedade e irritabilidade em pacientes com TAG, mas não nos com depressão.

O modo pelo qual os agentes serotonérgicos (inibidores seletivos da recaptação de serotonina e tricíclicos) exercem seu efeito terapêutico no TAG ainda não está completamente elucidado. Segundo Deakin e Graeff (1991), a serotonina teria ação dupla na modulação da ansiedade, dependendo de sua natureza: em alguns circuitos cerebrais seria ansiogênica e em outros teria efeito ansiolítico.

De acordo com esses autores, na ansiedade condicionada, cujo correlato clínico seria o TAG, a 5-HT seria ansiogênica. A eficácia dos fármacos seria então devida à diminuição do número e à sensibilidade dos receptores após a exposição prolongada aos níveis aumentados do neurotransmissor com o uso continuado dos antidepressivos.

ESTUDOS GENÉTICOS

Os resultados de estudos sobre vulnerabilidades genéticas para transtornos mentais em geral têm sustentado a noção de que há uma base comum subjacente aos transtornos de ansiedade.

O TAG é o menos estudado dos transtornos de ansiedade com respeito à sua base genética, provavelmente em virtude das dificuldades com o diagnóstico e para se encontrar casos "puros" que permitissem achados mais consistentes. Estudos com famílias e gêmeos indicam claramente uma contribuição modesta dos fatores genéticos para o desenvolvimento do TAG e de neuroticismo, reforçando a superposição entre essas duas condições.

Interessante observar que pesquisas com gêmeos revelaram evidências de vulnerabilidade genética compartilhada para TAG e depressão maior. Por outro lado, essas duas condições têm poucos fatores de risco ambientais em comum, sugerindo que o tipo de evento de vida estressante determina se um indivíduo desenvolverá sintomas de depressão ou de ansiedade crônica.

EXAMES DE NEUROIMAGEM

Os avanços recentes nas técnicas de neuroimagem, como o aprimoramento da tomografia por emissão de pósitrons (PET), da tomografia computadorizada por emissão de fóton único (SPECT) e da ressonância magnética funcional (fRMI) permitiram compreender melhor quais as áreas cerebrais envolvidas no TAG. Embora sugestivos de anormalidades estruturais e metabólicas em pacientes com TAG, a maioria dos estudos os comparou com controles normais e não com pacientes com outros transtornos de ansiedade. Persiste a dúvida, então, se os achados são específicos de TAG ou comuns a todos os transtornos de ansiedade.

Um dos primeiros estudos de PET com pacientes com TAG indicou hipermetabolismo no córtex pré-frontal direito, lobo temporal posterior direito e occipital esquerdo e menores taxas metabólicas nos gânglios da base. Avaliações mais recentes revelaram aumento da atividade na amígdala direita.

Estudos com fMRI em pacientes com TAG encontraram aumento da atividade no giro do cíngulo, córtex orbitofrontal, pré-frontal ventrolateral, temporal e tálamo dorsomedial do hemisfério direito, nos períodos de ansiedade antecipatória em comparação com os de repouso.

Acredita-se que a ativação do córtex pré-frontal tenha a ver com a tentativa de compensação das alterações nos circuitos cerebrais subjacentes aos sintomas do TAG. Achados preliminares sugerem relação entre prejuízos cognitivos e ativação anômala do córtex pré-frontal, inadequada para a atenuação dos sintomas, reforçando a ideia de que alterações cognitivas poderiam ser um fator de risco para o transtorno.

A ativação do tálamo, bem como seu envolvimento conhecido nos processos atencionais, poderia explicar a hipervigilância observada no TAG.

EPIDEMIOLOGIA

Prevalência e fatores de risco

As estimativas de prevalência do TAG variam amplamente dependendo dos critérios diagnósticos usados e da população estudada.

A reprodução do *National Comorbidity Survey* (NCS-R) obteve prevalências de TAG de 3,1 a 5,7% para doze meses e para toda a vida (*lifetime*), respectivamente, usando os critérios do *DSM-IV*. Com critérios mais "flexíveis", as estimativas de prevalência são mais elevadas quando são empregados os critérios da *CID-10*.

A prevalência do TAG para a toda a vida é menor nas pessoas de dezoito a 29 anos (4,1%) e naquelas com mais de sessenta (3,7%). As taxas mais altas foram encontradas na faixa etária de 45 a 59 anos (7,7%). Além da variação com a idade, sabe-se que o TAG é mais comum nas mulheres do que nos homens, na proporção de 2:1.

Importante ressaltar que o TAG se apresenta, comumente, em comorbidade com outros transtornos psiquiátricos, em especial depressão, transtorno de pânico e abuso de substâncias, e os índices de prevalência mostrados pelos estudos populacionais geralmente dizem respeito à ocorrência de TAG independentemente das comorbidades.

Curso

Tanto estudos retrospectivos quanto prospectivos indicam que o TAG tem curso crônico, insidioso, caracterizado por flutuação da intensidade dos sintomas, com períodos de acalmia (não necessariamente de bem-estar) e de agravamento.

Muitos pacientes com TAG têm dificuldade para precisar a idade de início do quadro ou relatam que os sintomas começaram muito precocemente. Vários estudos, no entanto, indicam que o TAG em geral se manifesta no início da idade adulta, por volta dos 21 anos.

Há alguma evidência de distribuição bimodal para a idade de início do TAG. Casos não relacionados com estressores precipitantes comumente têm início mais precoce e maiores níveis de neuroticismo do que aqueles em que a sintomatologia emerge mais tardiamente no contexto de estresse leve a moderado.

Um estudo de seguimento longitudinal de pacientes com TAG indicou que muitos (46% das mulheres e 56% dos homens) tiveram fases de remissão completa, sendo que os períodos sem sintomas foram mais duradouros nas mulheres. A observação do curso da doença demonstra que muitos pacientes obtêm remissão parcial ou completa dos sintomas por períodos de seis meses ou até mais. Em menos de um terço desses pacientes, porém, tais períodos de remissão são espontâneos.

DIAGNÓSTICO DIFERENCIAL

Pelo fato de a ansiedade fazer parte da gama de emoções do ser humano e estar presente em diversos transtornos mentais, além dos de ansiedade, o diagnóstico diferencial de TAG algumas vezes é um verdadeiro desafio.

Nem sempre é fácil a distinção entre a ansiedade normal, sobretudo naqueles indivíduos ansiosos por temperamento, e TAG. Entretanto, dela decorre a abordagem que será empregada. Medicar um sentimento normal é tão inadequado quanto não tratar um quadro de ansiedade patológica. Quando a ansiedade é intensa, persistente, desproporcionalmente às possíveis causas aparentes e interfere de maneira significativa no desempenho global do indivíduo, causando sofrimento e desgaste dos relacionamentos deve ser considerada patológica e alvo de intervenção médica.

Os vários sintomas físicos do TAG também são um obstáculo para o diagnóstico correto. Antes de se "fechar" o diagnóstico é necessário descartar a possibilidade de etiologia orgânica para as manifestações físicas do paciente. Algumas doenças mimetizam os sintomas de TAG (Tabela 9.1) e o clínico deve sempre mantê-las em mente durante a realização do diferencial. A evidência definitiva de que há relação entre as manifestações de ansiedade e alguma outra doença é o fato de a sintomatologia ansiosa ser atenuada ou mesmo desaparecer em resposta ao tratamento para a doença em questão.

Tabela 9.1

Doenças cujos sintomas podem mimetizar TAG

Cardiovasculares Angina pectoris Arritmias cardíacas Insuficiência cardíaca congestiva	*Doenças infecciosas* Mononucleose Síndrome pós-hepatite Infecções crônicas
Endócrinas/Metabólicas Hipertireoidismo Diabetes Síndrome de Cushing Hipopituitarismo Síndrome pré-menstrual Síndrome carcinoide Porfiria *Doenças autoimunes* Lúpus eritematoso Artrite reumatoide	*Neurológicas* Insuficiência cerebrovascular Enxaqueca Encefalopatias Doença de Parkinson Demências Doença de Huntington Esclerose múltipla
Hematológicas Anemia	

Muitas medicações usadas comumente na prática clínica, algumas de venda livre, podem ter como efeitos colaterais manifestações semelhantes às de ansiedade. Entre elas destacam-se broncodilatadores, corticoides, hormônios de tireoide, alguns anti-hipertensivos e antiarrítmicos. Sintomas de TAG podem ser causados por estimulantes do sistema nervoso central (SNC) (anfetaminas, cafeína e cocaína, por exemplo) ou por abstinência de depressores do SNC (álcool, barbitúricos e benzodiazepínicos). Os antipsicóticos e alguns ISRS podem causar acatisia, quadro de inquietude psicomotora que muitas vezes se confunde com ansiedade. A relação entre alguma substância e o quadro de ansiedade é estabelecida por anamnese detalhada e investigação prospectiva.

Manifestações de ansiedade podem ser decorrentes de outros transtornos psiquiátricos, situação em que é considerada secundária e o tratamento deve ser direcionado ao transtorno primário. A ansiedade em geral está presente na esquizofrenia e em outros transtornos psicóticos; nos transtornos do humor, particularmente nos estados mistos do transtorno bipolar e nas depressões; no TOC, em reações de ajustamento; nos transtornos somatomorfos, em particular de somatização e hipocondria; e abuso de álcool e drogas. Sem dúvida, o diferencial mais trabalhoso é o que deve ser feito entre episódio/transtorno depressivo e TAG. Dois pontos parecem ser úteis para a realização dessa distinção: cronologia de aparecimento dos sintomas e perfil de sintomas vegetativos. Entretanto, de maior importância é o fato de que, em contraste com os pacientes deprimidos, aqueles com TAG não perdem a capacidade de aproveitar os bons momentos que vivem, a disposição e o interesse. A chave para fazer o diagnóstico diferencial quando os sintomas de ansiedade são acentuados é saber que outro transtorno psiquiátrico os está causando e ativamente perseguir seus sinais e sintomas mais característicos ou mesmo acompanhar sua evolução por alguns dias.

É comum a superposição de sintomas dos transtornos de ansiedade, o que pode dificultar um diagnóstico preciso. Mesmo assim, quando o TAG se apresenta com seu quadro clássico o diagnóstico é feito com facilidade. Muito mais comumente, contudo, sua apresentação clínica fica contaminada por características de personalidade e presença de transtornos comórbidos.

COMORBIDADE

Os resultados de grandes estudos epidemiológicos populacionais sugerem que até 90% dos pacientes com diagnóstico de TAG têm outro diagnóstico comórbido (depressão em 64%) e têm história pregressa de outro transtorno psiquiátrico.

É tão comum a ocorrência de TAG em comorbidade com outros transtornos psiquiátricos que alguns autores sugerem que ele possa ser entendido como um transtorno "básico", cujos processos psicobiológicos seriam fatores de vulnerabilidade para uma gama de transtornos psiquiátricos. Mais promissor do que entender o TAG como um diagnóstico residual, indicador de gravidade ou pródromo, é vê-lo como uma "matriz" de sintomas ansiosos, depressivos e somáticos.

TAG e transtornos de humor

A associação entre TAG e depressão aumenta significativamente sua morbidade e piora seu prognóstico. Pacientes com queixas de TAG e depressão apresentam risco aumentado para suicídio, comparado a pacientes sem tal associação. No tratamento, a comorbidade é responsável pela demora no tempo de resposta aos medicamentos, maior uso de associação de fármacos, pior resposta na psicoterapia e altas taxas de falha terapêutica. A presença do diagnóstico de TAG é um importante fator de risco para o desenvolvimento de depressão.

A associação do TAG com transtorno bipolar não é muito mencionada. Sua chance de coocorrência, entretanto, não é tão pequena. Deve-se, por isso, lembrar da possibilidade de virada maníaca se usarmos antidepressivos no tratamento de um paciente com TAG.

TAG e transtornos do sono

Insônia é queixa comum no TAG. Mais de 70% dos pacientes com TAG apresentam alterações no padrão de sono, sobretudo redução do tempo total e prejuízo de seu efeito reparador. A latência do sono REM, contudo, é normal no TAG. Interessante que, apesar da frequente comorbidade entre TAG com depressão, um reconhecido marcador de depressão endógena não seja compartilhado com o transtorno de ansiedade.

TAG e abuso de álcool

A prevalência de TAG associado a abuso de álcool é comum. Essa comorbidade, todavia, parece ser diferente da que ocorre com outros transtornos de ansiedade (agorafobia e transtorno de ansiedade social), nos quais a hipótese de automedicação é a mais aceita. No caso do TAG há forte associação entre seus sintomas e abstinência de álcool em dependentes, mas não em pacientes em uso ativo de álcool. O surgimento dos sintomas de ansiedade são posteriores ao início do álcool.

TAG e outros transtornos de ansiedade

Os transtornos de ansiedade mais comumente associados ao TAG são transtorno de pânico, transtorno de ansiedade social e fobia simples.

TRATAMENTO

Do mesmo modo que a formulação diagnóstica se modificou, o tratamento do TAG também evoluiu. Na época em que se considerava o TAG um quadro residual, não havia preocupação com um tratamento específico. Até então, os benzodiazepínicos (BZD) eram usados para controlar os "sintomas associados" aos quadros de ansiedade, cujo tratamento "de escolha" era a psicoterapia de base analítica.

Muitos pacientes com TAG peregrinam pelas unidades básicas de saúde e outros serviços de atenção primária por conta das queixas somáticas (dor de cabeça, problemas musculoesqueléticos decorrentes da tensão muscular, problemas gastrintestinais e sensações de fraqueza). Infelizmente, poucos são reconhecidos pelos clínicos gerais e médicos de família, consequentemente não recebem algum tratamento comprovadamente eficaz – medicamentoso ou psicoterápico.

A abordagem terapêutica inicial (farmacoterapia, psicoterapia ou ambas usadas simultaneamente) depende da preferência do paciente e da formação do profissional. A presença de comorbidades também deve ser levada em conta.

FARMACOTERAPIA

Durante muitos anos, os benzodiazepínicos foram os fármacos de escolha no tratamento do TAG, por falta de alternativas e porque, em relação aos medicamentos adotados anteriormente para alívio de ansiedade, barbitúricos e hidrato de cloral, são mais eficazes e muito mais seguros. O risco de dependência e síndrome de abstinência com o uso prolongado, entretanto, estimulou a pesquisa de opções para a terapêutica farmacológica do transtorno.

Atualmente dispomos de quatro classes de medicamentos para o tratamento do TAG (Tabela 9.4):

ANTIDEPRESSIVOS

Os mais estudados no TAG são os inibidores seletivos da recaptação da serotonina (ISRS) – citalopram, escitalopram, fluoxetina, paroxetina e sertralina, e os denominados duais – duloxetina e venlafaxina). A imipramina se mostrou tão eficaz quanto o diazepam, e até superior no alívio dos sintomas psicológicos do quadro. Entretanto, seus efeitos colaterais anticolinérgicos a colocam como opção de segunda linha.

A eficácia desses antidepressivos (serotonérgicos) é maior que a do placebo e da buspirona, e comparável à dos BZD. A tolerabilidade é, em geral, boa. Além disso, o uso de antidepressivos parece auxiliar na retirada do BZD em casos de uso prolongado.

Os resultados terapêuticos surgem quatro a oito semanas após o início do uso de dose adequada. No início do tratamento podem causar alguma exacerbação da ansiedade. Nesses casos, recomenda-se diminuição da dose e aumento mais lento e gradual do antidepressivo. Pode-se também se associar um BZD por curto período de tempo, para proporcionar alívio mais rápido dos sintomas.

Os pacientes com TAG frequentemente são mais sensíveis aos efeitos colaterais dos medicamentos. Por essa razão, deve-se considerar iniciar com doses menores, com aumentos a intervalos um pouco mais longos, em comparação com como se faz nos casos de depressão.

O resultado de revisões sistemáticas e de meta-análises permite concluir que os antidepressivos são uma alternativa eficaz e segura para o tratamento de uma condição crônica e incapacitante como o TAG.

Benzodiazepínicos (BZD)

Eficazes no controle dos sintomas de ansiedade, sobretudo dos somáticos, têm a vantagem de oferecer alívio rápido, mas não continuado, ou seja, faz-se necessário uso contínuo para que se mantenha e, mesmo assim, com flutuações.

Diferentes tipos de BZD são igualmente eficazes em doses equivalentes. A escolha do agente mais indicado deve ser feita com base em sua farmacocinética – potência, meia-vida, duração do efeito terapêutico após cada tomada, metabolismo e excreção – e nos efeitos adversos. Alprazolam, bromazepam, diazepam e clonazepam têm sido as drogas mais pesquisadas e empregadas no TAG.

Seu emprego em monoterapia é problemático no TAG, já que o tratamento é demorado (anos). O uso contínuo e prolongado de BZD pode ocasionar déficits cognitivos, em especial de memória, e mesmo dependência, uma realidade clínica, mas não tão comum quanto se supunha.

Seus efeitos colaterais, principalmente sedação e diminuição da coordenação motora; o risco de abuso e dependência; e a potencialização dos efeitos do álcool fazem que seu emprego seja restrito ao início do tratamento ou a uso intermitente, como coadjuvantes de antidepressivos ou de buspirona.

Buspirona

Único representante das azapironas, é agonista parcial de receptores 5-HT1A e mostrou-se tão eficaz quanto os BZD no alívio dos sintomas de ansiedade. Os demais (gepirona e tandospirona) não estão disponíveis em nosso meio.

Diversos ensaios clínicos da década de 1980 demonstraram que a buspirona foi superior ao placebo em doses de 20-60 mg/dia, mas na prática clínica sua eficácia é imprevisível. Alguns até consideram duvidosa.

Talvez a maior vantagem da buspirona seja a ausência de sintomas de abstinência na interrupção da droga. Alguns de seus efeitos colaterais, contudo, podem ser bastante incômodos, em particular a dor de cabeça e a irritabilidade. O início de efeito terapêutico perceptível é lento, entre quatro a seis semanas. Não tem interação com álcool, o que a torna uma boa opção em pacientes que abusam dessa substância.

Pregabalina

Este bloqueador de canais de cálcio, também um anticonvulsivante, mostrou-se mais eficaz que o placebo e equivalente aos BZD em ensaios clínicos controlados com pacientes com TAG. Houve atenuação de sintomas psicológicos e somáticos e seu efeito terapêutico já foi observado na primeira semana. Os efeitos colaterais, principalmente leve sonolência, são em geral bem tolerados.

Miscelânia

Em alguns países, o anti-histamínico hidroxizine é bastante usado como ansiolítico, sobretudo por clínicos gerais. Em nosso meio é considerado um medicamento de segunda linha, pelo efeito mais inespecífico (sedativo), por não auxiliar no controle de comorbidades e em virtude de seus efeitos colaterais.

Especula-se que outros fármacos possam ser úteis no tratamento do TAG, notadamente certos agonistas gabaérgicos (bretazenil, abercanil e a gabapentina). Parece ser lógico imaginar que tais fármacos sejam eficazes. No entanto, ainda são necessários estudos que comprovem sua eficácia.

Esquemas terapêuticos

De maneira didática e simples, pode-se considerar que há apenas duas maneiras básicas de fazer o tratamento medicamentoso: em monoterapia ou em associação.

A monoterapia é preferível, mas nem sempre possível por pelo menos duas razões. Primeira, porque nem sempre se consegue controle completo do quadro com apenas um medicamento e também pela presença de comorbidades, que exigem tratamento específico. Mesmo assim, com medicamentos de amplo espectro, como os antidepressivos, é uma meta alcançável.

A associação de ansiolíticos se justifica em algumas situações. Transitoriamente, no início do tratamento, faz sentido associar um medicamento mais específico, mas que tenha início de ação lento, com um que age mais rapidamente, mesmo que seja apenas um sintomático. É o caso, por exemplo, do uso de um antidepressivo e de um benzodiazepínico/hipnótico nas primeiras semanas. Também pode acontecer de ser necessária a associação de dois antidepressivos ou mesmo de um antidepressivo com buspirona ou um BZD para que se obtenha a completa remissão dos sintomas.

Tabela 9.4

Fármacos usados no TAG

Fármaco	Prós	Contras
Benzodiazepínicos (Alprazolam, Bromazepam, Clonazepam, Diazepam, Lorazepam)	Eficácia bem documentada. Seguros e bem tolerados. Alívio rápido dos sintomas.	Não devem ser usados continuamente por longos períodos, devido ao risco de dependência, interação com álcool, hepatotoxicidade e déficit de memória.
Buspirona (15-60 mg/dia)	Eficácia equivalente à dos BZD(?). Não causa dependência nem tem interação com álcool. Pode ser usada no longo prazo.	Início de resposta lento (2-4 semanas). Menos eficaz que AD. Uso questionável nos casos de comorbidade.
Antidepressivos (Imipramina 150-200 mg/dia; Escitalopram 10-20 mg/dia; Paroxetina 20-40 mg/dia; Sertralina 50-150 mg/dia; Venlafaxina 75-225 mg/dia; Duloxetina – 60-90 mg/dia)	Mais eficazes que a buspirona. Indicados nos casos de comorbidade. Eficácia demonstrada em ensaios clínicos. Podem auxiliar na retirada de BZD.	Início de ação lento (4-8 semanas). Efeitos colaterais sexuais.
Pregabalina (75 a 225 mg/dia)	Eficácia superior a placebo e equivalente a de BZD. Efeitos colaterais bem tolerados.	Sem efeito terapêutico nas comorbidades.

Estratégias terapêuticas

Com o conhecimento que acumulamos até o momento não é possível dizer se no caso de resposta parcial o melhor é simplesmente esperar um pouco mais, aumentar a dose, potencializar o efeito do primeiro medicamento ou mudar de remédio. É melhor mesmo manter todas essas opções em mente e usá-las como parecer melhor para cada caso.

Recomenda-se mudança de medicamento, porém, quando a melhora é muito discreta depois de uma tentativa benfeita (dose e duração adequadas).

A Figura 9.1 mostra um algoritmo para tratamento farmacológico de TAG, que pode auxiliar no seguimento desses pacientes.

PSICOTERAPIA

A abordagem cognitivo-comportamental dos transtornos de ansiedade, cuja eficácia foi comprovada por meio de ensaios controlados, parte do princípio de que os pensamen-

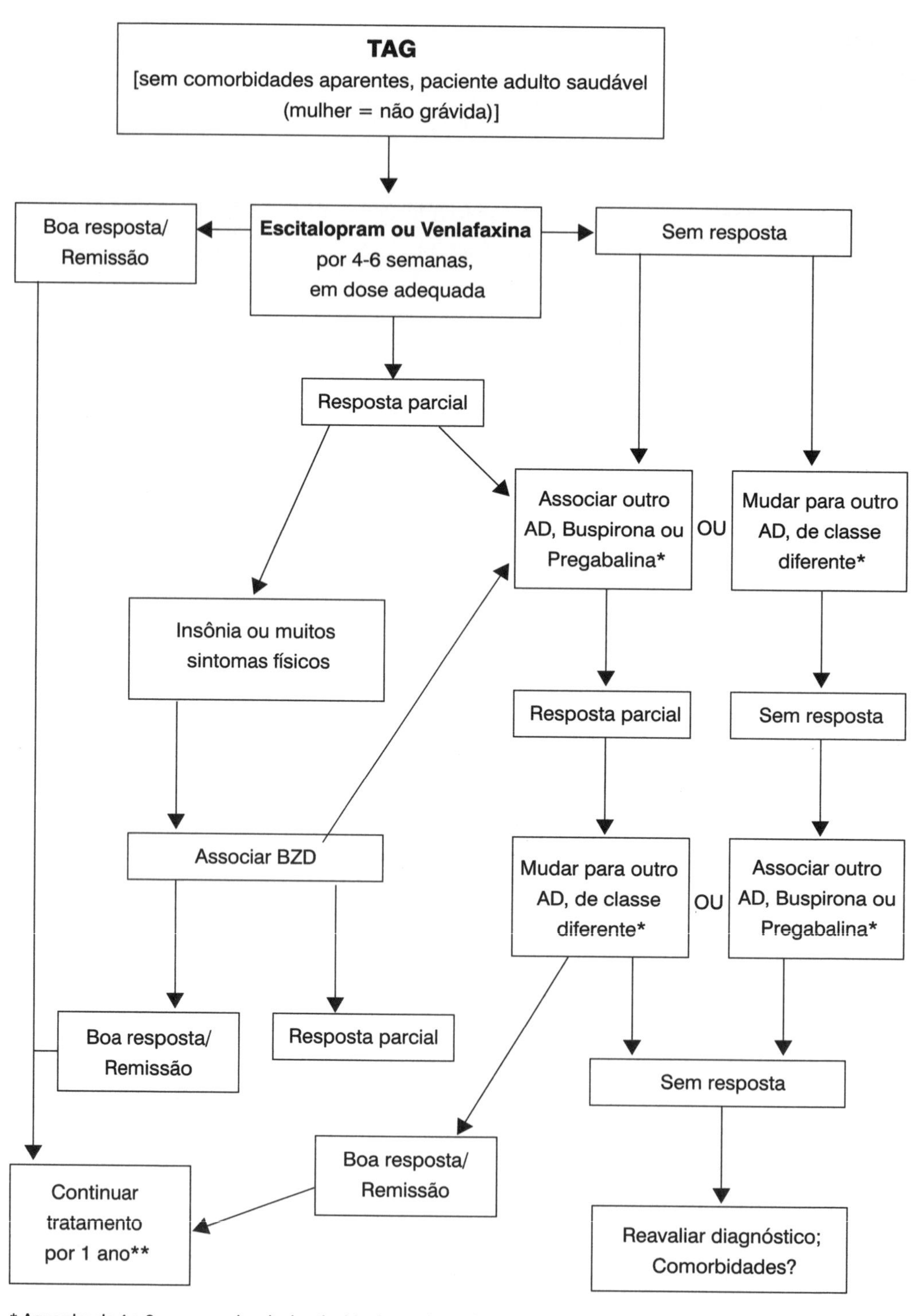

* Aguardar de 4 a 6 semanas depois de atingida dose adequada
** Reavaliar periodicamente a necessidade do BZD

Figura 9.1

Algorimo para tratamento farmacológico do TAG

tos e os comportamentos da pessoa estão por trás do surgimento e da manutenção dos sintomas do TAG.

Algumas das principais técnicas empregadas no tratamento do TAG são listadas a seguir.

- Automonitoramento: Os dados obtidos e registrados pelo paciente são úteis para a análise funcional de sua ansiedade e dos episódios de preocupação (situações desencadeadoras de ansiedade, métodos usados para aliviá-la e as consequências dessas ações).
- Psicoeducação: Nada mais é que o fornecimento de explicações e esclarecimentos sobre o transtorno de ansiedade e seu tratamento, em linguagem acessível, para o paciente e seus familiares, caso seja indicado.
- Reestruturação cognitiva: Identificação e modificação dos pensamentos automáticos que colaboram para a persistência dos sintomas de ansiedade.
- Treinos de relaxamento: Capacitação no uso de técnicas de relaxamento muscular e respiratório regulares e progressivas.
- Exposição: Componente importante do tratamento psicoterápico de fobias (Capítulos 5 e 6), TOC (Capítulo 9) e TEPT (Capítulo 10), a exposição é mais dificilmente planejada no TAG. Os protocolos usados incluem exposição às preocupações e enfrentamento da ansiedade ocasionada por imaginar a pior evolução possível relacionada aos seus temores.
- Prevenção de recaídas: Preparação para períodos de mais ansiedade relacionados com eventos de vida relativos à com as preocupações (doença em parente próximo, dificuldades financeiras).
- Treinamento de algumas habilidades: Algumas orientações sobre emprego de tempo (aprender a dizer não, ter e respeitar uma agenda, delegar responsabilidades, dificuldades interpessoais) e técnicas de resolução de problemas costumam ser úteis para a maior parte dos pacientes com TAG.

TERAPIA COMBINADA

Não há estudos que sustentem o uso rotineiro da combinação de psico e farmacoterapia em pacientes com TAG. Como em outros transtornos de ansiedade, entretanto, quando não há benefício ou resposta satisfatória com uma das abordagens isoladamente, a tentativa de associação deve ser feita.

Duração

Recomenda-se que o tratamento do TAG seja de pelo menos um ano *após o controle da sintomatologia e a remissão*. A interrupção precoce está claramente relacionada com maior risco de recaída. A partir de um ano, a diminuição da dose da medicação deve ser lenta e gradual, sendo que as chances de sucesso nessa fase (permanecer bem após a retirada do medicamento) parecem ser maiores nos casos em que foi feito acompanhamento psicoterápico.

O índice de recaída nos seis meses após a retirada da medicação varia de 10 a 40%, sendo menor nos casos em que o tratamento foi mais duradouro e, segundo alguns, quando se usou terapia combinada.

CASO CLÍNICO ILUSTRATIVO

M., 36 anos, branca, casada, economista/empresária, procurou psiquiatra por indicação de amiga, porque sua "enxaqueca" não melhorou com os diversos tratamentos que fez, inclusive com "grandes especialistas".

Logo no início da consulta tornou-se evidente grande ansiedade: a postura (tensa, pouco à vontade, gesticulando muito, gaguejando em alguns momentos, com a boca seca, pálida, parecendo se questionar sobre a validade daquela consulta) e o modo como contou sua história (atabalhoado, como se não fosse conseguir expor seus problemas de modo que o profissional os entendesse, o que fazia que ela de um assunto puxasse outro, tentando fazer uma "descrição panorâmica").

Relatou que quando pensava na infância "só vinha coisa triste: sozinha, sem atenção, insegura..."; e que desde os onze anos de idade tem dores de cabeça frequentes, inicialmente tratadas como "disritmia", com fenobarbital, que tomou por quatro anos. "Depois me explicaram que deveria ser enxaqueca e foi quando comecei a frequentar consultórios de neurologistas, cada um me propondo um esquema de tratamento diferente... Já perdi a conta de quantos remédios já tomei (analgésicos e anti-inflamatórios), sem contar as fórmulas...". Também recebeu inúmeras orientações acerca de hábitos que deveria mudar (diminuir a ingestão de bebidas com cafeína e evitar a prática de esportes, por exemplo).

Contou, sem muitos detalhes, como ficou "traumatizada" com a gravidez molar que teve havia dez anos. "Fiquei os nove anos que se seguiram sem fazer acompanhamento ginecológico com medo de o médico dizer que eu estivesse com alguma doença ruim!"

Ficou evidente, no decorrer da consulta, o quanto estava ansiosa, "medrosa" – de acordo com sua própria descrição, insegura e excessivamente preocupada com pequenas questões do cotidiano (se estava sendo boa mãe – na ausência de qualquer indício em sentido contrário, se estava dando atenção suficiente para os familiares e parentes, se as pessoas gostavam dela, com o que imaginava dizerem dela etc.).

Também foi possível, com o transcorrer da conversa, entender o porquê da relutância a respeito daquela consulta: havia pouco tempo um psiquiatra de sua cidade lhe afirmara que seu comportamento era forma de "castigo autoimposto" e outro que ela era portadora de "transtorno obsessivo-compulsivo", visto que gostava de suas coisas limpas e organizadas. Os tratamentos que propuseram não surtiram efeito terapêutico, fato que contribuiu para aumentar sua sensação de desesperança.

Dados adicionais

Pai falecido em acidente automobilístico com 49 anos. "Muito saudável, mas vivia medindo a pressão!". Mãe muito nervosa e cheia de preocupações acerca de sua saúde. Duas irmãs mais novas, casadas e separadas.

Quatro gravidezes (dois abortos, uma cesariana, um aborto). Filha com doze anos.

Medicação atual (para controle da enxaqueca): nortritptilina – 25 mg/dia.

Trabalhava na empresa familiar, na área de recursos humanos. "Sempre gostei do que fazia, realizava cursos, tinha iniciativa e hoje me sinto tão insegura e amedrontada que cheguei a cancelar reuniões importantes. Aconteceu de me perder numa destas reuniões, e era eu quem coordenava!"

Enfrentou vários problemas nos últimos anos: as doenças descritas, falência de uma das empresas, processos trabalhistas e revés financeiro. Além disso, vive período de indefinição acerca de seu futuro (se continuará morando onde está atualmente ou se vai mudar).

Diagnóstico e encaminhamento terapêutico

Não houve muita dificuldade, com uma anamnese cuidadosa e detalhada, de fazer o diagnóstico de TAG, complicado com episódio depressivo, e cefaleia a esclarecer.

Instituído o tratamento específico (antidepressivo na dose mínima eficaz para TAG) houve melhora relativamente rápida, de modo que em 45 dias sentia-se bem melhor, "voltando a ser o que era", disse. Para completa recuperação, entretanto, foram necessários aumento da dose (três vezes a dose inicial) e mais tempo (dois meses). Com a retaguarda da medicação e a psicoterapia de apoio foi capaz de tomar as decisões que precisava e ficou muito satisfeita com isso. Mudou-se para outra cidade, onde rapidamente se entrosou e desenvolveu rotina de trabalho e lazer. Dois anos depois, tentou-se a interrupção da medicação, sem sucesso. Mantém-se em fase de manutenção, completamente assintomática, fazendo uso da dose mínima eficaz do medicamento.

REFERÊNCIAS BIBLIOGRÁFICAS

Berrios GE. The history of mental symptoms. Descriptive psychopathology since the nineteenth century. Cambridge University Press, UK, 1996.

Davidson JR, Zhang W, Connor KM, Ji J, Jobson K, Lecrubier Y, McFarlane AC, Newport DJ, Nutt DJ, Osser DN, Stein DJ, Stowe ZN, Tajima O, Versiani M. A psychopharmacological treatment algorithm for generalised anxiety disorder (GAD). *J Psychopharmacol* 24:3-26, 2010.

Kessler RC, Berglund P, Demler O, Jin R, Merikangas KR, Walters EE (2005). Lifetime prevalence and age-of-onset distributions of DSM-IV disorders in the National Comorbidity Survey Replication. *Arch Gen Psychiatry* 62:593-602, 2005.

Lawrence AE, Brown TA. Anxiety disorders: generalized anxiety disorder. Em: A Tasman, J Kay, JA Lieberman, MB First, M Maj (eds.): Psychiatry, 3rd Edition, John Wiley & Sons, Ltd, 2008.

Nutt D, Ballenger J. Anxiety Disorders – Generalized Anxiety Disorder, Obsessive-compulsive Disorder and Post-traumatic Stress Disorder, Blackwell Publishing Ltd, Oxford, UK, 2005.

10

Transtorno obsessivo-compulsivo

Albina Rodrigues Torres
Roseli Gedanke Shavitt

INTRODUÇÃO

Breve histórico e evolução do conceito

O transtorno obsessivo-compulsivo (TOC) é um quadro interessante e intrigante, com manifestações clínicas extremamente heterogêneas e, ao mesmo tempo, muito semelhantes em diferentes culturas, assim como ao longo da história. Muitas vezes secreto, envolve medos excessivos, dúvidas insolúveis e comportamentos irracionais repetidos incontáveis vezes na busca de um alívio, sempre fugaz. É um transtorno ainda subdiagnosticado e subtratado, apesar do grande sofrimento e impacto negativo que acarreta na vida do portador e de seus familiares. Por todos esses motivos, vem despertando o interesse de clínicos e pesquisadores há muito tempo.

Três perspectivas etiopatogênicas históricas se destacaram na tentativa de compreensão dos quadros obsessivo-compulsivos: volitiva, emocional e intelectual; sendo as primeiras originárias principalmente da França e da Inglaterra, e a última da Alemanha. Em 1903 Pierre Janet (1859-1947) descreveu 325 casos na publicação *Les obséssions et la psychasténie*" Para ele, as obsessões seriam uma forma rudimentar de atividade mental e seu conceito de psicastenia, envolvendo diferentes níveis de hierarquia dos fenômenos psicológicos, incluía vários outros quadros, atualmente conhecidos como transtorno de pânico, fobias e hipocondria, além de estados confusionais e algumas epilepsias. Outros fenomenologistas franceses destacaram como essencial a fraqueza da volição, com dúvidas e dificuldade de tomar decisões. Esquirol (1772-1840) considerava a doença uma "monomania volitiva", com atitudes instintivas e irresistíveis, cuja origem não estaria nem na razão, nem nas emoções e, mesmo a consciência rejeitando, a vontade não conseguiria suprimir. Já para Morel (1809-1873), seria uma doença resultante de um estado afetivo exacerbado, não afetando o intelecto. Os "delírios emotivos" englobavam ideias fixas, medos imotivados, fobias, disforias, sintomas somáticos e impulsos. As primeiras descrições inglesas da síndrome – por Taylor, Johnson e Maudsley – enfatizavam a relação com a depressão, preocupações religiosas e escrupulosidade *(religious melancholy)*, tendo a culpa como sintoma mais proeminente. Assim, vários autores no fim do século XIX a consideravam uma forma de melancolia.

Na visão dos alemães, em particular de Westphal, o problema primário seria do pensamento, como na paranoia, sendo secundárias as manifestações afetivas. Kurt Schneider (1887-1967), entretanto, considerava os sintomas obsessivos resultado da angústia gerada por sentimentos de culpa e insuficiência em pessoas "inseguras de si", que temeriam prejudicar os outros ao assumirem responsabilidades. Emil Kraepelin (1856-1926) atribuía à maior suscetibilidade emocional a gênese das ideias obsessivas, enfatizando que o intelecto poderia ser "excepcionalmente bom". Por outro lado, Straus e VonGebsattel não identificavam alterações específicas da emoção ou do pensamento, e sim toda uma "vivência de estar no mundo" alterada.

Já as teorias psicanalíticas estabeleceram para as ideias obsessivas uma função defensiva contra a ansiedade associada a desejos ou impulsos inaceitáveis. Como respostas psicológicas contra impulsos hostis inconscientes gerados na etapa sádico-anal do desenvolvimento, as obsessões – por pior que fossem – seriam melhores do que as ideias carregadas de culpa que encobririam. Os mecanismos egoicos de defesa envolvidos no controle da ansiedade seriam: regressão, formação reativa, isolamento, anulação, racionalização e pensamento mágico, próprios das etapas pré-genitais. As obsessões surgiriam na consciência quando houvesse falência de tais mecanismos. Explicações baseadas nas emoções tornaram-se gradualmente mais populares, pela importância de seus defensores e pelo ressurgimento do interesse em aspectos afetivos e sua relação com o sistema nervoso autônomo, na metade do século XIX.

De acordo com as teorias comportamentais, a função redutora da ansiedade seria responsável pela manutenção das compulsões. Em linhas gerais, a teoria do aprendizado em dois estágios de Mowrer propõe que a ansiedade é classicamente condicionada a certos estímulos, e aliviada por comportamentos compulsivos, que são assim reforçados a se repetirem, num mecanismo de condicionamento operante. As obsessões aumentam a ansiedade em resposta a um estímulo, ao passo que as compulsões ocorrem como reação, aliviando-a temporariamente. Uma vez que evitam ou reduzem o desconforto são, funcionalmente, comportamentos de esquiva, que tendem a não se extinguir ou a se fixar tanto mais quanto mais desagradável for o estímulo. Por outro lado, por limitarem o contato com o estímulo ansiogênico e com isso impedirem a habituação, os rituais preservariam a resposta de medo, ao passo que a imediata redução da ansiedade após os rituais produziria um ciclo difícil de ser rompido. A partir dos anos 1980 desenvolveram-se também teorias sobre o papel dos aspectos cognitivos no desencadeamento e na manutenção dos sintomas do TOC (ver Aspectos Cognitivos, em Quadro Clínico).

Com base nas teorias de Pierre Janet, Pitman propôs na década de 1980 um "modelo cibernético" da psicopatologia obsessivo-compulsiva, segundo o qual haveria um mecanismo comparador interno entre sinais perceptuais e sinais referenciais, à maneira de um termostato. Qualquer valor diferente de zero entre os sinais levaria à ativação de comportamentos para aproximar o sinal perceptual na direção do referencial, até o sinal de erro ser anulado, quando cessaria o comportamento. Nesses pacientes, tal sistema de controle comparador apontaria permanentemente sinais de erro *(mismatch)*, que subjetivamente se manifestariam como desconforto constante, conflito, insatisfação, sensação de incompletude ou dúvida, e que os comportamentos ativados (rituais) não conseguiriam reduzir satisfatória ou duradouramente a zero.

Swedo e cols. propuseram nessa mesma época um modelo etológico, apontando semelhanças entre sintomas obsessivo-compulsivos (SOC) e comportamentos animais adaptativos. Assim, compulsões de limpeza se assemelham a comportamentos de higiene (*grooming behaviors)* e rituais de verificação lembram estratégias de preservação da segurança e dos limites territoriais de várias espécies; rituais de colecionamento parecem comportamentos das aves para a confecção de ninhos ou de roedores para a estocagem de alimentos, e assim por diante. Tais "padrões fixos de ação", uma vez iniciados, teriam de ser executados até o fim, de forma estereotipada, mesmo quando exagerados ou fora de contexto.

Nas últimas décadas, têm havido importantes contribuições sobre as bases biológicas do TOC por estudos de SOC em algumas doenças neurológicas, investigações genéticas, neuropsicológicas, neuroimunológicas, de neuroimagem e neuroquímica.

Classificação e critérios diagnósticos

Enquanto no *DSM-IV-TR* o TOC está classificado ao lado dos transtornos de ansiedade, a *CID-10* categoriza-o em separado, sob a rubrica dos "transtornos neuróticos, relacionados ao estresse e somatoformes". Conceitualmente, enquanto a *CID-10* mantém a distinção tradicional que considera as obsessões eventos mentais e as compulsões, comportamentos observáveis, o *DSM-IV-TR* enfatiza não a expressão dos sintomas, mas sua função. Assim, obsessões seriam pensamentos, impulsos ou imagens mentais recorrentes, invasivos e desagradáveis, reconhecidos como próprios, que causam ansiedade ou mal-estar, tomam tempo e interferem negativamente no funcionamento. Já as compulsões são comportamentos *ou atos mentais* repetitivos, que o indivíduo é levado a executar voluntariamente em resposta a uma obsessão ou de acordo com regras rígidas, para neutralizar/reduzir a ansiedade e o desconforto, ou prevenir – de forma excessiva ou não realística – algum evento temido.

Tais diferenças refletem controvérsias ainda existentes em relação à natureza do TOC, que tem características clínicas peculiares. Assim, alguns autores defendem que no *DSM-V* o TOC seja alocado numa categoria que englobe alguns transtornos ansiosos e do "espectro obsessivo-compulsivo", como a hipocondria, o transtorno dismórfico e alguns transtornos do controle de impulsos.

QUADRO CLÍNICO

Aspectos gerais

A heterogeneidade fenomenológica do TOC é tanta que se acredita que o conceito englobe subtipos, possivelmente com bases fisiopatológicas, de evolução clínica, resposta ao tratamento e prognóstico distintos.

O caráter secreto deve ser ressaltado, uma vez que a maioria dos pacientes costuma se envergonhar de seus pensamentos e comportamentos excessivos ou irracionais (ver Capacidade crítica, a seguir). Muitos só têm rituais mentais, outros só ritualizam em privacidade, controlando e escondendo ao máximo os SOC dos familiares e omitindo-os ou negando-os para psiquiatras ou psicoterapeutas, por medo de serem considerados "loucos" ou "perigosos", e internados. Portanto, trata-se de um transtorno frequentemente oculto, que pode levar anos até ser diagnosticado e tratado.

Para o diagnóstico é essencial a presença de obsessões (pensamentos, imagens ou impulsos) e/ou compulsões. Enquanto as primeiras geram desconforto emocional, os rituais compulsivos tendem a aliviá-lo, não sendo prazerosos em si. Essa neutralização ou atenuação imediata do mal-estar manteria as compulsões, pois, paradoxalmente, para sentir-se melhor o indivíduo se sacrifica. Já em 1936, Lewis afirmava: "quanto mais agradável um ato repetitivo, menos provável que seja compulsivo".

O conteúdo dos pensamentos ou das imagens mentais em geral se refere a acidentes, doenças ou morte de pessoas queridas. As obsessões de sujeira e contaminação (como Aids) são bem comuns e conhecidas, ao passo que as somáticas envolvem preocupações exageradas com doenças não contagiosas ou com a aparência. As obsessões agressivas apresentam-se geralmente como "fobias de impulso", ou seja, medo de "sem querer" ferir, matar ou prejudicar alguém, de se matar, ou fazer algo proibido (como furtar, gritar ofensas, assediar). Muitos evitam manusear facas, tesouras, fósforos ou outros objetos "perigosos", e relutam em ficar sozinhos ou na companhia de pessoas "indefesas" (como crianças), por não confiarem em si mesmos. Mesmo nada de fato ocorrendo, a insegurança é assustadora, muitas vezes associada à dúvida sobre ter feito ou não o ato temido. Obsessões sexuais diferem de fantasias sexuais, por serem inoportunas e gerarem culpa, ao passo que as obsessões religiosas envolvem sobretudo preocupações com pecado e blasfêmia, ambas podendo ocorrer também na forma de impulsos e dúvidas. As obsessões podem ainda ter conteúdos "neutros", como palavras, sons, músicas ou imagens intrusivas que, pela recorrência, incomodam e atrapalham.

As compulsões de verificação podem se associar a obsessões somáticas (como autoexame) ou agressivas (como certificar-se de que não matou ninguém) ou ao medo de, por imprudência, vir a causar alguma catástrofe (como verificar se trancou a porta, se desligou o ferro, se apagou o cigarro, se o alimento ou a medicação está dentro da data de validade). Os rituais de lavagem (como banhos e escovação de dentes, lavagem de mãos, utensílios, móveis e mesmo objetos como bolsas, chaves e documentos) em geral associam-se a obsessões de sujeira ou contaminação, podendo causar grande desgaste físico. As compulsões de contagem geralmente são mentais e se relacionam às de repetição (somas e divisões desnecessárias, repetir certos atos x vezes) e as de ordenação são inúmeras: arrumação de roupas no varal, simetria de livros, sapatos e mesmo toques ou esbarrões (como ter de tocar com a mão direita o que tocou com a esquerda). Alguns pacientes, ao lerem, se encontram alguma palavra com conotação "ruim" (morte, doença, azar...) para se tranquilizar necessitam encontrar alguma palavra que a "anule" (vida, saúde, sorte...), o que pode consumir um tempo considerável.

Os sintomas de colecionamento se caracterizam pela necessidade de acumular ou medo de se desfazer de várias coisas, como roupas, jornais ou notas fiscais velhos, embalagens inúteis, objetos quebrados ou encontrados na rua. A casa dessas pessoas pode se transformar num grande depósito de quinquilharias, onde mal se consegue transitar. Há ainda uma apresentação bem menos usual do TOC, conhecida como lentidão obsessiva primária, em que os pacientes não repetem suas ações, mas demoram muito tempo em tarefas simples como se vestir ou escovar os dentes, provavelmente por indecisão, perfeccionismo, medos ou rituais encobertos.

Na verdade, o TOC pode se apresentar de infindáveis maneiras, pois qualquer comportamento (como piscar, rezar, cuspir, pular, perguntar, tocar, relembrar) pode ser compulsivo. Além disso, é comum a sintomatologia mudar de conteúdo no mesmo paciente com o decorrer da evolução. Na maioria dos casos há múltiplas obsessões e compulsões simultaneamente, mas pode haver obsessões sem compulsões, e compulsões sem um pensamento obsessivo identificável. Assim, alguns pacientes relatam que suas compulsões não são precedidas de obsessões, e sim de outras experiências subjetivas desagradáveis, denominadas "fenômenos sensoriais", inicialmente descritas em pacientes com síndrome de Tourette. Entre essas, estão algumas sensações físicas na pele ou nos músculos, percepções *"not just right"* em geral associadas a estímulos visuais, auditivos ou táteis (sentir-se mal até que algo seja percebido sensorialmente do "jeito certo"), sensações de incompletude e de "energia" ou tensão, só aliviadas pela realização de determinadas compulsões ou comportamentos repetitivos. Tais "fenômenos sensoriais" não são habitualmente pesquisados na prática clínica, mas podem estar presentes em até 70% dos casos de TOC, associando-se com início precoce, comorbidade com tiques e maior gravidade de sintomas de simetria, ordenação e contagem. Esse aspecto fenomenológico pode ser útil na determinação de subtipos do TOC, já havendo um instrumento estruturado para sua investigação.

Segundo Rasmussen e Eisen, três características seriam essenciais no TOC: avaliação exagerada de riscos, dúvida patológica e sensação de incompletude. A ansiedade seria maior quando predomina a primeira, pois tais pacientes tomam aquilo que é improvável de ocorrer, ou nem isso (como contrair Aids por tocar num objeto vermelho), como possível. Assim, estão sempre à espera do pior e tentando garantir magicamente segurança (suas palavras-chave seriam "será" ou "e se" – *"what if")*. Em outros casos, destacar-se-ia a sensação de incompletude ou não finalização, como se suas ações nunca atingissem determinado ideal de perfeição (como rituais de ordenação). Já a dúvida patológica seria a incapacidade de se certificar, por exemplo, de que a janela está fechada, o arroz, bem lavado ou mesmo, estranhamente, de saber que estão vestidos, que são heterossexuais, ou que não mataram ninguém "sem perceber". Haveria uma ruptura entre ação e realização, traduzida em dúvidas e atitudes irracionais, justificando a denominação francesa no século XIX de "loucura da dúvida" *(folie de doute)*.

Se, de fato, a dúvida patológica é comum e em alguns casos predomina a avaliação exagerada dos perigos e em outros a incapacidade de dar por concluídas as mais simples tarefas, muitas vezes tal separação é difícil. Alguém que enxágua um copo 50 vezes para tirar o detergente apresenta, a nosso ver, avaliação exagerada de riscos, dúvida patológica e sensação de incompletude. Para VonGebsattel, ao contrário dos obsessivos, pessoas sadias reservam esforços especiais para atingir a perfeição ou a precisão em atividades importantes, ao passo que as corriqueiras são desenvolvidas a "golpes seguros" e queimando etapas, sem inquietações com o inexato. Carecendo dessa liberdade, informalidade e flexibilidade, esses pacientes procurariam exatidão em detalhes pouco importantes, em detrimento do essencial.

Outro aspecto relevante é a fácil evocabilidade dos SOC, pela infindável ampliação dos estímulos capazes de desencadear desconforto emocional, aumentando o sofrimento e reduzindo a eficácia das estratégias de esquiva passiva. Assim, os estímulos ansiogênicos se espalham no mundo "como uma mancha de óleo". Uma fobia por sapos, por exemplo, é bem menos incapacitante do que o medo de sujeira ou de bactérias, em razão da ubiquidade desses estímulos e de sua propagação no tempo e no espaço. Tal processo de *generalização* é muitas vezes simbólico, associando, por exemplo, pensamentos sexuais e sujeira. Além disso, no TOC os estímulos não são apenas externos, pois pensamentos também provocam mal-estar. O paciente então lança mão das compulsões para aliviar ativamente – de forma excessiva ou mágica – o desconforto que não pode ser evitado, e que pode se configurar como ansiedade, medo, dúvida, nojo, culpa, incompletude ou sensações "*not just right*".

Apesar de ser tão rico e diversificado, o TOC tem um padrão de apresentação praticamente universal, com mínimas variações em diferentes culturas, e mesmo ao longo da história, com pequena influência apenas na moldagem de certos sintomas.

Aspectos cognitivos

A avaliação exagerada de riscos e a responsabilidade pessoal exacerbada são muito comuns no TOC. Enquanto alguns portadores se sentem mais ameaçados (por exemplo, têm medo de se contaminar, de morrer), outros se consideram uma potencial ameaça para os demais, predominando o medo de prejudicar alguém e sentir culpa. Comportamentos "protetores" de esquiva passiva ou ativa (rituais) aliviam temporariamente os dois tipos de temores, que podem ocorrer associadamente. A responsabilidade inflacionada decorreria da crença em ter um poder decisivo de provocar ou prevenir consequências indesejáveis, ao lado da superestimação das chances dessas ocorrências. Curiosamente, tal crença é assimétrica, restringindo-se a eventos ruins.

Segundo VanOppen e Arntz, a equação da avaliação de risco envolveria não apenas a probabilidade de ocorrência de algum evento ruim, mas também a percepção da gravidade dos possíveis desdobramentos deste (risco = probabilidade *versus* consequência). Dessa forma, mesmo quando a chance for considerada pequena, o risco continua sendo percebido como grande, caso as consequências sejam inaceitáveis. Pacientes com TOC teriam características tanto de quadros ansiosos quanto de depressivos, pela combinação das dimensões de avaliação do perigo e da responsabilidade pessoal, com quatro possibilidades de combinações desses aspectos: 1) depressão com baixa auto-estima e culpa quando se sentem responsáveis por algo negativo já ocorrido; 2) o ressentimento resultaria de um evento ruim ocorrido no passado, mas sem responsabilidade pessoal; 3) fobias e outros transtornos ansiosos ocorreriam por expectativas catastróficas no futuro, mas com pouca responsabilidade pelo evento; e 4) o TOC se definiria quando houvesse sentimento de responsabilidade por um evento catastrófico futuro. Seria, portanto, uma condição na qual se tenta evitar a posição depressiva de culpa e desvalia pela execução de rituais.

Salkovskis ressalta que pensamentos intrusivos são fenômenos universais, mas que tais indivíduos os consideram inaceitáveis ("que coisa terrível eu pensei, sou uma má pessoa" ou "sou um assassino em potencial, posso perder o controle"), de modo que esses adquirem preponderância, gerando grande desconforto emocional e necessidade de comportamentos de busca de segurança, que acabam por reforçá-los, num círculo vicioso (como "só não matei meu filho porque escondi a faca"). Haveria ainda fusão psicológica entre pensamento e ação, já descrita por Freud como onipotência do pensamento. Esses pacientes acreditam que pensar é o mesmo que fazer algo ruim, os limites entre mundo mental e mundo real ficando, de certa forma, comprometidos. Essa natureza mais bizarra do pensamento obsessivo seria um dos motivos de o TOC manter certo "*status* especial" entre os transtornos de ansiedade.

Segundo O'Connor e Robillard, os processos de inferência de obsessivos diferem dos de ansiosos, fóbicos e depressivos. Tais pacientes categorizam seletiva e idiossincraticamente os estímulos aversivos (como só considerando "sujeira" poeira e gordura, e não lama ou excrementos), em geral com valores morais subjacentes e bases ilógicas. Eles não levam em consideração nem agem de acordo com a realidade captada por seus sentidos; o objeto é considerado sujo antes de haver evidências disso. Diferentemente dos fóbicos, não temem o que podem ver, e sim o que não podem; as ameaças são intangíveis. As incertezas que mantêm os rituais são parte da confusão vivenciada quando tentam modificar associações imaginárias pela manipulação da realidade, uma atitude tão ineficaz quanto tentar apagar imagens cinematográficas esfregando a tela, em vez de mexer no projetor. Como o ritual e o teste de realidade são antagônicos, a tarefa é impossível, e o comportamento cessa apenas pela exaustão ou por razões supersticiosas (como um número mágico de vezes, considerado "suficiente"). Curiosamente, enquanto as preocupações obsessivas têm leis inversas de inferência, as outras atividades diárias seguem o padrão normal: a mesma pessoa que não consegue se certificar de ter trancado o carro, dirigiu normalmente, acreditando em seus sentidos em todo o trajeto até aquele local.

O Obsessive Compulsive Cognitions Working Group compilou os seis principais domínios de crenças disfuncionais no TOC: 1) responsabilidade pessoal inflacionada; 2) hipervalorização dos pensamentos; 3) preocupação excessiva com a importância de controlar os pensamentos; 4) superestimação de riscos; 5) intolerância à incerteza; e 6) perfeccionismo. Tais aspectos estariam inter-relacionados, envolvendo também a fusão entre pensamento e ação.

Dimensões de sintomas

Uma vez que a heterogeneidade clínica do TOC pode dificultar a compreensão dos resultados de estudos genéticos, de neuroimagem e ensaios clínicos, vários pesquisadores desenvolveram análises fatoriais da escala de Yale-Brown, para identificar quais sintomas se agrupavam com maior frequência. Assim, Leckman e cols. definiram quatro fatores ou "dimensões" de sintomas, responsáveis por mais de 60% da variação clínica. Bloch e cols. fizeram uma metanálise de 21 estudos envolvendo 5.124 participantes, obtendo fatores semelhantes aos daquele estudo pioneiro: 1) simetria – obsessões de simetria e compulsões de repetição, ordenação e contagem; 2) pensamentos de conteúdo agressivo, sexual ou religioso e obsessões somáticas e compulsões de verificação; 3) limpeza – obsessões de sujeira ou contaminação e rituais de limpeza; e 4) colecionamento – obsessões e compulsões correlatas. Estudos com crianças e adolescentes apenas diferiram em relação a rituais de verificação, que se agregaram mais com o fator "simetria", e as obsessões somáticas com "limpeza".

Alguns estudos têm demonstrado que tais dimensões de SOC se correlacionam com diferentes achados neurobiológicos, genéticos, de comorbidade e de resposta ao tratamento. Além disso, haveria uma estabilidade temporal dos sintomas nas dimensões ao longo da evolução do TOC, mudanças ocorrendo em geral dentro dessas e raramente entre elas. Portanto, tal abordagem parece ser relevante, por ter potenciais implicações etiológicas, terapêuticas e prognósticas. Rosário-Campos e cols. desenvolveram uma escala para avaliação estruturada da presença e gravidade das diferentes dimensões de SOC, a *Dimensional Yale-Brown Obsessive-Compulsive Scale* (DY-BOCS). Este instrumento inclui 88 tipos de sintomas separados em dimensões e pontuados em sua gravidade de acordo com o tempo despendido, o desconforto e a interferência que provocam.

Capacidade crítica

Algumas denominações que o TOC recebeu historicamente *(délire sans délire; délire avec conscience; folie raisonnante; folie lucide; insanity with insight; abortive insanity)* indicam que a questão da crítica sempre foi central e tratada com ambivalência. A visão clássica – que data pelo menos de 1838, com Esquirol, e a qual foi reforçada posteriormente por Freud – de que os pacientes sempre reconhecem seus sintomas como excessivos ou irracionais, ou de que a crítica preservada é uma característica intrínseca do TOC, já não é mais aceita. Na verdade, o grau de crítica tende a ser bom, mas pode variar entre os pacientes e no mesmo indivíduo, conforme a ocasião ou a sintomatologia.

Bleuler teria radicalizado a questão egodistonicidade *versus* egossintonicidade ao afirmar que os paranoides lutam *pela* ideia, ao passo que os obsessivos lutam *contra* a ideia. Se no mundo dos delirantes a "parte psicótica" tem a identidade, na existência obsessiva a parte saudável a detém. Lewis, porém, já em 1936, afirmava que o reconhecimento da falta de sentido não seria um aspecto essencial da ideia obsessiva. Na verdade, o grau de convicção em relação às ideias obsessivas varia entre os pacientes e no mesmo indivíduo, conforme a ocasião e o tipo de sintoma. Aqueles que apresentam obsessões somáticas e sintomas de colecionamento, por exemplo, teriam maior comprometimento da crítica. Okasha e cols. não encontraram *insight* excelente em nenhum dos noventa pacientes que avaliaram, e sim prejuízo leve em 26%, moderado em 50% e grave em 14%. Portanto, pode ocorrer considerável prejuízo da crítica em alguns casos, em geral de início precoce, maior número e gravidade dos SOC, que se apresentam não como obsessões típicas (egodistônicas), e sim como ideias prevalentes ou supervalorizadas (egossintônicas). Estima-se que 20 a 25% dos pacientes não julgam seus sintomas absurdos ou ilógicos na maior parte do tempo e no *DSM-IV-TR* há um especificador para o assim chamado "TOC com *insight* pobre". No entanto, uma demarcação categorial (presente ou ausente) sobre o *insight* é muito difícil e já há vários instrumentos estruturados para avaliar o nível de crítica.

No estudo de Bellino e cols., pior crítica (avaliada como pontuação contínua) associou-se a maior gravidade das compulsões, curso crônico e história familiar de TOC. Porém, no estudo de Eisen e cols. não houve diferença de resposta ao tratamento com sertralina entre pacientes com ou sem "*insight* pobre" e o nível de crítica melhorou paralelamente à melhora dos SOC. Em crianças e adolescentes encontraram-se níveis baixos de crítica em 45%, o que se associou a maior gravidade e incapacitação, assim como a maior acomodação familiar aos sintomas.

Atualmente, portanto, é mais aceita a visão dimensional de *continuum* de força de crença nas ideias obsessivas, com vários graus de incerteza e não mais a categorização dicotômica "com e sem *insight*". Tal distinção seria insuficientemente clara para ter utilidade diagnóstica, gerando demarcações muitas vezes arbitrárias. Sobre esse tema, recomendamos a recente revisão de Fontenelle e cols.

POSSÍVEIS SUBTIPOS DE TOC

Como já ressaltado, o TOC apresenta diversos fenótipos clínicos e padrões de evolução, o que sugere a existência de possíveis subtipos, talvez com bases fisiopatológicas específicas e respostas diferenciadas ao tratamento. Assim, é provável que o TOC não seja uma entidade unitária, e sim um conjunto de síndromes que se sobrepõem. Os possíveis subtipos que vêm sendo mais estudados são: TOC associado a tiques, com idade de início precoce dos sintomas, e associado à infecção estreptocócica.

TOC associado a tiques

Pacientes com TOC e também tiques crônicos ou síndrome de Tourette (ST) seriam predominantemente homens, com início precoce dos SOC, mais comorbidade com transtorno de déficit de atenção e hiperatividade, tricotilomania, fobia social, transtornos bipolar e dismórfico corporal e uso de substâncias. Além disso, apresentariam mais obsessões agressivas e sexuais, rituais de contagem, ordenação, simetria e colecionamento, compulsões semelhantes a tiques (*"tic-like compulsions"*), fenômenos sensoriais e pior resposta ao tratamento tradicional. Estudos genéticos mostraram não apenas maiores taxas de SOC e TOC em familiares de portadores de ST, mas também maiores taxas de tiques e ST em parentes de primeiro grau de pacientes com TOC, quando comparados a controles.

TOC de início precoce

Não há consenso na literatura sobre o ponto de corte ideal para se definir idade de início precoce para o TOC, alguns autores considerando antes de dez, outros antes de quinze e outros ainda antes dos dezoito anos. Há estudos também que definem como início a época do surgimento dos primeiros SOC, enquanto outros, apenas quando esses passam a interferir no funcionamento. Além disso, tais estudos estão sujeitos a viés de memória em relação à época exata do início dos sintomas. De todo modo, início precoce vem sendo consistentemente associado a sexo masculino, comorbidade com tiques, presença de compulsões "*tic-like*" (sem obsessões e mais fenômenos sensoriais associados), maior número de compulsões e comorbidades, pior crítica e maior transmissibilidade genética. Quanto mais precoce o início, maior a chance de parentes apresentarem TOC e/ou tiques, indicando possível patogênese comum ou similar entre esses transtornos. Há estudos indicando também associação entre início precoce e sintomas de simetria ou ordenação, comorbidade com tricotilomania e pior resposta aos medicamentos.

TOC associado a quadros autoimunes (Fenótipo PANDAS)

Alguns estudos encontraram maior ocorrência de SOC, TOC e tiques em portadores de febre reumática (FR), com ou sem Coreia de Sydenham, que é sua manifestação mais tardia no sistema nervoso central. A FR é um quadro autoimune desencadeado por infecções causadas pelo estreptococo beta-hemolítico do grupo A. Pacientes com TOC e história de FR se caracterizariam por início precoce dos sintomas, maior frequência de obsessões agressivas e compulsões de ordenação, e mais comorbidade com tiques e transtorno dismórfico corporal. Pesquisadores descreveram um grupo de condições que denominaram PANDAS (*Pediatric Autoimmune Neuropsychiatric Disorders Associated with Streptococcal Infections*), cujos portadores tiveram início do TOC ou do transtorno de tiques na infância e associado a infecções estreptocócicas, ou agravados por essas, mas que não desenvolveram FR. A hipótese é de que esse quadro ocorre quando anticorpos contra a bactéria estabelecem uma reação cruzada com estruturas dos gânglios basais, que estão envolvidos na fisiopatologia tanto do TOC quanto dos tiques. PANDAS, no entanto, ainda é um construto controverso, demandando mais estudos que confirmem ou não sua validade.

Como se pode constatar, há sobreposições entre o TOC de início precoce, associado a tiques e à resposta autoimune desencadeada por infecção estreptocócica. Tais tentativas de subdivisão não devem ser consideradas mutuamente exclusivas, pois juntas delimitam um grupo de pacientes com algumas características comuns: início precoce, predominância do sexo masculino, mais compulsões de simetria/ordenação e fenômenos sensoriais, mais comorbidade com transtorno dismórfico e tricotilomania, e maior agregação familiar.

Alguns autores vêm propondo outros possíveis subgrupos, baseados, por exemplo, em sexo e no nível de crítica. Assim, homens e mulheres com TOC e pacientes com "*poor insight*" ou comorbidade com esquizofrenia, estes denominados de "esquizo-obsessivos", talvez constituíssem subgrupos específicos, com diferentes etiopatogenias, padrões evolutivos e respostas terapêuticas. Há ainda especulações sobre a singularidade de casos de TOC com evolução episódica e não crônica, TOC com determinados padrões de comorbidades, acompanhado de fenômenos sensoriais e TOC associado a eventos traumáticos de vida. Alguns autores propõem também que o TOC com sintomas de colecionamento exclusivos ou predominantes seja considerado um subtipo particular, ou mesmo que seja classificado à parte, pois tem características peculiares, como pior crítica e resposta ao tratamento, além de esse tipo de sintoma estar presente em diversos outros transtornos neuropsiquiátricos.

A questão básica, ainda sem resposta definitiva, é se o TOC deve ser definido como uma entidade única ou múltiplos transtornos, com fenomenologias, causas e tratamentos próprios. Mataix-Cols e cols. propuseram um modelo multidimensional, que representaria um meio-termo entre as perspectivas separatistas e aglutinadoras, conceitualizando o

TOC como um espectro de múltiplas síndromes sobrepostas, que têm uma continuidade com manifestações obsessivo-compulsivas normais, as quais também podem ocorrer em outros transtornos mentais. Apesar dos grandes avanços ocorridos nas últimas duas décadas na compreensão da natureza e da etiologia do TOC, nenhum modelo ainda conseguiu abranger toda a complexidade desse transtorno.

CURSO CLÍNICO

Aspectos clínicos do TOC, como início, curso e comorbidades, devem ser considerados sempre à luz de sua grande heterogeneidade. Usualmente o início se dá no começo da vida adulta, na adolescência ou mesmo na infância. Enquanto entre crianças os meninos são mais acometidos, na adolescência há maior incidência em meninas, anulando diferenças significativas de prevalência na idade adulta entre os sexos, em amostras clínicas. Na verdade, os estudos são bastante consistentes em apontar menor média de idade de início no sexo masculino. Apesar de haver considerável similaridade entre a apresentação clínica na infância e na idade adulta, obsessões de agressão, rituais de colecionamento e pior crítica seriam mais frequentes em crianças.

O curso é em geral crônico com períodos de melhora e piora, sendo raros os casos de evolução episódica (com períodos de remissão completa) ou deteriorante. Mesmo em casos crônicos a gravidade é bastante variável, desde casos leves a outros extremamente incapacitantes, mesmo para atividades rotineiras. Diversos fatores parecem influenciar o curso evolutivo. Curso episódico associou-se com maiores taxas de comorbidade com transtorno bipolar e transtorno de pânico, idade de início tardia e história familiar de transtornos afetivos, além de menor frequência de compulsões de limpeza e menor gravidade das compulsões em geral. Importante estudo de seguimento clínico de pacientes por quase cinco décadas, feito na Suécia por Skoog e Skoog, encontrou melhora do quadro em 83% deles, mas apenas 20% de remissão completa. A maioria continuou apresentando sintomas, mesmo que subclínicos, sendo que 58% apresentaram mudanças qualitativas desses ao longo do tempo. O início dos SOC ocorreu antes dos vinte anos de idade em 29% dos casos (mais homens), entre vinte e 29 anos em 40%, entre trinta e 39 anos em 27% e após os quarenta anos em apenas 4% deles. Pior evolução foi observada em indivíduos com início precoce, curso crônico, obsessões mágicas, rituais compulsivos e funcionamento social comprometido na avaliação inicial.

Num interessante estudo de coorte populacional recente, a presença de SOC aos onze anos aumentou em 6 vezes a chance de diagnóstico de TOC aos 26 ou 32 anos. Além disso, as dimensões de sintomas se mostraram consideravelmente estáveis ao longo do tempo, e todas aumentaram o risco de ocorrência de outras condições comórbidas de eixo I.

COMORBIDADE

A presença de transtornos comórbidos, particularmente depressivos e ansiosos, é a regra e não a exceção no TOC, tanto em amostras clínicas quanto comunitárias. Transtornos "neuróticos" comórbidos foram encontrados em 62% dos casos no inquérito britânico de 2000, tendo sido mais comuns episódios depressivos (37%), transtorno de ansiedade generalizada (TAG - 31%), pânico ou agorafobia (22%), fobia social (17%) e fobia específica (15%).

Em estudos clínicos também tende a predominar a depressão maior (60 a 85% dos casos), seguida das fobias simples (22-27%), hipocondria (23%), transtorno dismórfico (20%), tricotilomania (18%), fobia social (11-18%), abuso ou dependência de álcool (14-17%), transtorno de pânico (12-15%), transtornos alimentares (5-20%), transtorno afetivo bipolar (13%) e Síndrome de Tourette (7%). No maior estudo multicêntrico brasileiro, com 630 pacientes em tratamento, depressão maior na vida ocorreu em 70% dos casos, fobia social em 37%, TAG em 35%, fobia simples em 32% e transtornos de tiques em 29%.

Transtornos de controle de impulsos ao longo da vida ocorreram em 16,4% dos pacientes avaliados por Grant e cols., sendo "*skin picking*" o mais comum (10,4%), seguido de onicofagia (4,8%). Já transtornos por uso de substâncias são bem mais frequentes em amostras de base populacional do que em amostras clínicas. No estudo de Gentil e cols., por exemplo, apenas 7,5% dos pacientes apresentavam problemas com bebida, ao passo que no levantamento britânico de 2000 20% dos portadores apresentavam dependência do álcool e 13,5% de outras drogas. Isso indica que possivelmente alguns portadores na comunidade estão se "automedicando" com substâncias psicoativas, em vez de procurar tratamento, ou que estão sendo tratados da dependência, sem revelar seus SOC·

Muitos portadores apresentam comorbidade com transtornos da personalidade, principalmente do grupo ansioso (C), que inclui os subtipos dependente, evitador e obsessivo--compulsivo. Este último, porém, vem sendo considerado bem menos comum do que se estimava anteriormente, quando não se usavam instrumentos estruturados para avaliação do eixo II. Diversos traços de personalidade podem ser confundidos com características clínicas do próprio TOC (como evitação, dependência, indecisão, acúmulo de objetos, rigidez, perfeccionismo) e melhorar com o tratamento. Apesar de menos frequentes, transtornos do grupo dramático (como *borderline*) ou excêntrico (como esquizotípico, paranoide) também podem ocorrer, com importantes implicações para o tratamento e o prognóstico.

Alguns autores vêm sugerindo que o padrão de comorbidades varia conforme as dimensões de sintomas ou subtipos do TOC. Hasler e cols. encontraram associações específicas entre sintomas: 1) da dimensão de agressão (obsessões agressivas ou somáticas, e compulsões de checagem) e transtornos ansiosos e depressivos; 2) de simetria, ordenação, repetição e contagem com transtorno bipolar, pânico e agorafobia; e 3) de contaminação e limpeza com transtornos alimentares. Para Cromer e cols., o TOC de evolução episódica associa-se ao transtorno bipolar. Segundo Nestadt e cols., a depressão seria o principal diagnóstico adicional do TOC "sem tiques", ao passo que o TOC associado a tiques, mais comum no sexo masculino, raramente ocorreria com transtornos afetivos.

Vários desses quadros são também diagnósticos diferenciais do TOC, ou seja, é preciso avaliar se se trata de outro transtorno com características clínicas semelhantes (ver Diagnóstico diferencial, a seguir) ou de diagnóstico(s) adicional(is). Assim, a comorbidade é uma questão importante e complexa, que tem implicações para a busca e resposta ao tratamento, e para o prognóstico dos pacientes.

BASES NEUROBIOLÓGICAS

As evidências das bases biológicas do TOC vêm de diferentes fontes de observação. Por exemplo, obsessões e compulsões podem ocorrer em doenças neurológicas que acometem os gânglios da base, como as Coreias de Huntington e de Sydenham, e após lesões traumáticas. Além disso, o efeito terapêutico dos antidepressivos serotoninérgicos sugere a participação desse sistema neurotransmissor na patofisiologia do TOC. Evidências adicionais vêm de estudos de neuroimagem funcional, que revelam aumento da atividade metabólica em estruturas do circuito córtico-estriado-tálamo-cortical, como o córtex órbito-frontal (COF), o córtex anterior do cíngulo (CAC) e a cabeça do núcleo caudado, tanto em repouso quanto quando se apresenta um estímulo que desencadeia obsessões e/ou a necessidade de realizar compulsões. Uma hipótese para essas alterações seria a falha na inibição estriado-talâmica, e a hiperatividade desses circuitos poderia estar relacionada à natureza repetitiva dos SOC.

Há várias alças paralelas que partem do córtex para os gânglios da base, destes para o tálamo e, deste, voltam para o córtex. Cada alça recebe aferências de múltiplas áreas corticais e então se projetam de volta para sua área cortical de origem. A cabeça do núcleo caudado é a principal região do estriado por onde passam as alças do COF e do CAC. Estudos de neuroimagem funcional em repouso e de provocação de sintomas, assim como de tratamento, têm sugerido o envolvimento do circuito COF/CAC na patofisiologia do TOC. O mecanismo proposto seria o de uma falta de equilíbrio entre as vias excitatória (direta, alça de *feedback* positivo) e inibitória (indireta, alça de *feedback* negativo) que passam pelos gânglios da base. Assim, a atividade excessiva da via direta no circuito COF/CAC resultaria numa alça de *feedback* positivo, onde os pensamentos obsessivos ficariam "empacados". Esse modelo é compatível com os achados de que o COF, o CAC e o núcleo caudado encontram-se hiperativos em repouso, tornam-se mais ativos durante a provocação de SOC e passam a ser menos ativos após tratamento com ISRS ou terapia cognitivo-comportamental (revisão: Saxena e cols.).

Estudos anatômicos em adultos, baseados em regiões de interesse, revelam redução do volume do COF e sugerem aumento do volume do tálamo e volume normal do CAC, com dados inconsistentes para alterações de volume do núcleo caudado e estriado. Já os estudos de espectroscopia em adultos revelam consistentemente a diminuição do nível de N-acetil aspartato (NAA), um neurometabólito cujos níveis indicam perda ou disfunção neuronal, no CAC. Os mesmos estudos sugerem ainda a diminuição do NAA no estriado. Em conjunto, esses dados apontam redução de volume e dos níveis de NAA no COF, CAC, estriado e tálamo. Estudos morfométricos (*Voxel Based Morphometry*) identificaram anormalidades da substância cinzenta em todas essas áreas, assim como em outras áreas relacionadas ao circuito córtex-gânglios da base-tálamo-córtex, como o giro temporal superior, hipocampo, amígdala e ínsula.

Observou-se que o crescimento mais acelerado no córtex pré-frontal (CPF) ocorre entre oito e catorze anos de idade, quando começa a maior parte dos casos de TOC de início na infância. Portanto, anormalidades do crescimento dessas estruturas poderiam estar relacionadas ao TOC de início precoce. Como o CPF, incluindo o COF, continua a amadurecer ao longo da vida adulta, anormalidades da maturação posteriores poderiam estar relacionadas ao TOC de início tardio.

Outras linhas de pesquisa, com achados ainda controversos, oferecem evidências a favor de um papel das mesmas estruturas na patofisiologia do TOC. Por exemplo, a ocorrência de SOC após infecção pelo estreptococo beta-hemolítico do grupo A seria explicada por agressão autoimune aos gânglios da base. O surgimento do TOC após lesão traumática em certas regiões cerebrais seria explicado pela interferência direta em elementos-chave do circuito córtex-gânglios da base-tálamo-córtex. As intervenções neurocirúrgicas em casos refratários, por outro lado, partem do princípio de que lesões específicas em regiões críticas desse circuito podem atenuar os SOC. A latência de resposta à intervenção, porém, levanta a possibilidade de que a melhora poderia resultar não diretamente da lesão, mas de degeneração ou plasticidade a distância da lesão.

Apesar das limitações dessas linhas de pesquisa, o conjunto das observações sugere fortemente a participação das alças COF/CAC do circuito córtex-gânglios da base-tálamo-córtex na patofisiologia do TOC, em adultos e crianças. Todos os componentes dessa alça estudados em detalhe até o momento revelaram-se importantes.

Neuroquímica

A observação da eficácia dos inibidores seletivos da recaptura de serotonina (ISRS) no tratamento do TOC foi o ponto de partida para a hipótese de que o sistema serotonérgico está implicado na patofisiologia. O mecanismo proposto é de que os pacientes teriam atividade excessiva dos neurônios glutamatérgicos no COF. Como a serotonina inibe esses neurônios, aumentando sua disponibilidade nesse córtex, diminuiriam os SOC. Evidências adicionais a favor do envolvimento da serotonina vieram de estudos com administração de agonistas serotonérgicos para investigar a função de receptores serotonérgicos, observando-se exacerbação dos SOC. Não obstante, sabe-se que a resposta ao tratamento do TOC é satisfatória em apenas 60-70% dos casos, e que, para os pacientes resistentes aos ISRS, a combinação com os antipsicóticos típicos ou atípicos pode incrementar a resposta. Portanto, o excesso de atividade dopaminérgica também pode estar envolvido na patofisiologia do TOC. Além disso, estudos de espectroscopia por emissão de pósitrons (SPECT) mostraram níveis acima do esperado da proteína transportadora de dopamina no caudado e putâmen esquerdos de portadores de TOC, comparados a controles.

Neuropsicologia

Os estudos neuropsicológicos com pacientes com TOC mostram um padrão consistente de déficits nas funções executivas frontoestriatais, particularmente na utilização de estratégias de organização, habilidade de alternar tarefas, planejar e resolver problemas rapidamente. A função da memória seria normal, porém o paciente teria baixa confiança em sua capacidade de memorizar, quando se trata de eventos que representam ameaça relevante. A soma da disfunção executiva com a falta de confiança na memória explicaria, pelo menos parcialmente, o prejuízo no processamento cognitivo global, com a consequente dificuldade de tomar decisões. Por exemplo, quando confrontados com o teste da figura complexa de Rey, os portadores de TOC têm desempenho pior do que os pacientes com transtornos ansiosos. A estratégia organizacional é crucial para o bom desempenho nesse teste, dependendo também do bom funcionamento da memória de procedimento. Assim, o prejuízo da memória parece mais relacionado a dificuldades com o planejamento executivo e de organização do que com o comprometimento direto dos sistemas de aprendizado e memória.

ESTUDOS GENÉTICOS

Evidências provenientes de estudos com famílias, gêmeos e análise de segregação indicam que a hereditariedade desempenha um papel importante na etiologia do TOC. Tanto a hipótese de um único gene de maior efeito quanto a hipótese poligênica foram sugeridas por estudos de segregação. Já os estudos de análise de ligação com genes candidatos demonstraram diversos genes e regiões cromossômicas que podem ser relevantes. No entanto, ainda não se conhece nem o modelo de transmissão genética nem os genes envolvidos. Pela complexidade do modo de transmissão do TOC e de sua heterogeneidade fenotípica, há muita dificuldade na identificação desses genes de suscetibilidade. Separar as dimensões de SOC buscando associações destas com uma base genética tem sido objeto de várias pesquisas. A identificação de tais associações, por sua vez, pode contribuir para delimitar subtipos homogêneos do TOC. Portanto, estratégias atuais buscam trazer para o contexto da genética os estudos que identificam subtipos fenotípicos do TOC, com o objetivo de rever a nosologia e, se possível, elucidar a patofisiologia. Para isso, porém, ainda será necessário compreender melhor como os genes interagem entre si e com o ambiente para o desenvolvimento do TOC.

Paralelamente à pesquisa de genes de suscetibilidade, têm sido investigados marcadores de processos intermediários entre o fenótipo e o genótipo, chamados endofenótipos ou fenótipos intermediários. De acordo com Gottesman e Gould, estes são estado-independentes e cossegregados com a doença, sendo encontrados em parentes de primeiro grau assintomáticos dos portadores em taxas acima da esperada. A identificação de endofenótipos nos parentes, considerados indivíduos em situação de risco para desenvolver TOC, permitiria, entre outros ganhos, a intervenção precoce, prevenindo as complicações do transtorno, quando instalado.

O passo inicial para se investigar a existência de um componente genético de uma condição é a demonstração de sua familiaridade ou herdabilidade. Estudos com esse objetivo adotam desenho do tipo caso-controle, comparando a frequência da doença em familiares de portadores (probandos) e de indivíduos saudáveis. Os resultados indicam que a taxa de TOC é significativamente maior nos parentes de primeiro grau dos probandos do que seria esperado ao acaso, com concordância significativa dos tipos de sintomas entre os afetados de uma mesma família. Além disso, estudos com famílias evidenciaram a existência de um espectro de transtornos relacionados ao TOC, como os transtornos de tiques, dismórfico corporal, tricotilomania e *"skin-picking"*. Foi também maior o risco de TAG e agorafobia em parentes de primeiro grau de portadores, sugerindo proximidade também com esses transtornos. Tais dados indicam que um gene ou grupo de genes não causariam o TOC, mas dariam uma predisposição para o indivíduo desenvolver um transtorno ansioso.

Nos estudos com gêmeos, observou-se que em probandos crianças os SOC têm maior herdabilidade (45a 65%) do que em adultos (27 a 47%). Essa observação vai ao encontro dos resultados de estudos de família que mostram que quanto mais precoce o início dos sintomas, maior a chance de se encontrar TOC entre os familiares de primeiro grau, e maior a chance de haver comorbidade com transtornos de tiques, ansiosos, somatoformes, alimentares e de controle dos impulsos.

Análises de segregação tentam determinar se modelos genéticos específicos podem explicar as formas de transmissão do transtorno. Tais estudos, tanto em pacientes pediátricos quanto adultos, sugerem que o modelo de transmissão do TOC pode resultar tanto do efeito de um gene de maior efeito como do efeito de uma herança poligênica. Estudos de análise do genoma mostram resultados contraditórios; assim, ou não se conseguiu replicar achados positivos, ou o achado é válido apenas para um subgrupo de portadores. Pesquisas sugeriram ligação na região 9p24 e outras observaram associação do gene transportador do glutamato (*SLC1A1*) na mesma região.Em uma amostra pediátrica também foi observada ligação no cromossomo 10p15, assim como associação entre o TOC e três polimorfismos no gene *ADAR3*, localizado nessa região.

A maior parte dos estudos genéticos baseia-se em análises de genes candidatos. Esses estudos investigam, por meio do método caso-controle ou de testes de transmissão familiar (TDT), a associação entre determinados polimorfismos e o TOC. A seleção dos genes candidatos é feita com base no conhecimento disponível sobre neurobiologia e resposta medicamentosa. Consequentemente, a maioria dos estudos envolve o sistema serotonérgico, com vários achados positivos para o gene transportador de serotonina (*5-HTTLPR*), genes dos receptores *5HT1-Dbeta*, *5HT2A* e *5HT2C.* Com relação aos sistemas dopaminérgico e noradrenérgico, os resultados mais interessantes se referem à associação do TOC com uma repetição no gene codificador do receptor tipo DRD4, embora diferentes estudos não tenham chegado ao mesmo nível de significância. Estudos com o gene codificador da enzima catecol-O-metiltransferase (COMT), que degrada a dopamina, e também com a monoaminoxidase-A (MAO-A), que degrada a noradrenalina, obtiveram resultados conflitantes.

O gene transportador do glutamato *SLC1A1* foi associado com o TOC em diversos estudos, sendo de interesse tanto pelo seu potencial funcional quanto pela localização na região 9p24, identificada como importante nos estudos de ligação. Portanto, entre os estudos com genes candidatos, foram satisfatoriamente replicados apenas os resultados para o gene transportador do glutamato, deixando para estudos colaborativos futuros a tarefa de identificar, em amostras maiores, *loci* de suscetibilidade para o TOC.

Os principais resultados de estudos genéticos com subgrupos clínicos mais homogêneos são descritos a seguir. Por exemplo, o TOC de início precoce (antes dos dez anos de idade) foi associado com maior herdabilidade, e parentes de primeiro grau de crianças com TOC manifestado após infecção estreptocócica apresentaram taxas mais altas de TOC e tiques do que o esperado ao acaso. Foi demonstrada também associação entre a presença das dimensões "verificação" e "simetria/ordenação" em probandos com TOC ou ST e maior risco de TOC nos familiares, assim como o compartilhamento de alelos aumentados nos *loci* 4, 5 e 17 em portadores de TOC com colecionamento, e ainda a associação da dimensão "repetição e contagem" em probandos com TOC e tiques com o gene do transportador de serotonina.

Estudos futuros deverão considerar também a investigação dos genes que regulam o desenvolvimento, a conectividade, a neurotransmissão e a transdução de sinal nos circuitos córtico-estriado-tálamo-corticais, implicados na patofisiologia do TOC. Pelo exposto, podemos afirmar que o TOC é um transtorno heterogêneo, que faz parte de um espectro, com os transtornos de tiques, o transtorno dismórfico corporal e os comportamentos de *grooming* (por exemplo, tricotilomania). Um modelo de herança poligênica parece o mais provável e os genes dos sistemas serotonérgico e glutamatérgico foram, até agora, os mais consistentemente associados ao TOC. Seja o TOC decorrente do efeito de um ou de mais genes de maior efeito, ou de vários genes de efeito menor, ainda é necessária a identificação de subgrupos biológicos de pacientes que permitam a detecção de características herdadas do TOC, acompanhados de maior compreensão das interações gene-gene e gene-ambiente.

EXAMES SUBSIDIÁRIOS

O diagnóstico do TOC é clínico, pautado na anamnese e no exame psíquico, pois até o momento nenhum exame subsidiário, nem mesmo de neuroimagem, mostrou utilidade na prática clínica.

EPIDEMIOLOGIA

Levantamentos populacionais são fundamentais no TOC, pois muitos portadores não procuram tratamento, ou demoram vários anos até fazê-lo; assim, participantes de estudos clínicos não são representativos de todo o universo dos casos, podendo haver diferenças relevantes entre amostras clínicas e comunitárias. Até a década de 1980 o TOC era considerado raro e de prognóstico ruim. Em 1988, Karno e cols. publicaram um importante estudo populacional, o *Epidemiological Catchment Area* (*ECA*), indicando prevalência ao longo da vida em torno de 1,5 a 2,5% da população geral de cinco cidades americanas, colocando o TOC na quarta posição em frequência, atrás apenas das fobias, do abuso de substâncias e das depressões maiores. Depois disso, vários estudos confirmam que sua ocorrência vinha de fato sendo subestimada. Revisões úteis sobre esse tema estão disponíveis na literatura.

Levantamentos sobre a prevalência do TOC têm gerado resultados relativamente heterogêneos, que podem refletir não apenas as características intrínsecas da população estudada, mas também diferenças metodológicas entre os estudos, como instrumentos de avaliação e critérios diagnósticos usados. No entanto, a maior parte dos inquéritos descreve taxas de prevalência na população geral de diferentes países em torno de 1% no ano e 2% ao longo da vida. Weissman e cols. compilaram os resultados de estudos conduzidos em sete países, encontrando entre 1,1 e 1,8% de prevalência anual e 1,9 a 2,5% de prevalência na vida. Inquérito realizado na Grã-Bretanha em 2000 obteve uma prevalência atual de 1,1%, sendo que 55% dos casos apresentavam somente obsessões, e apenas 14% dos portadores sem comorbidade com outros transtornos "neuróticos" estavam em tratamento, em contraposição a 56% daqueles com alguma comorbidade. No Brasil, obteve-se prevalência entre 1,2 e 2,1% em Porto Alegre e entre 0,5 e 0,7% em Brasília no início dos anos 1990, ao passo que uma década depois se obteve taxa de 0,3% em inquérito conduzido em uma região da cidade de São Paulo (revisão: Torres e Lima). Levantamentos epidemiológicos mais abrangentes e representativos da população geral brasileira são necessários.

Recentemente, Ruscio e cols. publicaram os resultados do *National Comorbidity Survey Replication,* um levantamento representativo de toda a população adulta americana (critérios do *DSM-IV*), obtendo estimativas de prevalência de 1,2% no último ano e 2,3% na vida, enquanto mais de um quarto dos participantes relataram já ter experimentado alguma obsessão ou compulsão. A presença de manifestações subclínicas, segundo os autores, poderia justificar, pelo menos em parte, a grande discrepância de estimativas de prevalência em diferentes estudos. Muitas comorbidades foram encontradas, não apenas com transtornos ansiosos e depressivos, mas também com transtornos do controle de impulsos e por uso de substâncias, assim como início mais precoce no sexo masculino. Maior gravidade associou-se com maior número de comorbidades, pior crítica, maior comprometimento funcional e busca por tratamento.

Em suma, estudos conduzidos em diferentes países relatam prevalência atual em torno de 1% e, ao longo da vida, entre 2,0 e 2,5% (uma em cada quarenta ou cinquenta pessoas da população geral), com ligeiro predomínio do sexo feminino e de portadores que têm apenas obsessões, além de alta comorbidade com outros transtornos.

DIAGNÓSTICO DIFERENCIAL

Obsessões e compulsões não são exclusivas do TOC, ocorrendo em pacientes com depressão, esquizofrenia ou demência, e mesmo em pessoas sem nenhum distúrbio mental. Fullana e cols., por exemplo, em um levantamento populacional recente, encontraram tais manifestações em 13 a 17% dos adultos sem qualquer transtorno psiquiátrico, e em 31 a 45% daqueles com outros diagnósticos. SOC são particularmente comuns e até esperados em determinadas fases de vida, como na infância (como rituais para dormir), gravidez e puerpério (como pensamentos intrusivos sobre a saúde do feto ou rituais de verificação do bem-estar do recém-nascido).

Vários transtornos neuropsiquiátricos apresentam aspectos clínicos semelhantes ao TOC, podendo confundir os limites diagnósticos. Entre eles, destacam-se: fobias e depressões, transtorno de ansiedade generalizada (TAG), do estresse pós-traumático (TEPT) e de pânico, hipocondria, transtorno dismórfico corporal, transtornos alimentares, esquizofrênicos e delirantes, do controle de impulsos, de tiques, transtorno OC da personalidade e transtornos por uso de substâncias.

Como o TOC, as fobias manifestam-se por medos irracionais com crítica preservada e esquiva. Nestas, não há responsabilidade exacerbada e o conteúdo é estável, ao passo que o TOC tende a mudar de conteúdo e de gravidade. Os rituais também caracterizam diferentemente o TOC, uma vez que a esquiva passiva é bem menos eficaz: estímulos como sujeira e bactérias estão em toda parte, se generalizam, e mesmo estímulos internos geram ansiedade. Assim, os obsessivos seriam "superfóbicos", pois têm menos possibilidade de evitar o mal-estar e a elaboração mental muito mais complexa dos estímulos eliciadores. Enquanto nas fobias a resposta ansiosa ao estímulo é automática, no TOC em geral há uma sequência de pensamentos, como: "e se aquela gota que caiu no meu rosto for saliva – e se a pessoa for aidética – e se eu estiver com algum arranhão no rosto ou se ainda não descobriram, mas o vírus pode penetrar pela pele sã – posso ter me contaminado – ansiedade". Assim, o TOC seria uma espécie de fobia "intelectualizada", com muitos desdobramentos cognitivos. Alguns pacientes supostamente fóbicos por lugares altos, multidões ou dirigir, podem na verdade apresentar obsessões auto ou heteroagressivas.

A depressão, além de ser a complicação mais frequente, tem em comum com o TOC aspectos como culpa, indecisão, medo, ruminações, preocupações excessivas, lentificação, viés catastrófico, esquiva social e baixa autoestima. Entretanto, na depressão maior o curso é episódico e a culpa se refere a eventos já ocorridos, enquanto no TOC o paciente procuraria evitar acontecimentos ruins mediante ritualizações.

No TAG as ameaças são menos específicas e as preocupações mais realísticas, envolvendo problemas do dia a dia, sem caráter mágico ou rituais. No entanto, essa distinção pode ser difícil. A preocupação de um cirurgião em não deixar instrumentos no corpo do paciente durante o ato cirúrgico pode ser obsessiva (como dúvida patológica, interpretações catastróficas e infindáveis verificações). O TEPT também se caracteriza por pensamentos e imagens mentais indesejados e repetidos, porém sempre relacionados ao trauma vivenciado, e sem rituais. Os comportamentos de esquiva e sintomas depressivos, entretanto, nem sempre são facilmente diferenciáveis, e há casos de TOC que se iniciam após acontecimentos traumáticos. No transtorno de pânico os ataques são espontâneos ou desencadeados por situações nas quais o indivíduo se sente vulnerável. No entanto, alguns pacientes têm ataques de pânico secundários a seus temores obsessivos, mas que podem parecer espontâneos. Além disso, nos dois quadros há viés cognitivo catastrófico e comportamentos de busca de segurança que reforçam as interpretações errôneas. A esquiva de diversas situações no TOC pode se semelhar à de agorafóbicos graves. Muitos portadores de transtorno do pânico também desenvolvem depressão e comportamentos supersticiosos (carregar talismãs, não usar certas cores de roupas), na tentativa mágica de ter algum controle sobre as crises.

Quanto à hipocondria e ao transtorno dismórfico corporal, as preocupações são egossintônicas (ideias prevalentes sobre doenças ou deformidades físicas), os rituais de verificação são restritos ao corpo e a relação médico-paciente é mais difícil, com maior resistência em aceitar tratamento "psi". Os hipocondríacos também superestimam os riscos e têm dificuldade de se assegurar diante das evidências. No entanto, enquanto no TOC predomina o medo de adoecer – especialmente por contaminação – ou a dúvida sobre estar doente e a preocupação de não contaminar pessoas queridas, na hipocondria há suspeita ou crença de já estar gravemente enfermo, pela interpretação errônea de sinais ou sensações físicas. Muitas vezes, porém, as obsessões – particularmente somáticas – apresentam-se com pior crítica e essa distinção pode ser difícil.

Os transtornos alimentares também apresentam semelhanças fenotípicas com o TOC. Enquanto a bulimia e o transtorno da "compulsão" alimentar periódica podem ser considerados transtornos de controle do impulso alimentar, a anorexia seria um transtorno somatoforme dismórfico, com distorção da imagem corporal e vários comportamentos ritualísticos, porém invariavelmente relacionados ao peso e à forma do corpo, e com maior comprometimento da crítica (ideias prevalentes).

Os transtornos delirantes persistentes, particularmente os somáticos (de infestação parasitária, mau cheiro corporal ou dismorfia), apresentam características clínicas – incluindo rituais de lavagem e verificação – semelhantes ao TOC com "*insight* pobre". Como as outras funções psíquicas são preservadas, o diagnóstico diferencial pode gerar dificuldades. Alguns pacientes com TOC podem ainda relatar suas obsessões como pseudoalucinações auditivas, ter comportamentos bizarros e isolar-se tanto que podem ser confundidos com esquizofrênicos. Além disso, SOC podem ocorrer na esquizofrenia e alguns obsessivos podem apresentar psicoses reativas transitórias.

Nos transtornos do controle de impulsos não há cognições antecedendo as ações repetitivas, mas apenas uma sensação de premência incontrolável. O indivíduo experimentaria mais prazer (e não alívio do mal-estar) durante a execução, mesmo em geral ocorrendo vergonha e arrependimento posteriores. Nesse grupo estariam incluídos quadros como tricotilomania, onicofagia, transtorno explosivo intermitente, piromania, cleptomania, jogo patológico e algumas parafilias.

Em relação aos transtornos de tiques e à Síndrome de Tourette (ST), o indivíduo teria menos controle sobre os sintomas que, assim como em quadros impulsivos, careceriam de cognições estruturadas antecedentes. No entanto, o diferencial entre compulsões e tiques complexos (como necessidade de tocar ou mexer) pode ser difícil. Em estudo de Miguel e cols., fenômenos cognitivos e afetivos precedendo os comportamentos repetitivos foram mais comuns nos obsessivos, ao passo que fenômenos sensoriais (como desconforto físico) ocorreram bem mais nos portadores de tiques. Ansiedade autonômica prévia aos rituais só foi relatada pelos pacientes com TOC (em 87% deles), que também apresentavam mais resistência aos comportamentos. Alívio foi a sensação mais descrita por todos os pacientes após os atos repetitivos. Assim, mesmo quando não coocorrem, há certa sobreposição sintomatológica entre esses dois quadros.

No transtorno obsessivo-compulsivo da personalidade os comportamentos são mais egossintônicos. Dessa forma, preocupações com detalhes, horários, regras, ordem e limpeza, tendência a acumular objetos inúteis e perfeccionismo excessivo, entre outras, seriam consideradas adequadas e desejáveis. Tais características de personalidade vêm sendo consideradas mais raras no TOC do que se pensava anteriormente, predominando traços de evitação e dependência.

Comportamentos compulsivos também teriam muito em comum com comportamentos aditivos, incluindo a sensação de perda de controle e o alívio temporário do mal-estar pela realização, podendo ser considerados uma "adição comportamental". No entanto, no TOC haveria menos prazer durante a execução, que é motivada por medos e não por "*craving*".

COMPLICAÇÕES

Impacto na qualidade de vida

Sofrimento, contradição e vergonha são a regra nos pacientes, pela escravização autoimposta, com atitudes que, mesmo admitidas como absurdas, são inevitáveis, num sofrimento paradoxal, autotorturante e sempre renovado. Para VonGebsattel, eles viveriam num "contramundo pseudomágico", caracterizado pela supressão do inócuo, do óbvio e do natural; um mundo estreito e monótono que o acossa "por fora e por dentro", dada à imutabilidade rígida e aos regulamentos implacáveis. O termo anancástico (do grego *ananke,* força e fatalidade) expressa essa falta de liberdade.

Várias pesquisas têm apontado o grande impacto negativo do TOC, sendo que no estudo de Sobrecarga Global das Doenças, esse está entre as dez maiores causas de incapacitação no mundo todo, ocupando a quinta posição entre mulheres de quinze a 44 anos. Comprometimento da qualidade de vida (QV) e várias consequências negativas do TOC já foram apontados, como: diminuição da autoestima, prejuízo nos estudos, na profissão, nos relacionamentos familiares e afetivos, nas atividades de lazer, além de prejuízos financeiros. Em casos graves, pode haver total incapacidade para atividades diárias, alguns pacientes não conseguindo nem mesmo sair de casa. Assim, os SOC podem ser devastadores em vários domínios da vida do portador e o custo social também pode ser alto, em razão do desemprego, da dependência financeira, do pagamento de auxílios-doença e do uso de serviços de saúde. É importante destacar, no entanto, que até sintomas subclínicos podem causar interferência no dia a dia, particularmente as obsessões. Assim, apesar de ser tão ou mais incapacitante que outros transtornos mentais, apenas nos últimos anos o impacto na QV do portador de TOC vem sendo estudado de modo mais sistemático e cada vez mais reconhecido.

Impacto nos familiares e cuidadores

A acomodação familiar aos sintomas do paciente foi descrita há anos e é um dos fatores associados à pior resposta ao tratamento. Assim, é comum que os familiares gradualmente "se adaptem" aos SOC, para evitar brigas e tentar minimizar o sofrimento do portador. Isso ocorre ainda com mais frequência em crianças e adolescentes, não raro os familiares participando ativamente dos rituais (como verificação e limpeza), deixando de usar determinados utensílios e cômodos da casa, ou de receber visitas (como obsessões de contaminação, compulsões de colecionamento). Em casos extremos, cômodos são construídos de acordo com as imposições do doente, como banheiros de uso exclusivo ou depósitos de objetos que eles não conseguem descartar.

A sobrecarga emocional, morbidade psicológica e o impacto na QV de cuidadores de pacientes com TOC é uma área de estudo recente, se comparada aos transtornos psicóticos e demenciais. Dúvidas e indecisões, busca de reasseguramento e comportamentos evitativos podem gerar dependência dos familiares até para atividades banais. Limitação da vida social e tendência a negar ou a esconder os SOC do paciente são estratégias comumente adotadas, por vergonha ou para evitar estigma. Assim, estabelece-se um pacto de silêncio, inclusive em relação ao próprio sofrimento. Pode haver também medo de alguns sintomas (como obsessões agressivas) e agressões reais, tanto verbais quanto físicas, quando a ansiedade é extrema diante de algum estímulo temido. Assim, o desconhecimento e a insegurança dos cuidadores sobre como lidar com tais manifestações geram sentimentos diversos, como medo, vergonha, frustração, raiva e culpa, que podem ser muito estressantes.

Estudo de Ramos-Cerqueira e cols., em nosso meio, encontrou transtorno mental comum em 42% dos cuidadores de pacientes com TOC. Alguma acomodação familiar aos sintomas foi relatada por 90% dos familiares, sendo moderada em 26% deles e grave ou muito grave em 24%. Os níveis de morbidade psicológica, acomodação e sobrecarga associaram-se entre si significativamente, assim como com a gravidade dos sintomas OC e depressivos do paciente. Portanto, há necessidade de orientação e apoio para cuidadores, como psicoeducação, treinamento de habilidades e grupos multifamiliares, para minimizar a acomodação, melhorando com isso o prognóstico dos pacientes. Os familiares merecem especial atenção dos profissionais de saúde mental para seu próprio sofrimento e morbidade psicológica.

Problemas somáticos

Há possibilidade de complicações somáticas do TOC, como dermatites em luva por lavagens repetidas de mãos e problemas de coluna secundários a rituais extenuantes de limpeza da casa, lesões de gengiva e articulação têmporo-mandibular por escovação excessiva dos dentes, e infecções de ouvido por manipulação do conduto auditivo para higienização· Complicações mais graves, porém, podem ocorrer. Em 2006, Henry e cols. publicaram o caso de uma mulher que desenvolveu prolapso retal secundário a compulsões de higiene relacionadas ao medo de desenvolver câncer intestinal e à crença de que todo resíduo alimentar deveria ser eliminado até 24 horas após a ingestão, para não se tornar carcinogênico. Assim, passou a tentar retirar manualmente restos de fezes do reto após cada evacuação, o que resultou no prolapso. Yang e cols. descreveram um caso de autocastração em jovem de 22 anos que tinha obsessões de sujeira/contaminação e rituais de limpeza do pênis, que culminaram com o ato de cortá-lo com uma faca e a necessidade de reconstrução cirúrgica. Recentemente, Torres e cols. relataram o caso de um paciente de 41 anos que ficou praticamente cego por causa da automanipulação compulsiva das cavidades oculares, na tentativa de sanar dúvidas obsessivas sobre o formato e a simetria dos ossos e cartilagens da parte interna dos olhos, desenvolvendo glaucoma e lesão irreversível do nervo óptico à esquerda e grave lesão na córnea à direita. Portanto, apesar de não muito frequentes, complicações físicas graves podem ocorrer, aumentando o impacto negativo do TOC sobre a QV de pacientes e familiares.

Risco de suicídio

Estudos epidemiológicos e clínicos recentes vêm questionando o conceito histórico de que portadores de TOC teriam baixo risco de suicídio, pelo medo excessivo da morte. Inquérito britânico verificou que um quarto dos participantes com TOC, mesmo sem outros transtornos "neuróticos" comórbidos, já haviam tentado suicídio, indicando uma associação independente entre TOC e comportamentos suicidas naquela amostra comunitária. Pesquisa clínica com cinquenta pacientes em nosso meio encontrou associações entre maior gravidade do TOC e ideação suicida atual, e maior gravidade de sintomas depressivos e ideação suicida prévia. Em estudo multicêntrico brasileiro com 582 pacientes em tratamento, 36% deles relataram ideação suicida na vida, 20% já haviam planejado suicídio e 11% há tinham feito pelo menos uma tentativa. Os únicos fatores independentemente associados a todos os aspectos de suicídio investigados foram comorbidade com depressão maior e TEPT, enquanto presença de sintomas da dimensão sexual-religiosa e comorbidade com transtornos por uso de substâncias associaram-se apenas à ideação e a planejamento suicida. Já transtornos de controle de impulsos permaneceram associados com planos, tentativas e ideação suicida atual.

Esses e outros estudos indicam que o risco de suicídio vinha sendo subestimado e deve ser cuidadosamente investigado, em particular em pacientes com sintomas mais graves, de conteúdo sexual-religioso e com certas comorbidades psiquiátricas.

TRATAMENTO

O tratamento do TOC baseia-se em intervenções educacionais, abordagens psicológicas e biológicas. A chamada "psicoeducação" do paciente e de seus familiares é muito importante para diminuir o estigma, facilitar a aceitação e a adesão ao tratamento. Muitos portadores levam anos até procurarem tratamento e mantêm os SOC em segredo, por vergonha ou desconhecimento de sua natureza patológica. Alguns só buscam ajuda em fases de piora ou de depressão secundária. O acesso a material educativo de boa qualidade (livros, folhetos, vídeos) pode ser de grande ajuda, pois conhecer o problema faz que se possa lidar com ele de modo mais efetivo. Há, no Brasil, livros voltados para portadores e familiares.

O tratamento psicológico de primeira escolha é a terapia cognitivo-comportamental (TCC). A terapia familiar também pode ser indicada em certas situações, por exemplo, quando atitudes dos familiares colaboram para a manutenção dos SOC. O tratamento farmacológico de primeira linha consiste no uso de antidepressivos (AD) serotoninérgicos, como a clomipramina e os inibidores seletivos de recaptura da serotonina (ISRS). Alguns estudos sugerem a superioridade do tratamento combinado sobre a monoterapia com psicoterapia ou medicamentos. Em geral, pacientes com sintomas graves, depressão grave e pior crítica devem receber também medicamentos, ao passo que aqueles com sintomas leves e moderados podem receber inicialmente apenas psicoterapia.

A resposta ao tratamento farmacológico costuma ser lenta e progressiva, devendo-se esperar pelo menos doze semanas para se considerar um paciente não respondedor. Para os casos de TOC resistente ao primeiro tratamento, pode-se substituir o AD inicial, associar TCC (se não tiver sido feita) ou terapia familiar, ou associar um neuroléptico atípico ou a clomipramina ao ISRS. Para os casos extremamente graves e refratários a qualquer tratamento disponível, pode-se considerar a indicação de radiocirurgia. Estudos de longa duração sugerem que o tratamento deve ser mantido por pelo menos dois anos, devendo-se sempre buscar a dose mínima, segura e tolerável dos medicamentos indicados. O acompanhamento desses pacientes é, em geral, muito gratificante, pois são capazes de estabelecer um bom vínculo terapêutico e a melhora clínica costuma possibilitar grandes avanços em termos de QV.

Tratamento psicoterápico

Em casos leves a moderados, a TCC é considerada o tratamento de primeira linha, desde que não haja outras comorbidades que indiquem a necessidade de tratamento medicamentoso, e que o paciente se encontre motivado. A abordagem comportamental mais recomendada baseia-se na exposição prolongada e repetida dos estímulos geradores de ansiedade, com a concomitante prevenção de respostas (rituais). A exposição (*in vivo* ou por imaginação) visa à habituação, isto é, à redução gradual do desconforto diante das situações ansiogênicas, até sua extinção, sem necessidade de recorrer às compulsões. Assim, o paciente é estimulado a fazer o oposto do que costuma: pensar naquilo que evita, e evitar o que sempre fez para se sentir melhor, para que o sofrimento gerado por essa confrontação aos poucos se amenize, até ser eliminado. Cognitivamente, busca-se substituir os pensamentos disfuncionais (como maior estimativa de riscos, responsabilidade, necessidade de controle dos pensamentos e intolerância à incerteza) – importantes na ocorrência e manutenção das compulsões –, por pensamentos mais realísticos e adequados às diferentes situações. As técnicas cognitivas são particularmente úteis em pacientes que não aderem ou não respondem a abordagens comportamentais exclusivas; que apresentam apenas obsessões; que têm pior crítica ou sintomas depressivos graves associados.

A forma individual de TCC é a modalidade cuja eficácia no TOC está mais bem estabelecida e é a mais usada. Entretanto, vários estudos recentes comprovaram semelhante eficácia da terapia de EPR ou TCC em grupo. Esta otimiza o tempo dos profissionais, além de propiciar alívio, pois a participação em grupos de terapia ou de apoio costuma diminuir a vergonha e a culpa pelos SOC, melhorar o repertório relacional, aumentar a autoestima, a esperança, a adesão ao tratamento medicamentoso e a capacidade de enfrentar situações temidas. No entanto, muitos pacientes não aderem ou não seguem as orientações terapêuticas, o que prejudica a resposta. Abordagens alternativas promissoras para esses casos vêm sendo testadas, como o emprego de entrevista motivacional.

Tratamento farmacológico

O tratamento farmacológico de primeira linha para o TOC baseia-se no uso de AD que inibe a recaptura da serotonina, como o tricíclico clomipramina ou os ISRS. A Tabela 10.1 mostra os medicamentos disponíveis no Brasil e respectivas dosagens adotadas, em geral maiores do que as recomendadas para depressão. A clomipramina foi a primeira substância aprovada para o tratamento do TOC. Porém, com o surgimento dos ISRS, deixou de ser considerada de primeira linha, pela maior incidência de efeitos colaterais, como ganho de peso, boca seca, obstipação, sonolência, hipotensão postural, tremores, retenção urinária, redução da libido e atraso ejaculatório ou anorgasmia. Em doses superiores a 150 mg/dia, há o risco de arritmias (a duração do intervalo QT deve ser monitorada) e redução do limiar convulsivo. É contraindicada em pacientes com glaucoma de ângulo fechado e menos segura que os ISRS em caso de superdosagem acidental ou intencional. Portanto, seu uso é recomendado para pacientes que não responderam a dois ISRS em dose máxima (tolerada ou recomendada) por pelo menos doze semanas. O uso endovenoso ou em associação com ISRS pode ser indicado em casos refratários, mas ainda faltam estudos que comprovem a eficácia e a segurança dessas abordagens.

Como todas as comparações diretas entre a clomipramina e os ISRS encontraram eficácia semelhante, a escolha varia de acordo com a disponibilidade e o perfil de efeitos colaterais. A resposta terapêutica independe da presença de depressão associada. Os ISRS são em geral bem tolerados, sendo seus principais efeitos adversos: náusea, cefaleia, insônia ou sonolência, inquietude e, por vezes, sudorese e tremores. A longo prazo pode haver ganho de peso, redução da libido, anorgasmia, osteoporose e, eventualmente, síndrome da secreção inapropriada do hormônio antidiurético e aumento da prolactina. Ainda assim, a relação custo-benefício na maioria dos casos favorece os ISRS. Recentemente, a venlafaxina, um inibidor seletivo de recaptura da serotonina e noradrenalina, também foi apontada como eficaz, em doses entre 75 e 300 mg/dia. Seu uso em doses superiores a 225 mg/dia indica o monitoramento da pressão arterial.

Tabela 10.1

Medicamentos de primeira linha para o tratamento do TOC disponíveis no Brasil e suas dosagens

Substância (classe de antidepressivo)	Dose Min. – Máx. (mg/dia)
Fluoxetina (ISRS)	20-80
Sertralina (ISRS)	50-200
Fluvoxamina (ISRS)	100-300
Paroxetina (ISRS)	20-60
Citalopram (ISRS)	20-60
Escitalopram (ISRS)	10-20
Clomipramina (tricíclico)	75-250

Como superestimam os riscos, os pacientes costumam temer os medicamentos e seus efeitos colaterais, achar que podem ficar dependentes ou perder o controle. Recomenda-se iniciar com doses baixas e aumentar gradualmente, conforme a necessidade e a tolerância de cada paciente. Os benzodiazepínicos não desempenham papel central no tratamento e podem mesmo atrapalhar o processo de habituação nas técnicas comportamentais e causar dependência. Assim, seu uso deve se restringir a casos ou situações excepcionais, e apenas como coadjuvantes.

Em geral a melhora começa a ser percebida após um mês. Se não, recomenda-se aumentar a dose até a máxima recomendada (ou tolerada), por pelo menos oito semanas adicionais. Assim, deve-se aguardar pelo menos doze semanas com a dose máxima de determinado AD, antes de se tentar outro, quando a resposta ao primeiro é parcial. No entanto, se a resposta é nula após seis semanas, recomenda-se trocar para outro ISRS. A ausência de efeitos colaterais pode indicar metabolização rápida e doses maiores podem ser necessárias. Na fase de manutenção, a dose necessária da clomipramina é, em geral, menor do que as doses usadas nas fases iniciais, sem que haja perda dos progressos obtidos. Já a fluoxetina, por ter meia-vida longa, pode passar a ser prescrita em regime não diário, chegando a apenas uma ou duas tomadas por semana. Entretanto, a suspensão dos medicamentos costuma ser seguida de retorno dos sintomas, não imediatamente, mas após alguns meses. As taxas de recaída diminuem quando o paciente também faz TCC.

De qualquer maneira, o tratamento farmacológico é de longo prazo. Uma vez obtida melhora satisfatória no primeiro episódio ou no primeiro tratamento, preconiza-se mantê-lo por pelo menos um ano. Após um ou dois anos de manutenção, a retirada deve ser feita de modo gradual (25% da dose a cada dois meses), para evitar sintomas de descontinuação. Após duas ou mais recaídas graves, recomenda-se manter os medicamentos indefinidamente, assim como em caso de três ou quatro recaídas leves.

Fatores indicativos de resposta

Cada paciente reage aos SOC de acordo com o contexto sociofamiliar, história de vida e características de personalidade, que devem ser sempre manejados de forma individualizada. A autoestima dos pacientes está em geral muito abalada pelos sintomas e por suas repercussões na vida, e o tratamento deve tentar reverter esse quadro. Dificuldades maiores ocorrem quando há diversas comorbidades, falta apoio familiar adequado, ou quando os SOC envolvem ganhos secundários. Nesses casos, nenhuma associação medicamentosa ou abordagem biológica isolada será suficiente, sendo indicada psicoterapia psicodinâmica.

A melhora significativa dos SOC com o tratamento farmacológico de primeira linha ocorre em 50 a 60% dos pacientes e mesmo melhoras parciais costumam acarretar significativa melhora na QV. Pacientes que apresentam pior crítica também podem melhorar apenas com o uso de AD serotoninérgicos, não havendo necessidade de neurolépticos. O tratamento psicoterápico (em média, vinte sessões) ou a associação das duas modalidades de tratamento pode melhorar os resultados, contemplando até 70% dos pacientes. Assim, 30 a 40% deles necessitarão de tratamentos adicionais, como associação de medicamentos, uso de doses mais elevadas, intensificação ou aumento do tempo de terapia. Porém, mesmo aqueles que se beneficiam do tratamento inicial podem não alcançar remissão total dos SOC e necessitar de tratamento adicional.

Para a psicoterapia, os principais fatores preditivos de boa resposta são: ter cônjuge e apresentar motivação e engajamento no tratamento. Os fatores preditivos de resposta inadequada são: presença de obsessões sexuais e religiosas, sintomas de colecionamento, outras comorbidades psiquiátricas, crítica prejudicada, início precoce, curso crônico e maior gravidade de sintomas OC e depressivos. Para o tratamento farmacológico, os principais fatores favoráveis são: sintomas leves e de curta duração, ausência de tiques, presença de depressão secundária, curso episódico, resposta terapêutica inicial completa e história familiar de TOC. Fatores que predizem pior resposta são: início precoce dos SOC, comorbidade com fobia social, transtorno de tiques e certos transtornos da personalidade (obsessiva, esquizotípica, esquizoide, evitativa ou *borderline*), adaptação social inadequada, ser solteiro, história familiar de quaisquer transtornos psiquiátricos, presença de sintomas sexuais ou religiosos, predominância de compulsões e alto grau de acomodação familiar.

Abordagem do TOC resistente aos tratamentos de primeira linha

Caso a resposta seja nula ou mínima usando-se dose máxima recomendada ou tolerada, por pelo menos doze semanas, pode-se substituir o ISRS em uso por outro ISRS, ou trocar pela clomipramina. Se o paciente tiver obtido melhora parcial com o primeiro ISRS, pode-se associar um neuroléptico, típico ou atípico.

Ensaios clínicos randomizados de potencialização medicamentosa foram conduzidos com a clomipramina ou ISRS combinados a neurolépticos, como o haloperidol, a risperidona, a olanzapina e a quetiapina, tendo os dois primeiros evidências mais consistentes de eficácia. Deve-se começar com doses baixas e aumentar gradativamente, quando necessário. As doses máximas empregadas não costumam passar de 5 mg/dia para o haloperidol, 6 mg/dia para a risperidona, 20 mg/dia para olanzapina e 300 mg/dia para a quetiapina. Outros neurolépticos, como a pimozida e a amisulprida, foram avaliados em estudos abertos, sugerindo algum benefício. Quando os ISRS ou a clomipramina são adotados em associação com outras drogas serotonérgicas, pode ocorrer a síndrome serotonérgica, que é potencialmente grave e requer cuidados intensivos. Para o diagnóstico desta, são necessários três dos seguintes sintomas: rebaixamento do nível de consciência, agitação, mioclonias, hiper-reflexia, sudorese, calafrios, tremores grosseiros de extremidade, diarreia, incoordenação e febre.

Em casos graves e incapacitantes ou com comprovada refratariedade a múltiplas intervenções farmacológicas e à TCC, o tratamento cirúrgico pode ser uma opção. Em geral, considera-se refratário o paciente com pouca ou nenhuma melhora após ter se submetido a pelo menos três tratamentos farmacológicos adequados (em termos de dose máxima e tempo de uso) de IRS (sendo um deles a clomipramina), associado a potencializadores de efeito, mais um período mínimo de TCC adequadamente conduzido (em geral, ao menos vinte sessões). Há atualmente sete técnicas cirúrgicas para o TOC, cujo alvo encontra-se num dos pontos do circuito córtico-estriado-tálamo-cortical. As lesões podem ser produzidas por neurocirurgia estereotática (termolesões), com estimulador ligado a um marca-passo cerebral (estimulação encefálica profunda – EPP), ou com raios gama, sem a necessidade de abertura do crânio (radiocirurgia *Gamma Knife*). Atualmente, as modalidades mais empregadas são a capsulotomia anterior (por radiocirugia ou EEP) e a cingulotomia. A eficácia varia de acordo com o desenho do estudo e as técnicas cirúrgicas, mas cerca de 30 a 70% dos pacientes refratários podem se beneficiar com esses tratamentos. Por outro lado, algumas complicações podem ser observadas, como hemorragias no parênquima cerebral, crises convulsivas e infecções no sistema nervoso central (para EEP e neurocirurgias ablativas), ou cistos cerebrais (radiocirurgia). Prejuízo cognitivo, sintomas de exaltação do humor e impulsividade também podem eventualmente ocorrer. O primeiro estudo controlado, randomizado e duplo-cego de radiocirurgia para o tratamento do TOC está sendo feito no Brasil, empregando-se a capsulotomia ventral por raios gama.

CASO CLÍNICO ILUSTRATIVO

G.M.P., 32 anos, separado, sem filhos, católico, 2º grau completo, vendedor, mais novo de quatro irmãos. Refere medo de "pegar" doenças e de contaminar ou prejudicar outras pessoas desde os sete anos de idade. Evitava usar talheres dos outros e relar em produtos no supermercado ou nos colegas de classe, lavava as mãos sempre sete vezes e, ao voltar da escola, quando passava perto de um rio, pensava que podia ter jogado alguém nele e que a polícia viria pegá-lo. Os sintomas melhoraram um pouco na adolescência, mas a partir dos dezoito anos voltaram a piorar. Tem medo de "pegar" Aids e contaminar seus familiares, não toca em objetos sujos ou com manchas vermelhas, pois acha que pode ser sangue, então tem de levá-los para casa para mostrar para sua mãe, para que ela lhe garanta que não é sangue. Evita tocar/cumprimentar os outros e ir a locais com aglomerações (como lanchonetes, boates, estádios de futebol); lava as mãos, passa álcool e toma banhos excessivamente. As obsessões agressivas (fobias de impulso), como o medo de estuprar ou matar alguém sem querer, pioraram. Evita ficar sozinho com crianças e, quando sua mãe sai de casa, chega a lhe pedir que o tranque no quarto, com medo de colocar veneno no filtro de água ou na comida. Refere muitas dúvidas sobre ter ou não ter feito algo condenável (como ter mandado algum e-mail comprometedor, tido relações com prostitutas, matado alguém), precisando verificar todas as suas ações com sua mãe (como voltar ao local de trabalho com ela para ver se a porta foi trancada e se não tem nenhum cadáver lá dentro). Quando fica sabendo de algum crime, pensa que pode ter sido o autor e imagina que será preso, condenado e morrerá na prisão. Apresenta também rituais de ordenação e simetria relacionados com o medo de morte dele ou de seus familiares, rituais de contagem (como somas repetidas) e colecionamento (medo de jogar fora papéis ou objetos, pois estes podem conter alguma "prova" que o incrimine). Evita sair de casa sem a mãe e até para fazer barba ela precisa ficar junto, para lhe garantir que não contaminou a pasta de dentes ou o sabonete com sangue de um eventual corte. Pontuação inicial na escala de Yale-Brown: 32 (máx.: 40). Teve episódios depressivos em 2000, 2002 e 2005, ficando anedônico e hipobúlico a ponto de não sair da cama.

Teve parto normal e bom desenvolvimento, mas repetiu dois anos na escola porque tinha medo de ir, ou mau aproveitamento por causa dos medos e dúvidas. Nunca usou álcool ou drogas. Toca bateria e violão, na adolescência participou de uma banda. A mãe tem 75 anos, o pai faleceu quando ele tinha dezenove anos; tem relacionamento razoável com os irmãos, pois esses o culpam de dar muito trabalho para a mãe. Nega transtornos mentais na família. Teve vários empregos, sempre com muito esforço, por causa das obsessões de contaminação e agressão, dúvidas e comportamentos de esquiva (como não cumprimentar os outros, não tocar em objetos) e rituais de verificação, tendo ficado desempregado várias vezes. Teve quatro namoradas (ocultava delas seus sintomas, por vergonha) e chegou a se casar, mas separou-se menos de um ano depois, pois brigavam quando ele se recusava a sair sem a mãe, por não se sentir "seguro". É diabético, mas não toma os cuidados devidos (dieta, exercícios, medicamentos), apesar de saber da importância disso. Diz: "preocupo-me com o que não preciso e não me preocupo com o que devia". Começou o tratamento em 1999, tomou vários ISRS (fluvoxamina – até 300 mg/dia, sertralina – até 200 mg/dia, fluoxetina – até 60 mg/dia), por vezes em associação com neurolépticos atípicos (como risperidona – 2 mg/dia) e atualmente toma clomipramina – 150 mg/dia e faz acompanhamento em grupo psicoterápico quinzenal, de orientação cognitivo-comportamental. Apresenta melhora apenas parcial dos SOC, que ainda incomodam e interferem bastante em seu dia a dia (pontuação na escala de Yale Brown: 20). Numa das consultas, trouxe o seguinte texto:

> Viver com TOC é viver em função do medo, da insegurança, da culpa e da renúncia de tentar ser feliz. Tenho consciência de que luto contra um inimigo oculto, que não faz parte do mundo em que estou, mas sim do meu universo interior. Sinto-me como um pássaro que esqueceu o que é voar.

REFERÊNCIAS BIBLIOGRÁFICAS

American Psychiatric Association (APA). Practice guideline for the treatment of patients with obsessive-compulsive disorder. Arlington, VA: American Psychiatric Association, 2007. Available online at http://www.psychiatryonline.com

Fineberg N, Saxena S, Zohar J, Craig KJ. Obsessive-compulsive disorder: boundary issues. CNS Spectrums 12 (5):359-75, 2007.

Fullana MA, Mataix-Cols D, Caspi A, Harrington H, Grisham JR, Moffitt TE et al. Obsessions and compulsions in the community: prevalence, interference, help-seeking, developmental stability, and co-occurring psychiatric conditions. American Journal of Psychiatry 166: 329-36, 2009.

Lochner C, Stein DJ. Heterogeneity of obsessive-compulsive-disorder: a literature review. Harvard Review of Psychiatry 11 (3): 113-32, 2003.

Mataix-Cols D. Deconstructing obsessive-compulsive disorder: a multidimensional perspective. Current Opinion in Psychiatry 19: 84-9, 2006.

11

Transtornos relacionados ao estresse

Marcelo Feijó de Mello
Mary Sau Ling Yeh
Jair Barbosa Neto

O grupo de quadros psiquiátricos transtornos relacionados ao estresse se caracteriza por ser desencadeado por situações, agudas ou crônicas, que colocam em risco a integridade física e/ou psicológica do indivíduo, levando a uma reação diante desta. Difere assim dos demais quadros psiquiátricos descritos em seus sintomas e assim identificados, independentemente de um fator desencadeante.

Diante desses eventos ocorre uma reação biológica de defesa, desencadeando uma série de modificações no organismo, que se prepara para uma reação de fuga-luta ou de congelamento (*freezing*). Tal reação é comum a todas os tipos de agressão, sejam externas, como diante de um predador, sejam internas, como as provocadas por micro-organismos patogênicos. Hans Selye foi o primeiro a estudar e descrever essa reação, que a nomeou reação ao estresse. Selye cunhou o termo agente estressor para denominar o agente que provoca o estresse.

Na psiquiatria interessa-nos as situações que põem em risco a integridade do indivíduo, levando o organismo a essa reação ao estresse. As classificações oficiais atuais categorizam esses quadros de diferentes maneiras. A 10ª edição da *Classificação Internacional das Doenças* (*CID-10*), da Organização Mundial da Saúde (OMS), descreve esses quadros (F43) como devidos a estresse grave, causados por eventos de vida excepcionalmente estressantes. Essa definição insere um juízo de valor na avaliação do evento estressante. Porém, podemos perguntar: quais seriam os casos considerados graves? A avaliação individual da gravidade pode variar muito de pessoa a pessoa, assim como de cultura para cultura. A *CID-10* também coloca a questão da excepcionalidade, restringindo os eventos a situações incomuns ou raras, o que de fato, não são, já que os estudos epidemiológicos mostram prevalências assustadoras de eventos estressantes (violentos) nas formas de abusos (físicos, sexual, psicológico) e também de violências sociais na forma de assaltos, homicídios, sequestros e acidentes de trânsito com vítimas.

A 4ª edição do *Manual de Diagnósticos da Associação Americana de Psiquiatria* (*DSM-IV*), também descreve quadros desencadeados pela exposição a um estressor extremo traumático, envolvendo a experiência pessoal direta de um evento real ou ameaçador que envolve morte, sério ferimento ou outra ameaça à própria integridade física; ter testemunhado um evento que envolve morte, ferimentos ou ameaça à integridade física de outra pessoa, ou o conhecimento sobre morte violenta ou inesperada, ferimento sério ou ameaça de morte ou ferimento experimentados por um membro da família ou outra pessoa em estreita associação com o indivíduo. Introduz-se aqui o termo trauma, palavra que pode ter dois sentidos, sendo o sentido habitualmente mais usado o de ferida (origem grega), assim o estressor extremo traumático seria aquele muito intenso (novamente o conceito subjetivo de gravidade) que provoca dano. Contudo, é interessante lembrar que a palavra trauma também tem em sua origem indoeuropeia outro sentido: o oposto que é de suplantar.

É notável que o *DSM-IV* restrinja os eventos traumáticos no diagnóstico de TEPT aos que produziram riscos à integridade física, mas negligencie os eventos traumáticos que colocam em risco a integridade psicológica. Sabemos que esses eventos também são poderosos em sua capacidade de desestruturação psicológica de um indivíduo, na forma de submissões, ameaças, negligências e abandonos. Com certeza essa particularização do risco à integridade física pode ter sido influenciada pelos casos de TEPT em combatentes, que pressionaram para a proposta inicial da criação desse quadro diagnóstico na 3ª edição do *DSM* em 1980. O *DSM-IV* evoluiu ao não mais considerar situações excepcionais como eventos desencadeantes do quadro, incorporando os achados dos estudos epidemiológicos sobre a prevalência da violência.

O *DSM-IV* introduziu o critério A2 (o evento traumático seria o A1), da resposta imediata do indivíduo diante do estresse de medo, impotência ou horror, criando uma noção de reação psicológica particular perante o evento. O que pode ser complicado em alguns casos quando a reação peritraumática é de dissociação psíquica, acompanhada ou não de imobilidade tônica, quando aparentemente não há a sensação de medo, e muitas vezes o evento é totalmente apagado da memória do indivíduo devido a essa amnésia traumática.

Achamos importante a apresentação das definições do que seria violência, trauma, catástrofe, desastre e barbárie na compreensão clínica desses casos já que as definições oficiais usam definições tautológicas de estresse e trauma: evento traumático (ou estressante) seria aquele que produz trauma (ou estresse). Os quadros psiquiátricos relacionados ao estresse seriam os transtornos de estresse agudo ou pós-traumático. Esses se desenvolvem quando o indivíduo passa por situação(ões) em que sua integridade física e/ou psicológica é ameaçada, levando a uma resposta do organismo. Mas essa resposta é insuficiente para fazer que o indivíduo supere essa vivência, que não é elaborada, mantendo-o em um estado psicopatológico associado a todos os seus correspondentes biológicos, caracterizando os quadros citados.

Quanto mais desorganizadora a situação traumática, maior a chance desta em levar uma reação patológica; grandes catástrofes e desastres teriam esse potencial em certos indivíduos pela destruição dos alicerces sociais e das estruturas básicas da sobrevivência deste, como de seu abrigo, ou de seus meios de subsistência. Contudo, epidemiologicamente, o risco relativo de desenvolver a patologia é bem menor que em situações interpessoais, como violências sexuais, em geral perpetradas por pessoas próximas, quando não por parentes de primeiro grau, ou situações como sequestros acompanhados de brutalidade e outros abusos, que não só os físicos como também sexuais e psicológicos. Introduzimos, em nossa clínica, a noção de atos bárbaros, aqueles que não se inserem na essência do humano, que não correspondem à cultura onde esse ocorre.

Acreditamos que os quadros relacionados ao estresse, na noção de violência intencionalmente inflingida ou causada por importantes desastres ou catástrofes, ocorrem em indivíduos que são ou estão mais suscetíveis de adoecer ao vivenciar esses eventos. O adoecimento seria decorrência de uma incapacidade de elaborar o evento traumático. Sendo essa incapacidade complexa e devida a uma série de fatores biológicos, psicológicos e sociais.

TRANSTORNO DE ESTRESSE PÓS-TRAUMÁTICO

Diagnóstico

Quando da introdução do diagnóstico de TEPT, há trinta anos, houve forte resistência, e ainda hoje podemos ouvir críticas em alguns setores mais militantes da saúde do Brasil. O principal argumento é de que toda essa reação diante de um evento traumático seria uma resposta normal do psiquismo, assim não haveria sentido medicalizá-lo e tratá-lo Contudo, há argumentos sólidos que refutam essa posição.

Em primeiro lugar, estudos epidemiológicos verificaram que os eventos traumáticos são experiências extremamente comuns, e que o TEPT não seria simplesmente uma resposta anormal ao estresse, pois só uma minoria desenvolveria esse quadro patológico. Embora experiências mais violentas e desestruturantes, como dissemos anteriormente, tenham maior potencial para desenvolver o TEPT, a maior parte dos casos está associada a eventos relativamente comuns do cotidiano. Os sintomas de TEPT logo após um evento são comuns, mas, na maioria das vezes, se resolvem no período de um mês, não podendo ser caracterizados como patológicos (exceto se houver critérios para transtorno de estresse agudo). Há vários fatores de risco para o desenvolvimento do TEPT, como uma pré-exposição a traumas (como aqueles durante a infância). Os estudos nas últimas décadas demonstraram a presença de uma gama de anormalidades, incluindo alterações em neurocircuitos e neuroquímica, alterações cognitivas e afetivas associadas ao TEPT, sendo que muitas dessas podem ser revertidas com os tratamentos adequados, incluindo-se aqui os fármacos.

Outro ponto questionado é o de que não deveríamos interferir com processos fisiológicos de defesa do organismo, que foram, durante os milhões de anos da evolução de nosso organismo, criados para responder a agressões, como as respostas inflamatórias, febris, incluindo a produção de anticorpos quando de uma infecção causada por um micro-organismo patogênico. Essas infecções são mais graves dependendo não só da capacidade de reação do hospedeiro como também da capacidade patogênica do organismo. Podemos adotar o mesmo raciocínio nos casos de reação diante de um evento traumático.

Nossas defesas superam os micro-organismos diariamente, porém em algumas situações, devido à potência do(s) patógeno(s) e/ou da fraqueza do organismo, essa reação não impede que se iniciem os sintomas de um quadro patológico com suas características peculiares, que levarão ao correto diagnóstico. Toda a medicina se baseia nesse modelo, que permite o desenvolvimento de estratégias preventivas (vacinas, saneamento, pré-natal, puericultura, exames médicos periódicos, medicações e suplementos), curativas (medicamentos, intervenções cirúrgicas) e reparadoras (reabilitação). Não há dúvida de que o modelo é eficaz, quando se comparam dados de mortalidade, expectativa de vida e qualidade de vida proporcionados por esses conhecimentos da medicina. Apesar de haver vozes críticas, é impossível não tratar uma febre de 40 ou mais graus com antipiréticos, ou usar antibiótico em quadros infecciosos bacterianos, ou mesmo recorrer à vacinação. Pode-se dizer a mesma coisa no caso das reações patológicas diante do estresse.

Ainda com relação ao questionamento de se o tratamento com fármacos nos casos de TEPT seria apropriado, atualmente há amplas evidências, na forma de ensaios clínicos randomizados e duplo-cegos e meta-análises, que avaliam psicofármacos no tratamento do TEPT. Dessa forma podemos afirmar que o conceito de TEPT tem sido amplamente ratificado e de grande utilidade na prática clínica com benefícios aos pacientes.

O diagnóstico de TEPT é feito pela presença de determinado número de sintomas psicopatológicos de três grupos: 1) revivência; 2) evitação ou anestesiamento afetivo; e 3) hipervigilância, após um período de 30 (trinta) dias da ocorrência de um (ou mais) evento(s) traumático(s) (critério A1 – com as características descritas acima) e da presença de uma reação imediata de horror ou desespero (critério A2).

Os sintomas podem ter início logo após o evento traumático, porém o diagnóstico só poderá ser feito se eles permanecerem após esses trinta dias, ou ainda se tiverem início após esse período. Em alguns casos o aparecimento da sintomatologia pode ocorrer meses ou até mesmo anos após o evento traumático, sendo que às vezes após um evento aparentemente banal, ao passo que logo após o evento realmente traumático, a reação foi espantosamente sem turbulências emocionais, denotando talvez o início de uma desadaptação com uma reação dissociativa peritraumática possível.

O paciente com TEPT apresenta sintomas chamados revivências, nos quais o evento traumático é revivido, seja mediante pensamentos, imagens, pesadelos traumáticos ou *flashbacks*. A revivência ocorre contra a vontade do paciente. Os pensamentos são intrusivos e acompanhados de intensa emoção, com sentimentos de desprazer e sofrimento. Essas podem ser desencadeadas por alguns estímulos que podem funcionar como gatilhos. Em geral, tais gatilhos estão de alguma forma associados ao evento traumático, como um som (por exemplo, de um helicóptero em um combatente), um local semelhante, como um cruzamento escuro ou um semáforo (quando de um assalto à mão armada neste local). Muitas vezes nem mesmo a presença do estímulo verdadeiro seria necessária; apenas a menção dele em conversas ou em filmes, noticiários, seria suficiente para desencadear a revivência.

Alguns pacientes podem, nessas revivências, ter uma descarga de ansiedade tão intensa que ocorre uma dissociação psíquica, a qual pode se manifestar associada a uma desorientação têmporo-espacial. O paciente passa a perceber o ambiente como se esse fosse o mesmo local e o mesmo tempo em que ocorreu o(s) seu(s) trauma(s), com isso, neste estado alterado de consciências passa a agir como se tudo estivesse acontecendo novamente. Esses estados de dissociação são conhecidos pela sua nomenclatura em inglês como *flashbacks*.

As revivências também podem ocorrer na forma de pesadelos aterrorizantes, fazendo que o paciente desperte e, por alguns minutos, acredite que o evento está ocorrendo novamente.

Todas essas revivências causam tamanho sofrimento aos pacientes que os levam a evitar uma série de situações que acreditam serem gatilhos ou potenciais geradores de revivências. As evitações fazem parte de um agrupamento de sintomas, que leva a uma importante disfunção nos pacientes portadores de TEPT. Muitos deles não conseguem mais sair de casa sozinhos, abandonam seus estudos ou trabalho, e as famílias se tornam disfuncionais, quando não entram em dissolução.

Nesse mesmo agrupamento de sintomas há aqueles aparentemente não relacionados: são os sintomas de anestesiamento afetivo, nos quais os pacientes se queixam de não conseguir mais sentir ou expressar seus sentimentos com relação a pessoas queridas, ou de não conseguir também se emocionar ou chorar; assim acabam se afastando dos entes queridos ou de atividades que antes eram apreciadas, têm uma sensação de abreviação do futuro. Tais sintomas estão relacionados a uma dissociação ideoafetiva que provavelmente existe como mecanismo de adaptação (patológica) diante de memórias traumáticas. Em suas formas mais intensas levam à amnésia dos fatos traumáticos, o paciente se sente incapaz de recordar os eventos traumáticos; embora saibam que algo muito ruim ocorreu, essa incapacidade de recordar lhe é muito sofrida e angustiante.

Por fim os pacientes com TEPT são indivíduos permanentemente em alerta, como se estivessem prestes a ser novamente atacados, ou sofrer novos traumas; os sintomas relacionados a essa característica são do agrupamento da hipervigilância ou da hiperativação: hipervigilância, sobressaltos por estímulos, ansiedade, irritabilidade, insônia e alterações neurovegetativas.

O TEPT tem alguns especificadores: agudo, quando a duração dos sintomas é inferior a três meses, e crônico, se a duração dos sintomas é superior a três meses ou mais. O TEPT com início tardio é aquele em que o início dos sintomas ocorre pelo menos seis meses após o estressor.

Uma vez instalado, o TEPT raramente tem remissão espontânea; alguns pacientes apresentam os sintomas por décadas após o evento traumático, o que acarreta grande prejuízo na vida deles. Os pacientes portadores de TEPT crônico podem ter diminuição da exuberância dos sintomas após um período inicial, principalmente pelas várias evitações, o que leva a um isolamento com diminuição das revivências e da hipervigilância, mas causando grande prejuízo das relações afetivas e sociais. São pessoas que se isolam, desconfiam dos outros, têm dificuldades de expressar seus sentimentos e afetos, fatores importantes para serem tratados em intervenções psicoterapêuticas e educacionais.

Muitos dos nossos pacientes com TEPT acabam por nos procurar anos após o início da sintomatologia, e entre eles o número de desempregados, licenciados e aposentados por invalidez é considerável. Além dessa questão laborativa, também vemos com frequência lares desfeitos, sem o estabelecimento de outras relações afetivas substitutivas em razão da sintomatologia pós-evento traumático.

A presença de comorbidades é a regra nos casos de TEPT: mais de 60% dos casos apresentam transtorno depressivo maior, sendo que na maioria o início dos sintomas ocorre após o evento traumático. Em nossos casos também encontramos que 25% dos pacientes abusam ou apresentam dependência de álcool, e, em menor número, de substâncias ilícitas, como a maconha (acreditamos que um número maior desses pacientes com essa comorbidade acabe procurando serviços especializados em dependência química). Os quadros de ansiedade, como transtorno de ansiedade generalizada e de pânico, também são frequentes. Esses quadros são mais graves, devendo ser tratados com rigor na busca de sua remissão e da restituição do funcionamento do paciente.

Tratamento do TEPT

Os achados neurobiológicos do TEPT sugerem desregulação de múltiplos sistemas neurotransmissores, incluindo a norepinefrina, a serotonina e o glutamato, e o envolvimento do eixo hipotálamo-pituitária-adrenal (HPA) na fisiopatologia dessa doença.

Apesar dos significativos avanços no tratamento do TEPT, cerca de um terço dos pacientes ainda apresenta sintomas após mais de dez anos do evento traumático.

Além disso, como o TEPT está frequentemente associado a outros transtornos psiquiátricos, como transtornos de humor, transtornos de ansiedade e abuso ou dependência de álcool e substâncias psicoativas, seu tratamento é mais complexo e difícil.

O tratamento deve visar não apenas à redução dos sintomas principais do TEPT e suas comorbidades, mas também à melhora do funcionamento e da qualidade de vida do paciente. A psicoterapia e a farmacoterapia são os dois principais tipos de tratamentos preconizados no TEPT.

Psicoterapia

A psicoterapia mais bem estudada e cientificamente avaliada como efetiva no tratamento do TEPT, por numerosos estudos clínicos randomizados e controlados, são as terapias cognitivo-comportamentais (TCC), sobretudo as terapias de exposição. O National Institute for Clinical Excellence (NICE) do Reino Unido recomenda a terapia cognitivo-comportamental focada no trauma como primeira escolha no tratamento de TEPT em adultos, e recente parecer do Institute of Medicine (IOM) concluiu que a terapia de exposição é o único tratamento com suficientes evidências empíricas de eficácia. As TCC incluem: exposição prolongada, terapia cognitiva e dessensibilização e reprocessamento pelos movimentos oculares (EMDR).

Na revisão sistemática de Cochrane, Bisson e Andrew, eles avaliaram a eficácia de cinco categorias de intervenções terapêuticas: terapia cognitivo-comportamental focada no trauma; terapia de exposição; terapia de manejo do estresse; terapia cognitivo-comportamental de grupo; e terapia de dessensibiliação e reprocessamento pelos movimento oculares (EMDR) e outras terapias (terapia de suporte, aconselhamento, terapia psicodinâmica e hipnoterapia). Os autores analisaram 33 estudos e concluíram que a TCC individual e de grupo, terapia de manejo do estresse e EMDR eram mais efetivos nos tratamentos psicoterápicos do TEPT.

Farmacoterapia

Antidepressivos

Inibidores Seletivos de Recaptação de Serotonina (ISRS)

Os ISRS são considerados tratamento farmacológico de primeira escolha no TEPT. Meta-análises e estudos controlados com os ISRS têm apresentado evidências clínicas de sua eficácia. Em meta-análise do sistema Cochrane, foram avaliados 35 ensaios clínicos. Em 17, houve redução significativa da gravidade dos sintomas de TEPT entre os pacientes que receberam ISRS em comparação aos pacientes que receberam placebo. Entre os ISRS, a sertralina e a paroxetina são as drogas que têm maior número de estudos controlados no tratamento do TEPT e, embora sejam os únicos ISRS aprovados pela agência regulatória dos medicamentos norte-americana, a Food and Drug Administration (FDA) para o tratamento do TEPT, outros fármacos, como a fluoxetina, o citalopram, o escitalopram e a fluvoxamina, também são adotados.

Os pacientes se beneficiam dos ISRS não apenas no tratamento do TEPT mas também no tratamento das comorbidades, como transtornos depressivos e ansiosos. Além disso, os ISRS são bem tolerados e relativamente seguros quanto ao risco de overdose. Os ISRS devem ser iniciados em baixas dosagens com ajustes gradativos para evitar possível efeito ansiogênico no início do tratamento, em especial em pacientes com acentuados sintomas de ansiedade. Recomenda-se a manutenção do tratamento do TEPT agudo por seis a doze meses e do TEPT crônico por doze a 24 meses.

Outros Agentes Antidepressivos

Os antidepressivos tricíclicos, cuja ação ocorre pelo bloqueio da bomba de recaptação da noradrenalina e da serotonina, foram os primeiros antidepressivos usados no tratamento do TEPT. Diversos estudos abertos e alguns ensaios clínicos controlados avaliaram a eficácia desses antidepressivos nos sintomas do TEPT, incluindo a imipramina, a amitriptilina e a desipramina, e os resultados obtidos são inconsistentes e a maioria deles sugere eficácia modesta. Além disso, o potencial de toxicidade e efeitos adversos dos tricíclicos devido ao bloqueio dos receptores $\alpha 2$ noradrenérgicos, muscarínicos e histamínicos causam baixa tolerabilidade desses antidepressivos no tratamento do TEPT.

As drogas inibidoras da monoaminoxidase (IMAOs) aumentam as concentrações das aminas nas terminações sinápticas pela inibição da enzima monoaminoxidase. Diversos estudos abertos e relatos de casos foram publicados avaliando a eficácia dos IMAOs, como a fenelzina, a brofaromina e a moclobemida. No entanto, há poucos estudos controlados e esses têm sido inconsistentes nos resultados.

Apesar da maioria dos estudos com tricíclicos e IMAOs terem sido conduzidos com veteranos de guerra, limitando sua generalização, esses fármacos podem ser uma alternativa no tratamento do TEPT.

Outras drogas antidepressivas que atuam, por diferentes mecanismos de ação, nos sistemas serotoninérgicos e noradrenérgicos, também são usadas no tratamento do TEPT. A mirtazapina é um antidepressivo que aumenta a transmissão tanto serotoninérgica quanto noradrenérgica através de dois mecanismos: bloqueio do autorreceptor α_2 e antagonismo pós-sináptico 5-HT_2 e 5-HT_3; ao passo que a trazodona apresenta ação serotoninérgica, pela inibição da recaptação da serotonina e bloqueio dos receptores 5-HT_2, e ação noradrenérgica pelo bloqueio α1-noradrenérgico. Tanto a trazodona quanto a mirtazapina têm propriedades sedativas que podem ser úteis no tratamento da insônia nos pacientes com TEPT.

Anticonvulsivantes

Os anticonvulsivantes são indicados no tratamento do transtorno de humor bipolar e síndromes epilépticas, e também foram testados como alternativa terapêutica no TEPT devido a seu efeito antikindling e ação neuromodulatória dos aminoácidos GABA e do glutamato.

Baseado no fenômeno kindling, foi proposto que o desenvolvimento do TEPT ocorreria após a exposição a eventos de vida traumáticos, em que estruturas límbicas se tornariam sensibilizadas pela estimulação exagerada dos neurônios noradrenérgicos do *locus ceruleus*, produzindo respostas exageradas de medo, instabilidade do humor e agressividade.

Estudos da fisiopatologia desse transtorno sugerem que sistemas neuromodulatórios gabaérgicos e glutamatérgicos estão envolvidos na regulação das respostas de ansiedade e medo. Os anticonvulsivantes aumentariam a atividade do GABA e inibiriam a atividade do glutamato.

Ensaios clínicos com carbamazepina, ácido valproico, gabapentina, lamotrigina, fenitoína e topiramato têm apresentado resultados que sugerem eficácia desses fármacos no tratamento do TEPT.

Agentes antiadrenérgicos

As drogas antiadrenérgicas foram propostas como alternativas de tratamento em decorrência das alterações do sistema noradrenérgico no TEPT, em que níveis elevados constantes da atividade adrenérgica causaria consolidação exagerada das memórias traumáticas.

Inicialmente, propôs-se que a administração de antagonistas beta-adrenérgicos no período peritraumático poderia bloquear a consolidação de memórias traumáticas e, portanto, prevenir o desenvolvimento do TEPT. No entanto, ensaios clínicos controlados têm apresentado resultados conflitantes. O mais recente desses, feito com pacientes com trauma físico, medicados com propranolol, nas primeiras 48 horas de lesão física, não encontrou diferença significativa entre os grupos quanto ao desenvolvimento do TEPT após quatro meses de seguimento clinico (Stein e cols. 2007).

Estudos com a clonidina, um anti-hipertensivo agonista α-2 adrenérgico, demonstraram que ela parece ser efetiva nos sintomas do TEPT, mas faltam estudos controlados.

Resultados promissores têm sido observados com o prazosin, antagonista alfa-adrenérgico, sobretudo como adjuvante no tratamento com ISRS. Estudos controlados têm demonstrado que o prazosin é efetivo na melhora dos distúrbios do sono e dos pesadelos relacionados ao evento traumático, assim como dos outros sintomas do TEPT.

Benzodiazepínicos

Os benzodiazepínicos atuam nos receptores $GABA_A$, aumentando a atividade inibitória do sistema ácido γ-aminobutírico (GABA). Essa classe de medicação é frequentemente usada na prática clínica para reduzir os sintomas de ansiedade e melhora do sono; no entanto, estudos clínicos não demonstraram eficácia desses fármacos nos sintomas principais do TEPT nem na prevenção do desenvolvimento do transtorno. Ao contrário, alguns estudos sugerem que os benzodiazepínicos podem contribuir para o desenvolvimento ou a cronificação dos sintomas do TEPT (Gelpin et al. 1996; Mellman et al. 2002).

Além disso, a alta comorbidade do TEPT com alcoolismo e abuso de drogas requer cautela na prescrição de benzodiazepínicos devido ao risco de dependência química e prejuízo cognitivo.

Antipsicóticos atípicos

Uma disfunção dopaminérgica tem sido associada aos sintomas psicóticos e também pode estar envolvida com o desenvolvimento dos sintomas de hipervigilância e irritabilidade do TEPT. Estudos preliminares com antipsicóticos de segunda geração, como olanzapina, quetiapina, risperidona e ziprasidona, sugerem potencial terapêutico nos casos de TEPT com sintomas psicóticos. O uso dessas medicações pode também ser benéfica como terapêutica adjuvante para aqueles pacientes que não respondem aos ISRS, em especial quando há sintomas associados de agressividade, agitação, hipervigilância, distúrbios do sono, impulsividade, proeminência de memórias intrusivas e *flashbacks*. Apesar dos resultados positivos dos estudos abertos com antipsicóticos, são necessários estudos controlados para determinar sua eficácia no tratamento do TEPT.

TRANSTORNO DE ESTRESSE AGUDO

Diagnóstico

O Transtorno do Estresse Agudo (TEA) caracteriza-se, assim como o TEPT, por uma resposta disfuncional a um estressor extremo (critério A do *DSM-IV TR*); no entanto, o TEA apresenta três diferenças fundamentais: a primeira é temporal pois, para se diagnosticar TEA, o trauma deve ter ocorrido há no máximo um mês e os sintomas devem durar pelo menos dois dias; se os sintomas de TEA perdurarem por mais de trinta dias, então o diagnóstico deve ser mudado para TEPT.

A segunda diferença está na obrigatoriedade da presença de pelo menos três sintomas dissociativos (sentimento de distanciamento; ausência de resposta emocional; redução da consciência em relação às coisas que o rodeiam; desrealização; despersonalização; amnésia dissociativa) que podem ser observados tanto na hora em que ocorreu o trauma quanto a qualquer momento após o trauma. Os sintomas dissociativos também podem ocorrer no TEPT, porém não são obrigatórios para seu diagnóstico.

A terceira diferença está nos critérios sintomáticos menos rígidos da tríade sintomática – intrusão, evitação e hipervigilância –, sendo necessário apenas um sintoma de cada *cluster* para que o diagnóstico seja feito; já no TEPT são necessários três ou mais sintomas de evitação, dois ou mais de hipervigilância e apenas um sintoma de intrusão.

O diagnóstico de TEPT surgiu no *DSM-III*, época em que o diagnóstico de TEA não existia. Como o diagnóstico de TEPT só é firmado quando os sintomas duram pelo menos um mês, pelo *DSM-III* aquelas pessoas que desenvolvem sintomas logo após o trauma não seriam consideradas doentes; para sanar esse problema o TEA foi incluído no *DSM-IV* em 1994 com dois propósitos: descrever uma reação aguda ao estresse que ocorreu muito cedo para ser descrita como TEPT e para identificar pessoas na fase aguda que não estão experimentando uma reação transitória ao estresse, mas desenvolveram respostas que serão precursoras do TEPT, ou seja, as duas doenças são praticamente a mesma, mudando apenas alguns critérios diagnósticos e a questão temporal.

A prevalência de TEA em toda a vida é incerta; ele é diagnosticado em 10 a 20% da população que sofreu um trauma recente. A maioria das pessoas com TEA desenvolverá TEPT e muitas desenvolvem TEPT sem ter TEA.

Harvey e Bryant encontraram em um estudo que entre 92 pessoas que sofreram acidente com veículo motorizado, 13% foram diagnosticadas com TEA, 21% foram diagnosticadas com TEA subclínico e 78% com TEA evoluíram para TEPT após seis meses. Os autores definem TEA subclínico como aquele que preenche critérios diagnósticos para todos menos um *cluster* de sintomas de TEA.

Uma avaliação da mesma amostra após dois anos do trauma mostrou que 63% das pessoas que tinham TEA, 70% das que tinham TEA subsindrômico e 13% das que não preencheram critério para TEA foram diagnosticadas com TEPT. Esses achados indicam a importância de considerar múltiplas vias do desenvolvimento do TEPT. Nesse estudo, os autores encontraram também que distúrbios do sono são fatores de risco para o desenvolvimento de TEPT. Relatos subjetivos de insônia e pesadelos um mês após o acidente de veículo motorizado foi capaz de predizer o desenvolvimento de TEPT seis meses mais tarde.

Uma pessoa que foi exposta a um estressor e desenvolveu sintomas que não preenchem critérios para TEA pode ser diagnosticada com transtorno de ajustamento; neste o trauma não é necessariamente tão intenso e os sintomas ocorrem dentro de três meses após o início do estressor, os sintomas decorrentes do trauma causam sofrimento significativo e prejuízo funcional e podem ser de diversos subtipos (humor depressivo, ansiedade, misto de ansiedade e depressão, perturbação da conduta, perturbação mista das emoções e conduta inespecífica).

O diagnóstico diferencial do TEA deve ser feito com:

- transtorno mental devido à condição médica geral;
- transtorno induzido por substâncias;
- exacerbação de um transtorno mental preexistente;
- simulação;
- TEPT;
- transtorno de ajustamento;
- encefalopatia após traumatismo crânio-encefálico;
- transtorno psicótico breve; e
- transtorno delirante persistente.

Tratamento

O tratamento do TEA pode ter dois objetivos principais: prevenção secundária do TEPT, já que os sintomas de TEA são preditivos de TEPT, e prevenção primária de TEPT, que seria a eliminação do trauma. O outro objetivo é o tratamento dos sintomas de TEA.

Na abordagem daquela pessoa que sofreu um trauma intenso é importante ter o cuidado para não colocá-la no lugar de vítima; devemos confiar em sua capacidade de recuperação e estimular que ela também confie, ajudando-a a procurar maneiras saudáveis de lidar com o trauma, procurando ajuda na comunidade, no sistema de saúde local, nas pessoas que lhe são próximas, aumentando o entendimento do paciente sobre as estratégias de lidar ativamente com os efeitos psicossociais da exposição ao evento traumático, como ferimentos, perda do emprego ou perda de pessoas amadas. Outros objetivos adicionais do tratamento psiquiátrico envolvem educação a respeito do TEA, aumentando a adesão, avaliar e manejar a saúde física e os prejuízos funcionais e coordenar o cuidado para incluir a colaboração com outros clínicos quando necessário.

Na grande maioria das vezes não será necessária intervenção médica ou psicoterapêutica. Os casos mais graves e incapacitantes, no entanto, devem ser considerados para o tratamento.

O estabelecimento de uma aliança terapêutica com o paciente, promovendo a avaliação de seu estado psiquiátrico, de seu nível de funcionamento e sua segurança, incluindo o risco de novo trauma, de suicídio e o potencial de machucar outras pessoas deve ser avaliado constantemente pelos profissionais assistentes, sendo indicada a internação em hospital psiquiátrico, quando necessário.

Pacientes avaliados dentro de horas ou dias após um trauma agudo podem se apresentar com sintomas psicológicos e emocionais que os sobrecarregam (como insônia, agitação, dor emocional, dissociação). Poucas evidências de ensaios clínicos relacionados ao tratamento de forma geral estão disponíveis para o TEA, pois desenhos randomizados são difíceis de ser implementados; no entanto, a experiência clínica sugere que esses indivíduos traumatizados podem se beneficiar de intervenções psicoterapêuticas suportivas e intervenções psicoeducativas.

Alguns tratamentos medicamentosos profiláticos de TEPT:

1) a hidrocortisona EV para pessoas em UTI com choque séptico e cirurgia cardíaca preveniu sintomas de TEPT;
2) a administração de propranolol reduziu o surgimento de sintomatologia pós-traumática e hiperatividade fisiológica às lembranças do trauma, mas não o surgimento de TEPT; e
3) a administração precoce de benzodiazepínicos após o trauma pode estar associada o a um desfecho desfavorável.

Algumas intervenções psicoterapêuticas profiláticas de TEPT:

1) o TCC pode ser eficaz para prevenir TEPT administrada brevemente e duas a três semanas após o trauma;
2) psicoeducação e intervenção de suporte precoce podem ajudar a pessoa a identificar quando necessita de ajuda; e
3) encorajar a pessoa a confiar em suas forças, em suas redes de ajuda e em seu próprio julgamento pode reduzir a necessidade de intervenção futura.

Tratamento farmacológico do TEA

A escolha da medicação para os pacientes com TEA inclui considerações de idade, sexo, presença de doenças médicas ou psiquiátricas comórbidas e propensão para a agressividade ou o comportamento autoagressivo. Outros fatores que influenciam a escolha do tratamento incluem a gravidade e os padrões dos sintomas, a presença de sintomas particularmente estressantes, o desenvolvimento de questões interpessoais ou familiares ou ocupacionais ou problemas relacionados ao trabalho, vulnerabilidades preexistentes ou de desenvolvimento, incluindo exposição anterior a traumas, e as preferências do paciente.

Não há evidências que sustentem o tratamento especifico farmacológico para a prevenção de TEA nem TEPT em indivíduos sob risco.

Há poucos estudos de intervenções farmacológicas, mas os inibidores seletivos de recaptação de serotonina (ISRS) e de outros antidepressivos representam uma intervenção clínica razoável que é sustentada por achados limitados no TEA.

Os benzodiazepínicos podem ser úteis em reduzir a ansiedade e melhorar o sono. Embora sua eficácia em tratar os sintomas nucleares do TEPT não tenha se estabelecido, são frequentemente usados em pessoas expostas ao trauma e em pacientes com TEPT. No entanto, as observações clínicas incluem a possibilidade de dependência, aumento da incidência de TEPT após o tratamento precoce com essas medicações ou piora dos sintomas de TEPT após a retirada dessas medicações. Portanto, os benzodiazepínicos não são recomendados como monoterapia no TEPT. Há relatos de casos de melhora do TEA com antipsicóticos de segunda geração (risperidona).

Primeira linha do tratamento medicamentoso do TEA: ISRS ou risperidona. Segunda linha: tricíclicos ou novos antidepressivos; no caso de falha destes, os antipsicóticos atípicos podem ser tentados.

A medicação deverá ser introduzida quando ajudaria o paciente a atingir uma estabilização necessária para a realização da terapia, ou quando o paciente:

- não pretende fazer terapia;
- não apresentou benefícios significativos com a terapia; e
- apresenta altos níveis de sintomas dissociativos que provavelmente seriam exacerbados pela terapia.

Tratamento psicoterapêutico do TEA:

1) TCC focada no trauma ou em outras terapias de exposição:
   - podem ajudar os pacientes com TEA;
   - o TCC mostrou-se mais eficaz que "aconselhamento de suporte" para os sintomas de TEA, porém não previne TEPT.
2) *Debriefing* ou TCC em uma a duas sessões:
   - há controvérsias devido às metodologias usadas; alguns estudos apontam para melhora dos sintomas; e
   - alguns estudos apontam para a falta de eficácia na prevenção de TEPT e no tratamento da TEA; os sintomas podem piorar.
3) EMDR e terapia psicodinâmica:
   - também há controvérsias devido às metodologias usadas; alguns estudos apontam para melhora de sintomas, mas outros mostram falta de evidências para a prevenção ou o tratamento de TEA ou de TEPT.

Em nossa prática clínica é muito comum encontrarmos os mais diversos tipos de intervenções após um trauma recente; muito difundido é o uso de benzodiazepínicos, o que podemos considerar algo até mesmo cultural do Brasil; mas, como vimos anteriormente, essa prática pode até predispor ao TEPT. Qualquer intervenção após um trauma recente deve ser muito criteriosa, pois esse é um momento de grande sofrimento, em que as defesas dos indivíduos encontram-se enfraquecidas, podem surgir sintomas dissociativos e nossa tendência é de tratarmos muitas vezes o que pode ser uma resposta normal ao trauma. Queixas de sono também são muito comuns num pós-trauma recente; a cobrança de medicação para melhora do sono sempre está presente nesses casos; a risperidona em dose baixa pode ser uma alternativa nos casos mais graves e com sintomas dissociativos mais proeminentes; nos casos em que um ISRS será introduzido, pode-se pensar em associação com benzodiazepínicos ou risperidona, a depender do perfil de cada caso. Como o TEA é uma doença aguda, seu tratamento medicamentoso deve visar ao alívio rápido de sintomas, o que muitas vezes não é possível com ISRS, que é o tratamento de primeira linha; nesses casos deve-se aventar a possibilidade de risperidona ou de outro antipsicótico atípico.

O interesse pelo TEA vem crescendo, a possibilidade de prevenção de TEPT e o melhor entendimento da neurobiologia de respostas disfuncionais ao estresse são assuntos fascinantes e devem ser alvo de muitos estudos no futuro.

REFERÊNCIAS BIBLIOGRÁFICAS

Bisson J, Andrew M. Psychological treatment of post-traumatic stress disorder (PTSD). Cochrane Database of Systematic Reviews, Issue 4, Art. No.:CD003388, 2007.

NICE Post-traumatic stress disorder (PTSD): The management of PTSD in adults and children in primary and secondary care. Clinical Guideline 26.

National Institute for Clinical Excellence, London, 2005.

Stein DJ, Ipser JC, Seedat S. Pharmacotherapy for posttraumatic stress disorder. Cochrane Database Syst Rev, 25(1): CD 002795, 2006.

Stein MB, Kerridge C, et al. Pharmacotherapy to prevent PTSD: Results from a randomized controlled proof-of-concept trial in physically injured patients. J Trauma Stress 20(6): 923-32, 2007.

Parte 4

Principais comorbidades

12

Depressão

Marco Antonio Alves Brasil

A ansiedade e a tristeza fazem parte do cotidiano de todos nós. São sentimentos comuns, que com frequência aparecem juntos ou se sucedem. No mais das vezes, são respostas normais a situações de perda e ameaças presentes em nossa vida.

Há situações, no entanto, em que esses sentimentos surgem sem uma razão aparente e/ou tornam-se mais prolongados, mais intensos e, além dos mecanismos adaptativos, comprometem a capacidade funcional do indivíduo e passam a ser vistos como patológicos. Também nesses casos a ansiedade e a tristeza patológicas frequentemente andam juntas como sintomas, permeando uma série de transtornos mentais, ou como transtornos de ansiedade e de humor, respectivamente. Neste último caso é o que denominamos comorbidade ansiedade e depressão.

A psicopatologia não parece ser feita de transtornos distintos e mutuamente excludentes, como Kraepelin originalmente propôs. No entanto, embora a psicopatologia envolva um complexo conjunto de síndromes comórbidas, essas comorbidades têm uma estrutura estável, no sentido de que grupos particulares de transtornos estão positivamente associados um com outro (como ansiedade e depressão) ou negativamente (como personalidade antissocial e transtorno de ansiedade).

O termo comorbidade deve ser restrito às doenças ou transtornos, não a sintomas. Os sintomas podem estar associados ou coocorrer em uma doença, mas não são comórbidos com transtornos, e vice-versa.

Feinstein (1970) cunhou o termo comorbidade para expressar "qualquer entidade clínica adicional que exista ou que possa existir durante o curso clínico de um paciente cuja doença índex esteja em estudo".

Em epidemiologia psiquiátrica o conceito de comorbidade é usado de maneira um pouco diferente. A ênfase é sobre o risco relativo. Quando um paciente tem determinado transtorno índex, há um risco relativo maior ou menor de outros transtornos serem diagnosticados ou outros sintomas serem observados. Por exemplo, a possibilidade (de maneira mais estrita, a razão de chance) de um paciente com transtorno depressivo maior ter também uma agorafobia é 15 vezes maior do que se ele não estivesse deprimido.

Os estudos clínicos também usam o conceito de morbidade no sentido de que mais de uma doença pode ser diagnosticada em um mesmo indivíduo. Além disso, um paciente que preenche os critérios para um único transtorno pode ter ainda um aumento da frequência de sintomas de outros transtornos, mas em uma quantidade ou característica que não são suficientes para diagnosticar esses outros transtornos.

Não há sinais e sintomas em psiquiatria que sejam patognomônicos de um determinado transtorno, e nenhuma característica é necessária e suficiente para definir um transtorno psiquiátrico. O diagnóstico clínico é baseado na história natural do transtorno, a qual é definida pelo tipo, pelo número, pela sequência de início e pela duração de sinais e de sintomas múltiplos e inespecíficos. A importância dos sintomas pode diferir para o diagnóstico de um transtorno em particular.

A prática clínica nos mostra que as descrições das categorias diagnósticas típicas são simplificações extremas do perfil clínico multifacetado dos pacientes que recebem aqueles diagnósticos.

No prefácio do livro *Comorbidity of mood and anxiety disorders*, Maser e Cloninger observam que a etiologia e o curso dos transtornos de ansiedade raramente podem ser considerados isoladamente de uma variedade de outros transtornos, em particular, os transtornos do humor. Afirmam também que a exploração da superposição diagnóstica e a interação dos transtornos de ansiedade com os de humor dificilmente pode ser feita de forma isolada, sendo necessária a avaliação da presença de menos três outros tipos de síndromes – transtornos de personalidade, somatomorfos e de abuso de substâncias.

Segundo o estudo "Global Burden of Disease", a comorbidade ansiedade e depressão pode ser responsável por 2 a 4% de todas as incapacitações no mundo todo. Além disso, a depressão, bem como a comorbidade depressão e ansiedade, estão associadas a doenças físicas como doenças cardiovasculares, diabetes, HIV/Aids, doenças neurológicas e endócrinas.

A comorbidade afeta a pesquisa e a prática clínica, como resultado de sua influência sobre o diagnóstico, tratamento e prognóstico, com o consequente reflexo sobre o sistema de saúde. Ela levanta várias questões fundamentais sobre a psicopatologia e surge como um teste para nossas classificações diagnósticas. Os transtornos psiquiátricos são verdadeiramente doenças distintas e independentes? O que a coocorrência de ansiedade e de depressão implica sobre a validade discriminante dos atuais critérios diagnósticos? Como fatores ambientais e genéticos interagem no desenvolvimento dos transtornos de ansiedade e depressão? Essas e outras questões, como no campo da neurobiologia, da terapêutica, são estimulantes e instigantes desafios que permanecem em aberto.

ASPECTOS HISTÓRICOS

Ao longo do período greco-romano até a Renascença, e dos séculos XVIII, XIX e início do XX, a melancolia englobava tanto sintomas de ansiedade quanto de depressão.

Apesar de Kraepelin ter dado significativas contribuições para a classificação e o diagnóstico das doenças mentais, ele não fez uma clara distinção entre ansiedade e depressão.

Foi Freud quem primeiro viu a ansiedade como uma entidade separada. Inicialmente ele propôs que o acúmulo de tensão devido a descargas sexuais frustradas era a causa da ansiedade. Posteriormente, em 1926, estabeleceu uma distinção entre a ansiedade real (diante de um verdadeiro perigo) e a ansiedade neurótica (diante de uma percepção subjetiva de medo). Freud via a melancolia como uma entidade distinta, que podia compreender tanto sintomas de ansiedade quanto de depressão.

Aubrey Lewis propôs, em 1934, uma nova visão conceitual, sugerindo um *continuum* entre ansiedade e depressão. Ele via a ansiedade como uma parte integral da depressão, e descreveu uma variante do transtorno maníaco-depressivo, na qual a forma mais grave era a depressão agitada e a menos, a neurose de ansiedade. Lewis, em seu clássico artigo "Problemas apresentados pela ambígua palavra 'ansiedade' tal como é usada em psicopatologia" faz a seguinte observação:

> (...) enquanto muitas vozes proclamam que a ansiedade é o alfa e o ômega da psicopatologia, e que permeia todo tipo de transtorno mental, há um número maior ainda delas, insistindo que ansiedade significa aquilo que elas escolheram para defini-la.

Esta dificuldade em até mesmo definir o que vem a ser ansiedade ainda permanece em muitos aspectos no próprio conceito de transtorno de ansiedade. Não por acaso, o artigo de Claske et al. (2009) tem como título "What is an Anxiety Disorder". Por outro lado, as dúvidas na conceituação do que vem a ser um transtorno depressivo também permanecem. Como observa Gordon Parker (BMJ, 2007):

> Depression is a diagnosis that will remain a non-specific "catch all" until common sense brings current confusion to order. As the American journalist Ed Murrow observed in another context: "Anyone who isn't confused doesn't really understand the situation".

Sendo assim, as dificuldades presentes na questão da comorbidade ansiedade e depressão já começam na própria definição desses conceitos.

Adolf Meyer, que desempenhou um papel importante no desenvolvimento da *DSM-I* e *II*, com sua visão de que os transtornos psiquiátricos eram consequência de uma reação individual a estressores internos e externos, via os quadros depressivos menos graves como neurose depressiva e as formas mais graves como reação depressiva psicótica. Ambos os quadros tinham um perfil sintomatológico semelhante, que consistia de humor depressivo, alentecimento psicomotor, apreensão, ansiedade e perplexidade. A neurose de ansiedade, por outro lado, tinha como sintoma de apresentação a ansiedade, mas também se reconheciam sintomas de depressão. Ou seja, nem a *DSM-I* nem a *DSM-II* estabeleciam uma clara distinção entre ansiedade e depressão. Possivelmente, a melhor síntese da relação entre ansiedade e depressão até os anos 1970 seja a feita por *Sir* Martin Roth:

Muitos dos trabalhadores no campo, sejam Kraepelinianos, Meyerianos, ou de interação genética, em suas abordagens em relação à classificação dos transtornos afetivos, têm concebido a ansiedade e a depressão como formas estreitamente relacionadas e interligadas de respostas emocionais tanto como reações normais ou patológicas.

Roth e Mountjoy (1982) fizeram estudos, por meio de técnicas estatísticas de análise de função discriminante, para averiguar se os transtornos de ansiedade e os transtornos depressivos constituíam grupos distintos ou não. Eles encontraram uma bimodalidade nos escores de sintomas, sugerindo que os estados de ansiedade e doença depressiva caracterizavam dois grupos distintos de pacientes. Pelos resultados obtidos, a evidência apontou para a existência de dois grupos que se superpunham, mas que não faziam parte de um *continuum*. Esses achados foram incorporados às definições de transtornos mentais na *DSM-III* (1980). Nessa classificação, não foi permitido o diagnóstico concomitante de transtorno de ansiedade e depressão. Deu-se precedência ao diagnóstico de depressão sobre o de transtornos de ansiedade. Posto dessa forma, não havia maneira de saber se havia presença de um transtorno de ansiedade no contexto de uma depressão maior. Juntos, o estudo epidemiológico de Roth e os critérios diagnósticos do *DSM-III* apoiavam a ideia de que ansiedade e depressão eram duas entidades distintas, dando ensejo, segundo Maser, a um fechamento prematuro da discussão sobre a vulnerabilidade compartilhada para ansiedade e depressão.

A partir do fim dos anos 1980, essa distinção entre a ansiedade e a depressão passa a ser questionada. Vários autores questionaram a validade do critério hierárquico da depressão em relação à ansiedade, estabelecido no *DSM-III*. Esse questionamento acabou motivando a retirada desse critério de exclusão do diagnóstico de transtorno de ansiedade na vigência de um transtorno depressivo maior no *DSM-IV*, permitindo assim o diagnóstico concomitante de transtorno depressivo e de ansiedade. Logo, os estudos epidemiológicos mostraram que a comorbidade entre ansiedade e depressão era bastante frequente. Assim, a partir do fim da década de 1980, depressão e ansiedade deixam de ser vistas apenas como duas entidades distintas, e sim como duas entidades menos distintas e mais superpostas. As características da ansiedade que a discriminam da depressão são ainda um campo de investigação aberto.

POSSÍVEIS RELAÇÕES ENTRE DEPRESSÃO E ANSIEDADE

Várias linhas de pesquisa podem ser usadas para explorar essa relação. Uma lista parcial dessas investigações inclui epidemiologia (com estudos de grupos com ligação genética), neuropsicológica e estudos de fisiopatologia do SNC. Outras abordagens incluem análise fenomenológica e resposta a vários medicamentos (dissecção farmacológica).

A seguir, sumariamente, as possíveis relações entre ansiedade e depressão, baseado em Levine e cols. Depression and Anxiety,14:94-04 (2001).

1. Ansiedade e depressão são, ambas, reflexos de um mesmo fenômeno.
    a. ambas são reflexos de um mesmo fenômeno (diferentes partes de um mesmo elefante).
    b. um dos dois é apenas um mero reflexo do outro.
    c. um dos dois induz a mudanças que levam ao outro.

2. Há um fator comum para ambas, ansiedade e depressão.
    a. há um fator comum tanto para ansiedade quanto para depressão (como estresse, afetividade negativa, ou vulnerabilidade). Tal vulnerabilidade pode interagir com outros parâmetros levando à ansiedade, à depressão, ao misto de ansiedade e depressão (ponto de vista do fator comum).
3. A ansiedade e a depressão são duas entidades separadas.
    a. São duas entidades separadas. Dessa forma, são vistas como *ou* ansiedade *ou* depressão (em geral conhecido como ponto de vista tradicional).
    b. São duas entidades separadas. Contudo podem frequentemente aparecer juntas (ponto de vista da comorbidade).
    c. São duas entidades separadas, cada uma podendo aparecer em nível sindrômico ou subsindrômico. Qualquer combinação é possível. (ponto de vista subsindrômico)
4. comorbidade é uma via final de duas condições distintas.

DIAGNÓSTICO

Os pacientes com sinais e sintomas de depressão e ansiedade devem ser cuidadosamente avaliados. É importante determinar se um diagnóstico primário pode ser feito, se o paciente tem sintomas relacionados com a comorbidade ou subsindrômicos de misto de ansiedade e depressão, ou se os sintomas são secundários a uma doença ou transtorno subjacente.

Em várias ocasiões, pacientes sofrendo de ansiedade podem ter depressão quando seus sintomas de ansiedade pioram, assim como pacientes com um quadro grave de depressão tendem a ficar ansiosos quando seu pensamento se concentra em medos sobre seu futuro. Tornar-se triste ou desesperançado sobre sua própria ansiedade é um caminho natural, assim como indivíduos deprimidos tendem a ficar preocupados, ou mesmo angustiados, com seus pensamentos negativos quanto mais vão persistindo.

De forma esquemática, a sequência de como se pode evoluir da ansiedade para a depressão:

Ansiedade → Evitação → Isolamento → Sentimento de abandono e alienação → Depressão

Um dado importante observado na experiência clínica é que a ansiedade e a depressão estão comumente presentes quando o diagnóstico primário de um paciente envolve outro transtorno, como abuso de substância, transtornos alimentar, somatomorfo ou de personalidade.

A falta de diagnóstico e em consequência de tratamento da comorbidade ansiedade--depressão não é incomum, primariamente devido à falta de reconhecimento ou percepção de sua cronicidade. Algumas das dificuldades em reconhecer essa comorbidade estão na variabilidade da apresentação sintomatológica, na presença de sintomas somáticos e na associação desses transtornos com doenças clínicas somáticas, como doenças cardiovasculares, gastrintestinais, neurológicas e endócrinas. Outro aspecto, que com frequência pode estar presente, é o fato de o médico focar sua atenção na queixa principal do paciente, na qual os sintomas de depressão podem encobrir os sintomas de ansiedade comórbida, e vice-versa.

Curiosamente, os pacientes com duplo diagnóstico de ansiedade e depressão tiveram mais adesão ao tratamento do que aqueles apenas com ansiedade (46,8% *versus* 40,2%; p < 001), refletindo talvez o grande nível de estresse que a comorbidade gera.

Muitos pacientes com transtornos de ansiedade crônicos costumam experimentar breves episódios depressivos superpostos aos sintomas de ansiedade. Estudos feitos com pacientes clínicos indicam que há uma considerável superposição dos transtornos de ansiedade com os graus leves de transtorno depressivo. David Goldberg observa que

> Ao invés de uma miríade de subdivisões dos transtornos mentais menores encontrados nas classificações *CID* e *DSM* (...) Nós afirmamos que há somente um número limitado de maneiras com que o ser humano responde ao estresse psicológico, e que são definidas por duas dimensões subjacentes de sintomatologia: sintomas ansiosos por um lado e os sintomas depressivos por outro. Estas duas dimensões estão relacionadas entre si e a combinação destes dois grupos é mais comum do que cada grupo em separado.

Isso tem conduzido alguns pesquisadores a sugerir um recuo no estabelecimento de diagnósticos, no sentido do mais particular para o mais geral. Daí as propostas de Akiskal (transtorno "pânico-depressivo"), de Tyrer ("síndrome neurótica geral") e a macrossíndrome "ansiosa-depressiva" empregada por Balus, para descrever quadros clínicos encontrados em pacientes crônicos de atenção primária e caracterizados por: inespecificidade da síndrome, alta comorbidade, curso mais crônico do que episódico e aparente má resposta aos tratamentos prévios. Essa constatação também deu ensejo à introdução da categoria de "transtorno misto de ansiedade e depressão" na *CID-10*. Mas, neste caso, observamos um movimento inverso, do geral para o específico, ou seja, a criação de uma categoria diagnóstica para aqueles quadros mistos. Embora Liebowitz (1993) concorde que a categoria de transtorno misto de ansiedade e depressão está de acordo com a grande frequência de pacientes com tal quadro, adverte para a possibilidade de se tornar um diagnóstico tipo "cesta de lixo" que os clínicos poderão passar a usar ao invés de tentar um diagnóstico diferencial mais cuidadoso. Essa categoria foi proposta para inclusão no *DSM-IV*, mas foi incluída apenas no apêndice das categorias a serem mais bem pesquisadas. A nosso ver, o risco para o qual Liebowitz aponta é bastante real. Além disso, o limiar entre reações de ansiedade e tristeza normais e de transtorno misto de ansiedade e depressão, segundo os critérios, torna-se tênue e difícil de ser estabelecido.

O transtorno misto de ansiedade e depressão exige a presença de ambos os sintomas, ansiedade e depressão, mas de maneira que nenhum dos dois sintomas, considerado separadamente, seja grave o suficiente para justificar um diagnóstico. Se a ansiedade grave está presente com um grau menor de depressão, uma das outras categorias para transtornos de ansiedade ou fóbicos deve ser usada. Quando ambas as síndromes, depressão e ansiedade, estão presentes e são graves o suficiente para justificar diagnósticos individuais, ambos os transtornos devem ser registrados e essa categoria não deve ser usada. Se, por razões práticas de registro, apenas um diagnóstico puder ser feito, deve-se dar precedência ao de depressão. Alguns sintomas autonômicos (tremor, palpitações, boca seca, estômago embrulhado etc.) devem estar presentes, mesmo que apenas intermitentemente. Caso haja apenas preocupação ou intranquilidade, essa categoria não deve ser usada.

Quando os sintomas que preenchem os critérios para esse transtorno ocorrerem em estreita associação com significativas mudanças de vida ou eventos de vida estressantes, usando a *CID-10*, a categoria F43.2, transtornos de ajustamento, deve ser usada.

A *CID-10* observa que

> (...) indivíduos com essa mistura de sintomas comparativamente leves são frequentemente vistos em cuidados primários, porém existem muito mais casos entre a população geral, os quais nunca vêm à atenção médica ou psiquiátrica. (WHO, 1992)

Inclui: depressão ansiosa (leve ou não persistente). Exclui: depressão ansiosa persistente (distimia) (F34.1).

A versão para pesquisa da *CID-10* não acrescenta nenhum critério para o transtorno misto de ansiedade e depressão, e observa que

> (...) há tantas combinações possíveis de sintomas leves para estes transtornos que um critério específico não é dado, além daqueles já presentes nas descrições clínicas e diretrizes diagnósticas. Sugere-se que os pesquisadores que desejam estudar pacientes com estes transtornos devem chegar a seus próprios critérios dentro dessas diretrizes, dependendo do local e propósito de seus estudos. (WHO, 1993)

Estados de aparente comorbidade de depressão e ansiedade podem, na realidade, ser transtornos únicos, com uma superposição sintomatológica (secundária) ocorrendo nas seguintes circunstâncias:

1. apresentação atípica depressiva dos transtornos de ansiedade;
2. apresentação ansiosa da melancolia;
3. depressão e abstinência a ansiolíticos;
4. depressão e abuso de psicoestimulantes;
5. estados mistos (bipolares); e
6. manifestações pleomórficas da epilepsia psicomotora ou suas variantes (Akiskal, 1984)

Akiskal (1990) observa que os estados de ansiedade puros, sem componentes depressivos, são mais comumente observados na clínica do que o inverso. Assim, os transtornos depressivos raramente ocorrem sem um componente ansioso. Lembra ainda que um distúrbio de ansiedade quase nunca se inicia após os quarenta anos e que queixas somáticas não explicadas, como transtorno de sono e ataques de pânico, após essa idade geralmente representam "equivalentes depressivos".

Nos anos 1960 e 1970 a ansiedade era o mais frequente problema de saúde pública nos Estados Unidos e a depressão era vista como um transtorno pouco frequente. Daí em diante, a depressão passou a ser cada vez mais diagnosticada e a ocupar o lugar do estresse e da ansiedade. Para Horwitz, a associação de ansiedade com os conceitos difusos e amorfos de "estresse" e "neuroses" fez que se tornasse incompatível com as demandas profissionais de especificidade diagnóstica; e, ao mesmo tempo, a partir da classificação norte-americana *DSM-III*, os critérios diagnósticos para transtorno depressivo maior passaram a incluir mais pacientes do que qualquer tipo particular de ansiedade. Além disso, os medicamentos antidepressivos não tinham o estigma e os alegados efeitos de dependência dos ansiolíticos. Segundo aquele autor, novos interesses neste século podem levar à retomada do interesse sobre a ansiedade como problema maior da sociedade americana, com consequente influência sobre boa parte da sociedade ocidental.

EPIDEMIOLOGIA

As estimativas de prevalência da comorbidade ansiedade e depressão podem variar com base na população de pacientes, no *setting* clínico e nos critérios diagnósticos específicos usados.

> O amplo campo dos transtornos neuróticos, a epidemiologia é uma ciência incerta, um *ignis fatuus*. Os pesquisadores estão sempre reportando números muitos diferentes para a prevalência de transtornos em populações bastante semelhantes. Não apenas as definições usadas, mas as atitudes tanto dos pesquisadores quanto dos pesquisados irão afetar a resposta aos questionários e outras técnicas para coleta de dados. Diferenças nos critérios operacionais produzem considerável variação em informação e vários investigadores podem ter diferentes padrões para o que eles julgam anormal.

Essa observação feita por Philip Snaith há quase duas décadas ainda parece ser válida quando lidamos com os dados epidemiológicos atuais. Sendo assim, as taxas de prevalência devem ser vistas levando em conta a relatividade e o contexto dos dados obtidos.

Quadro 12.1

Estimativa de comorbidade depressão e ansiedade ao longo da vida

Transtorno de ansiedade específico	Transtorno de ansiedade c/ comorbidade c/ transtorno depressivo maior	Transtorno depressivo maior c/ comorbidade c/ transtorno de ansiedade
Transtorno de ansiedade generalizada	Aprox. 60%	Aprox. 20%
Transtorno do pânico	Aprox. 40 a 50%	Aprox. 20%
Transtorno obsessivo-compulsivo	Aprox. 30%	–
Transtorno do estresse pós-traumático	Aprox. 30 a 40%	
Sintomas ansiosos	–	Aprox. 60%
Transtornos de ansiedade	Aprox.40%	Aprox. 60%

Fonte: Adap. Levine et. cols. Depression and Anxiety 14:94-104 (2001)

O quadro acima sintetiza alguns desses dados epidemiológicos encontrados em termos de comorbidade ao longo da vida de vários transtornos de ansiedade com depressão maior. Os dados são estimativas aproximadas, já que há na literatura ampla variação dos dados em percentagens dessas comorbidades.

A prevalência de comorbidade entre transtornos do ansiedade e transtornos depressivos é frequente e, em alguns casos, talvez tão alta ou mais do que 60%. Ela pode ser mais alta ainda se sintomas significativos, mas subsindrômicos, forem incluídos nessa análise. Isso é bem mais do que os 2% ou menos que se poderia esperar pelo acaso.

Os dados epidemiológicos para depressão e transtorno de pânico apontam que aproximadamente 60% dos pacientes com transtorno do pânico apresentam depressão comórbida. Entre 20 e 30% dos pacientes com depressão também apresentam transtorno do pânico. Embora o transtorno do pânico e o transtorno de ansiedade generalizado tenham sido os mais estudados como parte de um quadro de morbidade ansiedade e depressão, todos, ou quase todos os transtornos de ansiedade parecem mostrar pelo menos sintomas depressivos quando não um quadro pleno de transtorno depressivo maior.

Quanto à comorbidade depressão e transtorno de ansiedade generalizada, ela é mais frequente ainda, sendo que 80% dos pacientes com transtorno de ansiedade generalizada apresentam história pregressa ou atual de depressão, e 21% dos pacientes com depressão apresentam transtorno de ansiedade generalizada.

No caso da comorbidade transtorno obsessivo-compulsivo e depressão ela é menos frequente, mas ocorre em uma taxa significativa de pacientes: 32% dos pacientes com transtorno obsessivo-compulsivo apresentam depressão comórbida e 14% dos pacientes com depressão recorrente apresentam transtorno obsessivo-compulsivo.

Em torno de 42% dos pacientes com fobia social apresentam história pregressa ou atual de depressão, sendo que porcentagem significativa são os sintomas de depressão que transformam o paciente em "caso"; enquanto pacientes com transtorno do estresse pós-traumático apresentam um quadro de depressão em 50% dos casos.

Segundo o estudo epidemiológico norte-americano "National Comorbidity Survey", 58% dos pacientes com transtorno depressivo maior também tinham um transtorno de ansiedade; entre esses pacientes, a comorbidade com transtorno de ansiedade generalizada foi de 17,2% e com transtorno do pânico, 9,9%. Os pacientes com diagnóstico de ansiedade também tiveram altas taxas de comorbidade com depressão, incluindo 22,4% dos pacientes com fobia social, 9,4% com agorafobia e 2,3% com transtorno do pânico. O *National Comorbidity Survey Replication* – que reafirmou a alta comorbidade de ansiedade e depressão encontrada dez anos antes pelo *National Comorbidity Survey* – mostrou que, em um período de doze meses, a prevalência para um transtorno de ansiedade foi 18%, e para transtorno de humor de 9,5%. As prevalências ao longo da vida para os transtornos de ansiedade e transtorno depressivo maior foram de cerca de 29 e 16,6%, respectivamente. Adotando uma taxa conservadora de comorbidade de 50%, entre 5 e 9% da população adulta teria um quadro de comorbidade depressão e ansiedade em um período de doze meses.

No entanto, é possível que, em alguns desses casos de comorbidade, os sintomas tanto de depressão quanto de ansiedade não sejam suficientemente graves (isto é, eram subsindrômicos) para justificar um diagnóstico primário de transtorno depressivo maior ou de transtorno de ansiedade. Nesses casos, os pacientes poderiam ser categorizados como tendo transtorno misto de ansiedade e depressão.

ASPECTOS NEUROBIOLÓGICOS

Tanto nos transtornos depressivos quanto nos de ansiedade (em particular no transtorno do pânico), são encontrados achados comuns à supressão de resposta do cortisol ao hormônio adrenocorticotrófico (ACTH), supressão da resposta do hormônio do crescimento (GH) a clonidina, supressão da resposta do hormônio estimulante da tireoide (TSH) e da prolactina ao hormônio estimulante de tireotrofina (TRH). Além disso, hiperatividade do sistema noradrenérgico costuma ocorrer em ambos.

As experiências estressantes podem atuar como fator causal em pacientes com transtornos depressivos e/ou transtornos de ansiedade.

Uma conexão biológica entre estresse, ansiedade e depressão foi identificada recentemente pela primeira vez por um grupo de cientistas da Universidade de Ontário Ocidental, no Canadá. A pesquisa foi conduzida em colaboração com Hymie Anisman da Universidade de Carleton, e financiada pelo Instituto Canadense de Pesquisa em Saúde (CIHR). Ao descobrirem a ligação biológica entre estresse, ansiedade e depressão e identificar o mecanismo no cérebro responsável por essa ligação, o grupo liderado por Stephen Ferguson conseguiu mostrar como o estresse e a ansiedade podem levar à depressão.

Em experimentos em camundongos, os pesquisadores identificaram o caminho da conexão estresse, ansiedade e depressão. O estudo também resultou no desenvolvimento de um inibidor molecular que poderá, de acordo com os autores, levar a um novo caminho para o tratamento da ansiedade, da depressão e de outros distúrbios relacionados. Segundo Ferguson, "os resultados do estudo indicam que poderemos ter uma nova geração de drogas e de alvos dessas drogas que possam ser usados para identificar a depressão e tratá-la com mais eficiência do que os métodos atuais". Ao descobrir e também bloquear a via responsável pela ligação entre estresse, ansiedade e depressão, Ferguson não só demonstrou a primeira evidência biológica para a conexão, mas também pioneirismo no desenvolvimento de uma potencial droga para um tratamento mais efetivo.

O mecanismo de conexão descoberto envolve a interação entre o receptor de fator de liberação de corticotropina 1 (CRFR1) e tipos específicos de receptores do neurotransmissor serotonina (5-HTR). O estudo revelou que o CRFR1 atua no aumento do número de 5-HTR em superfícies de células no cérebro, o que pode causar uma sinalização anormal. Como a ativação do CRFR1 leva à ansiedade em resposta ao estresse, e como o 5-HTRs induz ao estado depressivo, a pesquisa verificou que as vias do estresse, da ansiedade e da depressão se conectam por meio de processos distintos no cérebro. O fator inibidor desenvolvido pelos pesquisadores bloqueou, em camundongos, essas vias, reduzindo os comportamentos de ansiedade e de depressão potencial. O próximo passo da pesquisa será verificar se o inibidor desenvolvido poderá resultar em um agente farmacológico.

COMORBIDADES

Transtorno do pânico e depressão

Há poucos dados especificamente tratando de resultados terapêuticos de pacientes com transtorno do pânico e transtorno depressivo maior. Contudo, um ensaio clínico com a imipramina comparada com a sertralina para o tratamento do transtorno do pânico com depressão maior não houve diferença em eficácia para o pânico ou o transtorno depressivo maior, mas melhor tolerabilidade à sertralina, confirmando a noção de que a principal razão para se optar pelos ISRS em relação aos tricíclicos e aos IMAOs é a maior tolerabilidade e segurança. Os pacientes com pânico são altamente sensíveis às sensações físicas, por isso é fundamental uma orientação sobre os possíveis efeitos colaterais, como nervosismo, aumento da ansiedade, tremores, ou sintomas gastrintestinais, bem como as expectativas sobre a resolução dos sintomas colaterais. Pacientes que relatam intolerância prévia a iniciação de antidepressivos devem receber doses iniciais muito menores, ou podem ser beneficiados com o uso de benzodiazepínico. As opções clínicas, quando os pacientes não respondem plenamente ou não suportam os efeitos colaterais iniciais, incluem a terapia cognitivo-comportamental, benzodiazepínicos, tricíclicos ou um antidepressivo atípico, como nefadozona e a mirtazapina. Os IMAOs são reservados para os casos mais graves, em razão de seus riscos e limitações dietéticas.

Transtorno de fobia social e depressão

Os ISRS continuam sendo tratamento de primeira escolha para ambos os transtornos. Os pacientes com fobia social e depressão parecem ter menos sensibilidade para os efeitos iniciais dos ISRS, e têm alta comorbidade com abuso e dependência de álcool. Por isso, o uso de benzodiazepínicos deve ser evitado. Apesar de poucos estudos controlados, as opções para os casos refratários a um ISRS são mudança para outro ISRS, para venlafaxina, bupropriona e IMAO. A terapia cognitivo-comportamental, a buspirona, a gabapentina e os betabloqueadores (para ansiedade de desempenho) são tratamentos complementares, sobretudo na presença de sintomas fóbicos residuais.

Transtorno do estresse pós-traumático (TEPT) e depressão

Um ensaio clínico controlado com pacientes com TEPT com ou sem depressão maior mostrou que a presença de depressão não afetou a resposta à sertralina ou ao placebo, enquanto pacientes com outro transtorno de ansiedade adicional tiveram pouca resposta ao placebo. Os sintomas depressivos também melhoram em pacientes com TEPT tratados com a paroxetina. A maioria dos pacientes com TEPT beneficiaram-se com o acréscimo de uma psicoterapia. Em particular, tem se demonstrado eficácia para tratamentos expositivos que ajudam o paciente a lidar com suas memórias traumáticas e atitudes evitativas relacionadas ao trauma.

Transtorno obsessivo-compulsivo (TOC) e depressão

As drogas serotoninérgicas, como os ISRS e a clomipramina, separados ou em associação, são a base do tratamento farmacoterápico do TOC. Um ensaio clínico randomizado comparando a imipramina com a sertralina para o tratamento do TOC com comorbidade com transtorno depressivo maior mostrou superioridade dessa última, com grande redução tanto nos sintomas do TOC quanto nos de depressão. Em geral, são necessárias altas doses dos antidepressivos para o TOC, sendo que os sintomas depressivos respondem primeiro. A resposta no TOC parece ser menos afetada pela presença de comorbidade com transtornos depressivos do que outros transtornos de ansiedade.

Transtorno de ansiedade generalizada (TAG) e depressão

Os antidepressivos, tais como os ISRS (escitalopram/citalopram, sertralina, paroxetina) e ISRSN (venlafaxina/desvenlafaxina, duloxetina), são o tratamento de primeira linha para a TAG que em geral vem em comorbidade com a depressão. Um ensaio clínico, randomizado, comparando a venlafaxina com a fluoxetina mostrou melhor resposta da ansiedade e da depressão da primeira em relação a esta última droga. A buspirona em dose média de 30 mg/dia apresentou resultado modesto, mas estatisticamente significativo na redução dos sintomas de ansiedade e depressão em pacientes com TAG e sintomas depressivos leves concomitantes. Parece ser uma estratégia útil o uso de buspirona como potencializador na dose de 30 a 90 mg/dia.

TRATAMENTO

Devido a muitas semelhanças (cognitivas e químicas), a terapia centrada na ansiedade ou na depressão pode levar à redução nos sintomas do transtorno menos focalizado, e uma única terapia pode ser efetiva ao atuar em ambos os transtornos. Para tratar uma depressão grave com sucesso, qualquer ansiedade significativa também presente deve ser reconhecida e tratada. Quando ocorre uma ansiedade pronunciada e depressão ao mesmo tempo, o sucesso do tratamento pode ser mais difícil e levar mais tempo para ser conseguido e o terapeuta deve estar ciente de que nesses casos os pacientes têm maior risco de suicídio.

A depressão maior e os transtornos de ansiedade, embora síndromes clinicas consideradas distintas, com frequência contêm significativamente sintomatologia um do outro. Os pacientes sofrem mais e têm um desfecho clínico pior quando ambos os transtornos ocorrem concomitantemente.

A depressão deve ser tratada primeiro porque atuando sobre os seus sintomas cognitivos frequentemente reduz a ansiedade. Além disso, muitos dos medicamentos antidepressivos também reduzem a ansiedade.

Quando se compara a eficácia entre antidepressivos de primeira linha para comorbidade ansiedade e depressão, alguns poucos estudos mostraram que a venlafaxina era mais efetiva do que a fluoxetina. Contudo, esses resultados devem ser vistos com cautela porque os estudos variaram consideravelmente em termos de seleção de pacientes, mensuração da ansiedade e medidas de desfecho clínico.

Uma revisão sistemática de 28 ensaios clínicos randomizados comparando medicações antidepressivas específicas não encontrou uma diferença específica na redução de sintomas em pacientes sofrendo tanto depressão quanto ansiedade que receberam ISRS comparados com pacientes que receberam outros antidepressivos. Serão necessários estudos comparativos droga a droga para que se possa avaliar plenamente as possíveis diferenças entre esses fármacos.

Os benzodiazepínicos têm sido usados para tratar sintomas depressivos, especialmente fora do *setting* psiquiátrico. Contudo, os benzodiazepínicos não têm um efeito antidepressivo específico, e muitos especialistas acreditam que o quadro depressivo não melhora com o uso isolado de benzodiazepínicos. Além do fato de suas propriedades antidepressivas serem bastante questionáveis, seu uso pode levar também à dependência.

Contudo, o uso complementar de benzodiazepínicos pode conferir alguns benefícios. Uma revisão sistemática feita por Cochrane (2005) Furukawa e cols. comparou o tratamento combinado de antidepressivos com benzodiazepínicos com antidepressivos apenas para adultos com depressão maior. Os grupos que receberam o tratamento antidepressivo-benzodiazepínico mostraram maior probabilidade de resposta em uma a quatro semanas do que aqueles que usaram apenas antidepressivos, mas não além desse período. Com base nesses dados, é possível fazer a seguinte recomendação, depois de pesar os riscos e os benefícios potenciais: deve-se considerar a prescrição de benzodiazepínicos com medicação complementar aos antidepressivos. Se o benzodiazepínico for prescrito, evite dá-los por mais do que duas a quatro semanas.

Os benzodiazepínicos de alta potência são preferidos porque estão associados com menos ansiedade de rebote, menos efeitos de pico (como sedação), menor alentencimento psicomotor e menor amnésia retrógrada. Contudo, os benzodiazepínicos devem ser restritos a ser usados por curtos períodos de tempo, devido ao risco de dependência. Para o controle agudo dos ataques de ansiedade, os benzodiazepínicos são efetivos no controle imediato dos sintomas físicos. O rápido início de ação irá prover um efeito temporário ansiolítico até que a ação do antidepressivo para a preocupação e a apreensão subjacente tenha início.

Na prática, a combinação de benzodiazepínicos com antidepressivos pode oferecer ao paciente os seguintes benefícios: 1) controle da ansiedade mais rápido; 2) redução da ansiedade ou da agitação induzida pelos ISRS, que pode ocorrer no início do tratamento; 3) melhora da adesão ao tratamento antidepressivo; e 4) melhora do controle da ansiedade situacional ou episódica que pode ocorrer em relação a certos estímulos. Esses benefícios devem ser pesados em relação aos riscos potenciais de terapia combinada, que inclui os efeitos colaterais, abuso da medicação e potencial para piorar os sintomas depressivos.

No nível 1 do estudo STAR*D, 53,2% dos pacientes tinham depressão ansiosa. A remissão foi significativamente menos provável do que naqueles com depressão não ansiosa. A pontuação para efeitos colaterais, intensidade, bem como o número de efeitos colaterais graves foram significativamente maiores no grupo com depressão ansiosa. Da mesma forma, no nível 2, pacientes com depressão ansiosa mostraram-se significativamente piores tanto na opção de troca quanto na de potencialização.

Enquanto os dados que embasam a seleção de tratamento para transtornos de ansiedade com depressão são limitados e específicos para o tipo de transtorno de ansiedade, há um número de princípios gerais do tratamento da comorbidade ansiedade e depressão empregado na prática clínica.

Os antidepressivos são atualmente o tratamento de primeira escolha. para os transtornos de ansiedade, com ou sem comorbidade com depressão, com preferência, em razão da maior tolerabilidade e perfil de segurança para os ISRS (citalopram, escitalopram, fluoxetina, fluvoxamina, paroxetina, sertralina) e os ISRSN (venlafaxina, desvenlafaxina e duloxetina), deixando como segunda escolha os tricíclicos e os inibidores da monoamino oxidade (IMAO). A seleção inicial de um antidepressivo baseado em um perfil de efeito colateral mais sedativo parece não melhorar a tolerabilidade e pode aumentar os efeitos colaterais com o passar do tempo.

Contudo, pacientes com história de sintomas de ansiedade e depressão devem ser cuidadosamente investigados em relação à história familiar de transtorno bipolar antes de o antidepressivo ser iniciado, já que a ansiedade é geralmente intensa no transtorno bipolar, e a iniciação de um antidepressivo pode desencadear um episódio maníaco ou agravar a ciclagem nos casos mistos.

Os pacientes com ansiedade em geral são particularmente sensíveis aos efeitos colaterais, como nervosismo, que pode ocorrer no início do tratamento. Assim, os pacientes com transtorno de ansiedade, particularmente aqueles com sintomas de pânico, em geral devem iniciar com metade da dose habitual (como 10 mg de paroxetina ou 25 mg de sertralina), mas a dose deve ser elevada gradualmente pelo menos até as doses terapêuticas para depressão.

Enquanto os benzodiazepínicos podem resultar em um benefício inicial para a ansiedade, não parecem ser necessários além das primeiras semanas de tratamento, como já comentado. A monoterapia com benzodiazepínicos deve ser evitada, não havendo nenhum fundamento para a sua prática.

Tratamentos não farmacológicos

Em termos de tratamento baseado em evidências, a terapia cognitivo-comportamental parece apresentar vantagens em relação aos outros tratamentos psicoterápicos, embora esses também possam lidar com essa comorbidade. A terapia cognitiva, contudo, foca mais em identificar e alterar os padrões de pensamento e comportamento disfuncionais que culminam em sentimentos de abandono e de desesperança, os quais, por sua vez, levam o paciente a graves sintomas de ansiedade e depressão. Mudanças no estilo de vida – como ampliar o sistema de suporte social, melhora da dieta alimentar, aprendizado de técnicas de relaxamento e respiração, aumento das horas de sono, descontinuar ou abolir fumo, álcool, cafeína e qualquer droga ilícita, incluir em suas atividades diárias exercício físico – podem acelerar significativamente o processo de melhora. O exercício, em especial, tem se mostrado reiteradamente responsável por melhorar o humor de deprimidos e relaxar a mente e o corpo de ansiosos e tensos.

No entanto, um aspecto importante a ser enfatizado é que, se o paciente apresenta um quadro grave de ansiedade e depressão, será mais provável que uma combinação de psicoterapia e psicofármacos indicados seja mais útil do que a terapia. Isto é, se a mente está presa a pensamentos negativos circulares, que deixam o paciente em um estado de inquietação e desesperança, pode ser impossível tirar proveito de uma psicoterapia até que ele seja apropriadamente medicado. Só assim será possível trabalhar plenamente as crenças e os comportamentos mal adaptativos e ajudar o paciente a superá-los.

À medida que os psiquiatras aprendem mais das relações entre as características do paciente, da duração e das do tratamento, estarão em uma posição melhor para lidar com os tratamentos farmacológicos e não farmacológicos, segundo as necessidades de cada paciente.

Clinicamente as abordagens farmacológicas e psicoterápicas são complementares. No presente, esses tratamentos frequentemente são vistos como competitivos, e os terapeutas prescrevem o tratamento que melhor sabem aplicar – quando não é o único que sabem fazer – sem levar em conta de qual ou quais tipos de tratamento o paciente pode se beneficiar mais.

O fato de os pacientes serem ajudados farmacologicamente não impede que a forma de expressão de seu sofrimento psíquico seja entendida através de um modelo compreensivo e multidimensional, em que se possa tentar compreender e valorizar seus códigos culturais e sociais. Ou seja, as abordagens não são excludentes, e sim complementares.

A farmacoterapia não é de forma alguma incompatível com o tratamento psicodinâmico e comportamental. A noção de que eliminando os sintomas dos transtornos de ansiedade com medicamentos irá perturbar ou impedir o sucesso de uma psicoterapia nunca foi provada e é altamente dogmática. Por outro lado, muitas vezes uma psicoterapia só poderá ter sucesso quando os aspectos mais debilitantes e incapacitantes desses transtornos tiverem sido eliminados farmacologicamente.

Em uma fase que praticamente ainda está por vir, a psiquiatria estudará a eficácia das várias combinações de tratamentos farmacológicos e psicoterápicos, simultânea ou sequencialmente, tendo como fundo um sofisticado entendimento das anormalidades estruturais e funcionais do cérebro, incluindo seu processo de interação com o meio ambiente, em busca de fatores etiológicos da doença.

ANSIEDADE E DEPRESSÃO EM DIFERENTES FASES DA VIDA

Os transtornos psiquiátricos diferem ao longo do ciclo da vida, em termos de fatores de risco, apresentação, comorbidade e curso da doença. Por exemplo, a depressão de início tardio parece ter em muitos casos uma etiologia cerebrovascular. Da mesma forma, os quadros de ansiedade na terceira idade parecem ser raros na população idosa geral quando são feitas avaliações com instrumentos diagnósticos feitos para adultos, mas mostram-se muito mais prevalentes quando são usados instrumentos adaptados e feitos especificamente para essa população. Em consequência, há necessidade de avaliar as comorbidades levando em conta esses aspectos. Seguem-se, de maneira bastante sumária, algumas considerações sobre a comorbidade ansiedade e depressão na infância e na velhice.

ANSIEDADE E DEPRESSÃO NA INFÂNCIA E ADOLESCÊNCIA.

As pesquisas atuais indicam que há forte relação entre transtornos de ansiedade na infância e depressão. Cerca de 25 a 50% dos jovens deprimidos têm comorbidade com transtornos de ansiedade e 10 a 15% de jovens ansiosos têm depressão, sendo que a prevalência de transtornos ansiosos e depressão tende a aumentar da infância para a adolescência.

Alguns estudos sugerem que os transtornos de ansiedade podem preceder a depressão em muitas crianças e adolescentes que sofrem de ambos os transtornos, indicando uma possível ligação entre ansiedade e depressão nessa população. No entanto, outros transtornos também podem preceder a depressão nesses casos, podendo, portanto, não ser específica a relação causal e temporal para os transtornos de ansiedade.

Estudos com gêmeos e familiares têm demonstrado que transtorno de ansiedade na infância e depressão provavelmente compartilham alguns fatores ou influências genéticas comuns. Os inibidores seletivos de serotonina e a terapia cognitivo-comportamental têm demonstrado eficácia em ensaios clínicos randomizados tanto para depressão quanto para a ansiedade em pacientes pediátricos. Os dados de resultados terapêuticos presentes na literatura, bem como estudos de fenomenologia, biologia e genética indicam que a ansiedade e a depressão pediátricas, como nos adultos, podem compartilhar um componente neurobiológico geneticamente determinado que possa envolver circuitos neurais que incluem, ou são modulados, por neurônios serotoninérgicos. Esse componente pode contribuir para o afeto negativo que parece ser comum tanto na depressão quanto na ansiedade em pacientes pediátricos.

ANSIEDADE E DEPRESSÃO NA VELHICE

Os primeiros estudos apontavam para uma baixa prevalência de comorbidade ansiedade-depressão na população geriátrica. No entanto, dados posteriores questionaram esses primeiros resultados. Uma das explicações para essa discrepância de dados é que os transtornos de ansiedade são mais difíceis de ser diagnosticados no velho. Idosos deprimidos podem atribuir seus sintomas emocionais, bem como suas queixas somáticas, a suas doenças físicas, bem como não entender claramente as questões presentes nos instrumentos diagnósticos.

Os fatores de risco para a comorbidade depressão e ansiedade na terceira idade parecem ser diferentes daqueles de depressão sem ansiedade. Os idosos com comorbidade ansiedade e depressão têm sintomas somáticos mais graves do que aqueles idosos deprimidos sem ansiedade, sintomas esses que podem predispô-los a sentir mais os efeitos colaterais dos medicamentos e abandonar o tratamento precocemente.

Como nos adultos, os deprimidos idosos com comorbidade com ansiedade apresentam um quadro psicopatológico mais grave, têm um curso mais difícil da doença, uma resposta menor e mais lenta ao tratamento, tendência a ter um pior funcionamento social e maior ideação suicida. No entanto, a literatura direcionada para essa comorbidade em população geriátrica ainda é muito limitada.

CONCLUSÔES

Ansiedade e transtornos depressivos são altamente comórbidos e têm uma superposição de apresentação sintomatológica. Provavelmente, mais da metade dos pacientes com depressão recebe também o diagnóstico de um transtorno de ansiedade. Um transtorno de ansiedade pode ser um fator de risco para um transtorno depressivo maior, sendo que o inverso também costuma ser verdadeiro. Consequentemente, a ansiedade deve ser identificada e tratada para prevenir eventual surgimento de uma depressão, bem como a depressão, pois pode piorar o desfecho clínico de vários transtornos de ansiedade.

As implicações e o impacto dessa comorbidade necessitam ser consideradas rotineiramente em um planejamento terapêutico.

Como consequências clínicas da comorbidade depressão-ansiedade em relação aos quadros de depressão sem comorbidade temos: pior resposta ao tratamento; curso mais crônico da doença; aumento da incidência de ideação e tentativas de suicídio; maior comprometimento funcional e ocupacional; aumento dos custos financeiros e da carga social; e aumento da uso dos serviços de saúde.

As altas taxas de comorbidade de ansiedade e depressão, suas sintomatologias superpostas e distintas e seus mecanismos neurobiológicos compartilhados e distintos constituem um desafio e dão ensejo a uma série de questões que permanecem ainda como um campo aberto para a pesquisa e a avaliação clínica.

REFERÊNCIAS BIBLIOGRÁFICAS

Dunlop, B W, Davis, PG. *Combination treatment with benzodiazepines and SSRIs for comorbid anxiety and depression: A Review.* J Clin Psychiatry, 10(3): 222-228, 2008.

Furukawa TA, Streiner D, Young LT, Kinoshita Y. *Antidepressants plus benzodiazepines for major depression.* Cochrane Database of Systematic Reviews, Issue 2, 2005

Levine J, Gershon S, Chengappa KN (eds.) Special Issue: Relationship Between Anxiety and Depressive Disorders. Depression and Anxiety, 14:2, 51-154, 2001.

Magalhaes, AC, Holmes KD, Dale LB, Comps-Agrar L, Lee D, Yadav P, Drysdale L, Poulter MO, Roth B, Pin J, Anisman H, Ferguson SSG. CRF receptor 1 regulates anxiety behavior via sensitization of 5-HT2 receptor signaling. Nature Neuroscience, 13: 622-629, 2010.

Mazer, JD, Cloninger CR (eds.) *Comorbidity of Mood and Anxiety Disorders.* Washington, American Psychiatric Press, 1990.

13

Dependência de álcool e outras drogas*

Saulo Castel

INTRODUÇÃO

A comorbidade dos transtornos de ansiedade com os transtornos por uso de substâncias é conhecida há muito tempo por profissionais da área de saúde mental, com base em experiência clínica. Como toda comorbidade encontrada em amostras clínicas, uma questão se impõe: essa comorbidade é real ou meramente reflete o fato de que os pacientes com comorbidades têm maior chance de procurar tratamento, o chamado "viés de Berkson"? A resposta metodologicamente aceitável é obtida mediante dados epidemiológicos em população geral, A resposta clara veio a partir da década de 1980 com os resultados de levantamentos epidemiológicos de morbidade psiquiátrica em população geral nos Estados Unidos, como o *Epidemiologic Catchment Area Study* (ECA), a *National Comorbidity Survey* (NCS), a *National Epidemiologic Survey on Alcohol and Related Conditions* (Nesarc), aos quais se seguiram outros levantamentos epidemiológicos em diversos países, inclusive o Canadá. Podemos afirmar com segurança que a comorbidade entre esses dois grupos de transtornos ocorre na população geral com uma frequência significativamente maior do que a esperada ao acaso. Em outras palavras, deve haver mecanismos comuns que justifiquem essa comorbidade.

Os dados obtidos em população geral e os obtidos em amostras clínicas são convergentes e permitem afirmar que a prevalência de transtornos de ansiedade entre aqueles que procuram tratamento para problemas com uso de álcool, outras drogas, ou ambos é maior do que aquela esperada ao acaso e maior que a encontrada em população geral. Em particular, dependentes de substâncias têm maior probabilidade de apresentar transtornos de ansiedade que aqueles que têm apenas o diagnóstico de abuso. O inverso também é verdade, ou seja, a prevalência de transtornos por uso de substâncias é maior entre aqueles que

* Entre as outras drogas, tabaco e cafeína não estão incluídos neste capitulo.

procuram tratamento por transtornos de ansiedade. A Tabela 13.1 descreve a prevalência de transtornos ansiosos entre indivíduos em tratamento de transtornos por uso de substâncias em três centros na província de Ontário, Canadá.

Tabela 13.1

Prevalência de transtornos ansiosos ao longo da vida e no último mês entre pessoas em tratamento para transtornos por uso de substâncias (N = 545)

Transtorno ansioso	Ao longo da vida		Último mês	
	N	%	N	%
Algum transtorno ansioso	322	59,1	291	53,4
TAG			143	26,2
Pânico	174	31,9	125	22,9
Fobia social	48	8,8	45	8,3
Fobia específica	94	17,2	90	16,5
TSPT	79	14,5	49	9,0
TOC	60	11,0	57	10,5

A magnitude da associação varia conforme o transtorno ansioso, a substância em questão e a população-alvo. Assim, uma estimativa geral para todos os transtornos de ansiedade e todas as substâncias não tem grande significado. A generalização possível e significativa é que a prevalência de comorbidade é maior entre aqueles que buscam tratamento quando comparada com os não tratados, tanto do ponto de vista do tratamento de transtornos ansiosos quanto do ponto de vista do tratamento de transtornos por uso de substâncias.

A comorbidade entre transtornos de ansiedade e transtornos por uso de substâncias inclui várias possibilidades de combinações distintas. O *Manual de Diagnóstico e Estatística* da Associação Psiquiátrica Americana, quarta edição (*DSM-IV*), lista sete transtornos de ansiedade (não incluindo transtorno agudo de estresse) e dez classes de substâncias – álcool, anfetaminas, Cannabis, cocaína, alucinógenos, inalantes, nicotina, opioides, fenciclidina e sedativos (incluindo benzodiazepínicos e barbitúricos) para as quais há o diagnóstico de abuso e dependência.* Assim sendo, temos pelo menos setenta possibilidades de pares distintos, caso agrupemos abuso e dependência, ou 133 combinações distintas, contando abuso e dependência separadamente. Como se essa complicação já não fosse suficiente, temos de levar em conta que os transtornos de ansiedade, assim como os transtornos por uso de substâncias, têm alta taxa de comorbidade interna, ou seja, o fato de haver um transtorno ansioso aumenta significativamente a probabilidade de ter um segundo transtorno ansioso, e o mesmo raciocínio vale para os transtornos por uso de substâncias. Ilus-

* Exceto para nicotina, para a qual nao há o diagnóstico de abuso, apenas dependência.

trando com exemplos clínicos, a comorbidade entre transtornos de ansiedade e transtornos por uso de substâncias pode incluir desde pacientes que têm só transtorno do pânico e dependência de álcool, atè aqueles que têm fobia social, transtorno obsessivo-compulsivo, transtorno de estresse pós-traumático, dependência de álcool, dependência de *Cannabis* e abuso de cocaína concomitantes. Por último, é importante ressaltar que a comorbidade pode ser atual, ou seja, os transtornos comórbidos coexistem no presente, como comorbidade ao longo da vida. Por exemplo, inclui as pessoas que têm transtorno de estresse pós-traumático e dependência de *Cannabis* no presente e tambem pessoas que tenham tido transtorno obsessivo-compulsivo no passado e atualmente têm dependência de benzodiazepínicos. Em resumo, a comorbidade entre transtornos de ansiedade inclui um número quase infinito de combinações distintas.

Nenhum estudo epidemiológico imaginável em população geral ou população clínica poderia descrever e explorar todas as combinações possíveis entre transtornos de ansiedade e transtornos por uso de substâncias. Isso também vale para ensaios clínicos de tratamento dessas comorbidades. Em tempos de medicina baseada em evidências, os programas de prevenção e tratamento das comorbidades ainda se baseiam em dados sobre os transtornos específicos isolados ou, na melhor das hipóteses, em pares de comorbidades. A maioria dos estudos epidemiológicos agrega todas as substâncias psicoativas, exceto o álcool, isto é, não discrimina entre diferentes substâncias. Isso impossibilita conclusões a respeito de substâncias específicas como cocaína ou *Cannabis*, por exemplo. A exceção a isso foi a Nesarc, que examinou as associações entre depressão maior, distimia, mania, hipomania, pânico com e sem agorafobia, fobia social, fobias específicas e transtorno de ansiedade generalizada; abuso e dependência de álcool, sedativos, tranquilizantes, opioides, anfetaminas, alucinógenos, *Cannabis* e cocaína.

A despeito dessa complexidade, é possível estabelecer algumas regras gerais:

- A associação com transtornos de ansiedade é mais significativa com dependência do que com abuso, independentemente da substância em questão;
- A associação de transtornos por outras substâncias com transtornos de ansiedade é mais intensa do que a associação de transtornos por uso de álcool;
- Quanto maior a comorbidade entre os transtornos por uso de substâncias, ou seja, quanto mais diagnósticos de abuso ou dependência, maior a probabilidade de haver um transtorno ansioso comorbido;
- Quanto mais transtornos de ansiedade, maior a probabilidade de haver um ou mais transtornos por uso de substâncias associados;
- Transtornos de ansiedade em geral começam mais cedo na vida do que os transtornos por uso de substâncias;
- De acordo com dados da Nesarc, na esmagadora maioria (99,8%) dos casos de comorbidade, o transtorno de ansiedade não podia ser diagnosticado como induzido pelo uso de substâncias, ou seja, o transtorno de ansiedade poderia ser considerado independentemente do transtorno por uso de substâncias.

Por que ocorre a associação entre transtornos de ansiedade e transtornos por uso de substâncias psicoativas? Uma hipótese facilmente refutável é a de superposição de critérios diagnósticos, ou seja, os critérios usados para um diagnóstico seriam iguais ou muito semelhantes, pelo menos em parte, àqueles usados no diagnóstico comórbido. A simples leitura dos critérios diagnósticos do *DSM-IV* e da *CID-10* permite concluir que não há superposição significativa de critérios para o diagnóstico de transtornos por uso de substâncias e transtornos de ansiedade. Assim sendo, restam três possibilidades de explicação:

1. Transtornos por uso de substâncias "causam"* transtornos de ansiedade. Como exemplo, vamos considerar transtorno do pânico causado pelo uso crônico de cocaína.** A cocaína pode induzir ataques de pânico e seu uso constante pode levar à repetição desses ataques, o que, por sua vez, poderia levar a uma alteração de funcionamento cerebral símile ao fenomeno *kindling*. Isso poderia explicar o transtorno do pânico causado por cocaína.
2. Transtornos de ansiedade "causam" transtornos por uso de substâncias. Por exemplo, fobia social e dependência de álcool. Consideremos que alguém com fobia social passe a fazer uso constante de álcool pelos seus efeitos ansiolíticos e como facilitador da interação social. O uso crônico poderá resultar em dependência de álcool, neste caso, em decorrência da fobia social. É um dos exemplos da hipótese da automedicação.
3. Ambos os transtornos são "causados" por um terceiro fator, subjacente, comum aos dois grupos de transtornos. A gama de fatores possivelmente envolvidos vai desde fatores genéticos – em que o patrimônio genético que predispõe a algum transtorno ansioso, predisporia também ao desenvolvimento de transtornos por uso de substâncias – a fatores ambientais. Apenas para exemplificar, imaginemos um ambiente de constante exposição à violência, oportunidades múltiplas para o uso drogas e uma subcultura que valorize o uso de drogas (incluindo álcool) entre adolescentes e adultos jovens. Um ambiente desse tipo pode favorecer o desenvolvimento do transtorno de estresse pós-traumático (pelo aumento da probabilidade de exposição a um evento traumático) e também dependência de *Cannabis* (por aumento da probabilidade de uso, secundário à disponibilidade e à pressão do grupo social).

E importante levar em conta que todos os mecanismos descritos acima podem ser verdadeiros em diferentes pacientes. Ou seja, há casos em que o transtorno ansioso antecede o transtorno por uso de substâncias, assim como há casos em que ocorre o contrário, e já foi demonstrado que os quadros de comorbidade podem começar por qualquer um dos transtornos. Além disso, mecanismos diferentes de associação podem estar presentes em distintas fases de evolução dos transtornos. Voltando ao exemplo clínico, uma fobia social leve pode facilitar o início do uso de álcool, que evolua como dependência do álcool.

---

* Causar encontra-se entre aspas porque os modelos fisiopatológico de causação derivado e ainda empregado em doenças infecciosas não se adapta bem aos transtornos mentais.

** A cocaína é mencionada aqui e no restante deste capítulo independentemente da via de uso. Em outras palavras, inclui crack e outras formas de uso.

Esta, por sua vez, pode piorar significativamente a adaptação social, aumentando a probabilidade de eventos que agravem e perpetuem a fobia social.

Vamos então discutir a comorbidade a partir dos diversos transtornos de ansiedade específicos. A literatura é muito escassa no que se refere ao abuso ou à dependência de outras drogas e não tão escassa no que se refere ao abuso ou à dependência de álcool. Vale lembrar que a comorbidade dos transtornos de ansiedade e dos transtornos por uso de substâncias com outros transtornos mentais e físicos também é alta, e clinicamente significativa, mas não está incluída neste capítulo. Voltando ao exemplo clínico, há pacientes que temem a associação de transtorno bipolar, transtorno do estresse pós-traumático, dependência de álcool, obesidade e hipertensão. Neste capítulo, abordamos apenas parte dessa comorbidade complexa.

PÂNICO E AGORAFOBIA

Tanto em amostras clinicas quanto em população geral há maior prevalência de ataques de pânico e do transtorno do pânico com ou sem agorafobia entre pessoas com abuso ou dependência de álcool, bem como entre pessoas com abuso ou dependência de outras substâncias. No que se refere aos transtornos por uso de álcool, há evidência de que o transtorno do pânico com ou sem agorafobia se associa à dependência de álcool. Entretanto, há dados contraditórios quanto à prevalência aumentada de abuso de álcool entre pessoas com transtorno do pânico. Há relatos de maior prevalência de transtornos por uso de outras substâncias, entre pessoas com pânico na população geral. A associação é mais intensa com tranquilizantes, opioides e *Cannabis*.

Está bem estabelecido que a abstinência de álcool ou de outros depressores de sistema nervoso central (SNC), o uso de *Cannabis*, de cocaína ou de outros estimulantes do SNC podem desencadear ataques de pânico. Já foram descritos também o agravamento e a indução de transtorno do pânico por cocaína e *Cannabis*. A ação continuada de substâncias psicoativas em vias noradrenérgicas e gabaérgicas pode contribuir para/ou determinar uma alteração do funcionamento normal dessas vias, alteração essa que pode persistir mesmo quando interrompido o uso da substância. Os estimulantes agem em vias noradrenérgicas e os benzodiazepínicos (depressores do SNC), em vias gabaérgicas. Ambos os neurotransmissores já foram implicados na fisiopatologia da ansiedade e dos ataques do pânico. O fenômeno *kindling* já foi invocado para explicar por que a repetição de crises de pânico induzidas por substâncias psicoativas, especialmente por cocaína, *Cannabis* e por abstinência de álcool, poderiam culminar em um transtorno do pânico que persiste mesmo quando da interrupção do uso da substância.

Certamente os mecanismos biológicos não excluem a participação de fatores ambientais na associação de transtornos do pânico e agorafobia com transtornos por uso de substâncias. O abuso e a dependência de substâncias psicoativas, incluindo álcool, se associa a baixo desempenho escolar e baixa performance no trabalho. Isso se associa a desemprego e nível socioeconomico abaixo da média, situações que se associam ao desenvolvimento de transtorno do pânico e agorafobia.

Mecanismos psicológicos, cognitivos, foram também propostos para explicar o desenvolvimento de transtorno do pânico a partir de transtornos por uso de substâncias. A experiência repetida de sensações semelhantes a um ataque de pânico poderia levar a um aumento de sensibilidade e a uma atenção excessiva de sinais fisiológicos normais e sua interpretação como sinais de risco físico (catastrofismo), um dos mecanismos cognitivos propostos para o desenvolvimento de pânico.

O diagnóstico do transtorno do pânico em comorbidade com transtorno por uso de substâncias apresenta desafios específicos. É importante saber que o pânico tende a não ser diagnosticado em serviços especializados no tratamento de dependentes de álcool e outras drogas, assim como os transtornos por uso de substâncias também tendem a não ser diagnosticados em serviços especializados no tratamento de transtornos de ansiedade. Isso é particularmente importante em pacientes do sexo feminino, as quais pouco se pergunta sobre o uso de substâncias psicoativas, particularmente as ilícitas. A história de uso de álcool e de outras substâncias psicoativas, incluindo o padrão recente de uso, assim como a história recente dos ataques de pânico e sintomas agorafóbicos devem ser colhidas cuidadosamente. É importante detalhar o uso de benzodiazepínicos, porque pacientes com transtorno de pânico podem ter acesso a essas medicações e delas fazer uso excessivo. Ataques de pânico que só ocorram durante a intoxicação ou a abstinência são indício de que não deve ser um transtorno de pânico autônomo, e sim crises de pânico induzidas pelo uso ou pela abstinência da substância psicoativa. Ainda assim deve ser considerado um indício e não certeza, porque pode ocorrer uma piora de um transtorno de pânico autônomo decorrente do uso ou abstinência da substância. Em parcela significativa dos casos, pode não ser possível estabelecer uma cronologia confiável do início dos sintomas de pânico em relação ao uso de álcool e outras substâncias, porque a confiabilidade dos relatos tende a ser baixa em relação a doenças crônicas de início insidioso, como pode ser o caso de ambos os transtornos. A presença de história familiar pode contribuir para o diagnóstico.

Independentemente da conclusão diagnóstica, a abordagem inicial deve incluir como objetivo a abstinência de álcool e outras drogas, ainda que transitória. Embora seja difícil estabelecer o prazo ideal, o *DSM-IV* preconiza que o diagnóstico de transtorno ansioso induzido por substância(s) deva ser feito quando os sintomas ocorrem no período de até um mês do uso ou da abstinência da substância. Caso os sintomas do transtorno do pânico persistam após esse período de abstinência, o diagnóstico adicional de transtorno do pânico deve ser feito. Entretanto, se após o período de abstinência houver apenas melhora dos sintomas de pânico sem sua supressão, ainda assim não é possível concluir pelo diagnóstico de transtorno de pânico secundário ao uso de substâncias, pois o transtorno de pânico poderia estar sendo agravado pelo uso de álcool ou de outras drogas. Em outras palavras, o diagnóstico de transtorno do pânico só deve ser descartado caso haja remissão dos sintomas ansiosos apos a abstinência. Infelizmente, essa é uma conduta fácil de prescrever mas difícil de seguir, porque uma das características da dependência de álcool e de outras substâncias é a inabilidade para controlar o uso e manter a abstinência.

Feito o diagnóstico de transtorno por uso de substâncias e transtorno do pânico, o próximo passo é o tratamento. O que fazer? O paciente deve ser informado das possibilidades diagnósticas e das possíveis interações entre o transtorno do pânico e as substâncias em questão. Essa informação deve ser individualizada, específica e dirigida para as substâncias e as quantidades usadas pelo paciente, bem como deve levar em conta as crenças e opiniões do paciente em relação a seu uso de drogas. Informações genéricas do tipo "qualquer uso de qualquer droga piora o pânico" provavelmente só servirão para abalar a confiança do paciente no médico. Também servirão para abalar a confiança do paciente no médico as "informações moralizantes", ou seja, orientações baseadas em crenças e valores do médico e não em evidências. O passo seguinte será o estabelecimento de metas comuns a serem buscadas durante o tratamento. Nesse contexto, a abstinência é uma meta importante a ser proposta ao paciente, com função diagnóstica e terapêutica, assim como deve ser foco de planos específicos de tratamento. Em outras palavras, a orientação "pare de beber e de usar qualquer outra droga" desacompanhada de um plano específico provavelmente não surtirá efeito.

FOBIA SOCIAL (OU TRANSTORNO DE ANSIEDADE SOCIAL)

Transtornos por uso de álcool e fobia social estão entre as três doenças mentais mais frequentes na população geral. Pessoas com fobia social têm maior probabilidade de apresentar abuso ou dependência de álcool ou drogas. A prevalência de transtornos por uso de substâncias entre pessoas com fobia social varia em torno de 10 a 30% entre os diferentes estudos O inverso também é verdade, ou seja, pessoas com transtornos por uso de álcool têm alta prevalência de fobia social. Além disso, há evidências que nos permitem afirmar que quanto mais grave o transtorno por uso de alcool, maior a probabilidade de associação com fobia social e quanto mais grave a fobia social, maior a probabilidade de associação com transtornos por uso de álcool. Entretanto, os dados sobre fobia social entre pessoas com problemas por outras drogas são bastante escassos. Dados de população geral demonstram a associação de fobia social com uso, abuso e dependência de outras substâncias, sendo que a associação é maior com dependência de *Cannabis*, alucinógenos, anfetaminas e opioides.

Nas explicações propostas para a associação fobia social e dependência de álcool, a hipótese de automedicação encontra mais adeptos e mais evidências empíricas favoráveis, inclusive em estudos prospectivos. Em estudos retrospectivos os indivíduos com comorbidade relatam com maior frequência que a fobia social precedeu o transtorno por uso de substâncias, o que é confirmado por estudos populacionais prospectivos. Isso sugere que o uso crônico de álcool possa decorrer de um aprendizado. Ao se sentirem muito ansiosas em situações de exposição social, essas pessoas identificariam um efeito ansiogênico no consumo de álcool e passariam a usar essa estratégia na maior parte das situações de exposição social. A dependência de álcool está mais associada ao subtipo generalizado do que ao restrito, o que pode ser um indicador de que quadros de maior gravidade tendem a ter maior comorbidade, ou ainda decorrente do fato de que no subtipo restrito o temor mais frequente é o de falar ou apresentar-se em público, o que pode ser evitado com relativa facilidade sem grande prejuízo social, além de não ser facilmente associado ao consumo de álcool. Pacientes com dependência de álcool e fobia social relatam o uso de álcool para facilitar a interação social e têm maiores prejuízos globais de funcionamento psicossocial, a despeito de não terem maior consumo do que aqueles com dependência de álcool sem fobia social. Em síntese, na comorbidade fobia social e transtornos por uso de álcool, a hipótese da automedicação encontra o maior embasamento empírico e mais adeptos.

É importante levar em conta que a evitação de situações sociais, bem como ansiedade ligada à performance, podem decorrer da dependência de álcool e outras drogas. Por exemplo, um paciente que beba até ficar embriagado na maior parte de seus compromissos sociais em que é exposto à bebida pode aprender a evitar a participação em eventos sociais, ou simplesmente evitar qualquer contato social devido ao medo de "dar vexame". A diferença importante, do ponto de vista diagnóstico, é que na fobia social o temor é reconhecido como exagerado e irracional, ao passo que no exemplo acima o temor é justificado, ou nas palavras do *DSM-IV*, critério diagnóstico H para fobia social: "...se outro transtorno psiquiátrico estiver presente, o temor do critério A não é relacionado a ele...". Essa separação pode não ser clara no caso de uma pessoa com fobia social que faça uso excessivo de álcool na maioria das situações sociais e tenha comportamentos vexaminosos. Nesse caso, a evitação das situações sociais pode piorar e adquirir um caráter misto, parte pela fobia social, parte pelo uso excessivo de álcool.

Ainda com o exemplo acima em mente, podemos dizer que o raciocínio etiológico unidirecional (A causa B) não é suficiente para entender essa associação, em que a fobia social alimenta o consumo de álcool e o consumo inadequado de álcool alimenta a fobia social. Há outros problemas também na determinação da sequência temporal desses transtornos: para a maior parte dos pacientes, ambos os transtornos começaram há mais de uma década, caso em que a confiabilidade do relato das sequências temporais é baixa. Além disso, pode ser atraente atribuir o consumo problemático de álcool (ou qualquer outra substância) a outra doença "fora de seu controle", porque o consumo de álcool ou outras drogas secundário a outras doenças parece ser menos estigmatizado do que o consumo "por razões hedônicas".

Os modelos para comorbidade entre fobia social e transtornos por uso de substâncias baseiam-se nos transtornos por uso de álcool e são, de certo modo, extrapolados para outras drogas. No caso específico da hipótese de automedicação, essa extrapolação é difícil, pela ausência do efeito ansiolítico no caso de outras substâncias, exceto benzodiazepínicos. A *Cannabis* pode ter um efeito ansiolítico em usuários crônicos que parece ser modulado pela expectativa do usuário. No caso da comorbidade entre fobia social e abuso ou dependência de outras substâncias, o tema tem merecido pouca atenção na literatura, o que se manifesta pela escassez de dados epidemiológicos, bem como de teorias sobre essa associação.

A escassez de teorias específicas sobre a neurofisiologia da fobia social não permite muitas aventuras no entendimento dos fatores biológicos na comorbidade da fobia social com transtornos por uso de substâncias.

Na avaliação e no diagnóstico da fobia social em pacientes com transtornos por uso de substâncias, alguns aspectos merecem destaque. Pelos dados de prevalência já mencionados, todos os pacientes com hipótese diagnóstica de fobia social devem ser investigados para transtornos por uso de substâncias. O inverso também é verdadeiro pelas implicações terapêuticas, uma vez que tratamentos em grupo amplamente empregados para transtornos por uso de substâncias (grupos de mútua ajuda, por exemplo) não serão os mais facilmente aceitos para pacientes com fobia social. É importante ter em mente que o paciente com fobia social pode negar o uso de drogas ou álcool, com medo de desagradar o médico. Assim sendo, a investigação da comorbidade não deve se limitar a perguntas simples apenas na primeira consulta, mas deve ser refeita quando houver um clima de confiança claramente estabelecido, de tal modo que a consulta em si não seja uma situação ansiogênica para o paciente.

TRANSTORNO DE ESTRESSE PÓS-TRAUMÁTICO (TSPT)

Dados da NCS mostram que há uma comorbidade entre TSPT e transtornos por uso de substância maior do que o esperado ao acaso de homens com TSPT e abuso ou dependência de álcool (OR 2,06), abuso ou dependência de outras drogas (OR 2,97) e de mulheres com TSPT e abuso ou dependência de álcool (OR 2,48) ou abuso ou dependência de outras drogas (OR 4,46). O TSPT inicial se associa com o desenvolvimento de dependência de álcool posterior, mas não com abuso de álcool, abuso ou dependência de outras substâncias. Em outras palavras, a relação temporal entre o início do TSPT e o início dos transtornos por uso de substâncias não é tão clara como na fobia social. Comparados a outros transtornos, os transtornos por uso de álcool ou outras drogas são a comorbidade mais frequente em TSPT. Examinando a questão do lado oposto, foi demonstrado que a prevalência de TSPT é maior do que o esperado ao acaso entre dependentes de álcool e drogas. Em suma, não há dúvida de que TSPT e transtornos por uso de substâncias estão intimamente relacionados na população geral.

As explicações para essa associação são variadas. O TSPT tem uma característica ímpar entre os outros transtornos de ansiedade, que é a presença do evento traumático, que obrigatoriamente precede o transtorno, sendo condição necessária, mas não suficiente, para o desenvolvimento de TSPT. Aliás, a relação entre a ocorrência do evento traumático e o TSPT tem sido foco de pesquisas que tentam explicar como e por que das pessoas submetidas ao evento traumático, algumas desenvolvem o TSPT e outras não. Desse ponto de vista, a associação dos transtornos por uso de substâncias com TSPT pode ser dividida em duas partes: 1) a associação com eventos traumáticos e 2) o desenvolvimento de TSPT após essa exposição.

Eventos traumáticos e diminuição da expectativa de vida estão claramente associados aos transtornos por uso de substâncias. Podemos então postular que esses eventos podem predispor ao desenvolvimento de TSPT. A evidência de que os transtornos por uso de substâncias precedem o desenvolvimento de PTSD é escassa. Nos estudos que investigaram a causalidade abordando a relação temporal entre TSPT e os transtornos por uso de substâncias, a maior parte concluiu que o TSPT precede o transtorno por uso de substâncias, ou seja, uma relação que fala a favor da hipótese de automedicação. Um estudo de adolescentes com dependência de álcool ou outras drogas demostrou que essa relação só é válida para mulheres. Entretanto, toda cautela é pouca na interpretação desses dados. Em primeiro lugar, o estudo dos prováveis mecanismos causais dessa associação é bastante recente; além disso, em torno de metade dos pacientes com TSPT tem também depressão, o que significa que transtornos afetivos têm de ser levados em conta no entendimento da relação entre transtornos por uso de substâncias e TSPT. Talvez sejam populações diferentes aquelas em que o TSPT precede o transtorno por uso de substâncias e aquelas em que ocorre o inverso. Os dados sobre PTSD na população brasileira geral são escassos. A ladainha costumeira de que faltam dados epidemiológicos sobre a saúde mental da população brasileira geral parece se aplicar ao TSPT. A transposicão dos modelos e dados de TSPT produzidos em países desenvolvidos é complicada pelo fato de que os padrões de exposição à violência no Brasil diferem significativamente dos países chamados desenvolvidos. Por exemplo, os modelos de desenvolvimento de TSPT após eventos catastróficos infrequentes, como a destruição do World Trade Center em Nova York, não são automaticamente aplicáveis a situações de violência doméstica ou mortes por acidentes de trânsito, como se observa nos países em desenvolvimento. A associação de diferentes padrões de violência e de TSPT com transtornos por uso de substâncias pode diferir significativamente. A natureza do evento traumático tem implicações significativas no desenvolvimento do TSPT e, por conseguinte, no estudo de suas comorbidades. Em suma, a transposição do conhecimento existente sobre TSPT, produzido nos países europeus e na América do Norte para a sociedade brasileira, é mais difícil do que em outras áreas da psiquiatria.

Quanto à hipótese de automedicação, alguns trabalhos mostram relatos de pacientes descrevendo uso associado à intenção de melhorar sintomas ansiosos, bem como a associação da droga de escolha com o tipo de sintomas. Aliada a isso há a evidência de que em um número significativo de casos, o TSPT precede o transtorno por uso de substâncias. Em suma, essa hipótese tem base empírica.

Há também evidências de que a reatividade aumentada dos sistemas dopaminérgicos, adquirida ou herdada, se associa ao TSPT e aos transtornos por uso de substâncias. Esta poderia ser uma predisposição biológica independente para ambos os transtornos.

Outro modelo proposto é o modelo de interação dinâmica em que o desenvolvimento de sintomas iniciais de TSPT levaria a um aumento do consumo de substâncias, o que aumentaria a probabilidade de novos eventos traumáticos, que agravariam um TSPT já existente e aumentariam ainda mais o consumo de substâncias psicoativas. Esse consumo aumentado poderia levar a um aumento de sintomas ansiosos como no caso dos sintomas de abstinência.

UM CASO TÍPICO DE CÍRCULO VICIOSO.

Na avaliação de pacientes com transtornos por uso de substâncias, é muito importante pesquisar ativamente o TSPT, pela alta prevalência da comorbidade em amostras clínicas de pacientes que procuram tratamento por problemas com drogas ou álcool (12 a 34%) e o inverso (30 a 50%). Do ponto de vista do diagnóstico diferencial, as características peculiares do TSPT, como a existência do evento traumático, bem como o retorno das vivências relacionadas ao evento (critérios A e B do *DSM-IV*) facilitam essa tarefa. Entretanto, como há a possibilidade de que, tanto a intoxicação quanto a abstinência piorem o curso do TSPT, é necessário que se estabeleça a relação temporal entre esses dois transtornos. O entendimento de como essa relação opera em um caso específico tem implicações prognósticas e terapêuticas.

TRANSTORNO DE ANSIEDADE GENERALIZADA (TAG)

A comorbidade, além da esperada ao acaso, entre os transtornos por uso de substâncias e o TAG foi bem determinada em pesquisas com população geral. Em estudos de população geral, a presença de TAG associou-se a abuso ou dependência de álcool (OR 2,04) e a abuso ou dependência de outras drogas (OR 3,08). As associações mais significativas foram com dependência de tranquilizantes, opiáceos, sedativos, alucinógenos e *Cannabis*. Estudos dessa comorbidade em amostras clínicas também revelaram taxas significativas, embora valha a ressalva já feita em relação a outros transtornos, de que a comorbidade com transtornos por uso de álcool é mais bem estudada do que aquela relacionada a outras drogas.

Esta comorbidade apresenta aspectos específicos em relação aos outros transtornos de ansiedade mencionados neste capitulo. O primeiro deles é o fato de que a comorbidade em geral do TAG é tão alta, particularmente com depressão, que alguns autores questionam sua validade como transtorno autônomo. Esse tópico é mais bem discutido no capítulo específico sobre TAG. Outro aspecto muito importante é a superposição de critérios diagnósticos entre o TAG e a abstinência de álcool e de sedativos, hipnóticos ou ansiolíticos. Por exemplo, um paciente com uso crônico de álcool, mas que tentou reduzir seu uso no último ano, pode queixar-se de sintomas crônicos de ansiedade ao longo desse período. O *DSM-IV* requer que os sintomas de TAG estejam presentes por pelo menos seis meses, para que o diagnóstico seja feito e que o quadro não seja atribuível ao uso de substâncias psicoativas. A única maneira de eliminar a hipótese do quadro ser secundário ao uso crônico de álcool seria a manutenção da abstinência por pelo menos seis meses. Caso o quadro persistisse após esse período, poderíamos então fazer o diagnóstico de TAG. Ocorre que, na maior parte das vezes, esse procedimento não é viável, porque, com grande frequência, os pacientes não mantêm abstinência contínua por seis meses. Nessa circunstância, nossa sugestão é a observação cuidadosa da relação entre os sintomas ansiosos e o consumo de álcool ou outros sedativos. Sendo possível observar que os sintomas ansiosos só se tornam significativos em períodos de abstinência, é provável que não se trate de TAG, e sim de sintomas de abstinência que se repetem ao longo do tempo.

Voltando ao tema da alta comorbidade de TAG com outros transtornos de ansiedade ou de humor, a probabilidade da ocorrência de transtornos por uso de substâncias e apenas TAG associados é muito baixa. Em geral, esses pacientes terão também outros transtornos ansiosos ou de humor associados, complicando ainda mais o diagnóstico, o tratamento e o prognóstico. Não há uma forma simples de abordar esse problema, a melhor é a observação sistemática da evolução de cada paciente, bem como a obtenção de história familiar detalhada.

Em relação aos outros transtornos de ansiedade, discutimos os mecanismos propostos para a associação. No caso do TAG, isso não é factível, tanto pela ausência de dados sobre os casos "puros" da associação quanto pela escassez da literatura no que diz respeito às propostas teóricas sobre essa associação.

TRANSTORNO OBSSESSIVO-COMPULSIVO (TOC)

O ECA mostrou que, entre pessoas com diagnóstico de TOC, 24,1% tinham abuso ou dependência de álcool e 17,6% tinham abuso ou dependência de outras drogas, o que é bem mais do que o que ocorre na população geral. Nesse estudo, aproximadamente metade dos casos relatava o início do TOC como anterior aos transtornos por uso de substâncias. Com dados da mesma pesquisa, foi mostrado que a prevalência de TOC é maior do que a esperada ao acaso entre pessoas com transtornos por uso de drogas (7,4%) e entre pessoas com transtornos por uso de álcool (2,0%). Entretanto, alguns anos depois, a validade do diagnóstico de TOC feito no ECA foi questionada, por sua baixa estabilidade.

Pelo menos um estudo de coorte descreveu a associação de TOC e dependência de álcool em 24% e de *Cannabis* em 19% dos casos de TOC. Além disso, a história de uso de drogas foi preditora de TOC. Dados do ECA em análise prospectiva permitiram a conclusão de que o uso de cocaína e *Cannabis* foi fator de risco para o desenvolvimento de TOC. Entre 545 indivíduos em tratamento para transtornos por uso de substâncias, nosso grupo encontrou a prevalência ao longo da vida de 10,5% de TOC. Entre os transtornos ansiosos, o TOC parece ser o que tem suscitado menos investigações de comorbidade.

Entre as varias descrições e critérios diagnósticos de abuso e dependência usadas ao longo do tempo, a descrição do uso de drogas ou álcool como compulsivo leva à associação quase automática com o TOC. Ao contrario do esperado, apesar de uma tendência à ampliação do conceito de TOC, com a criação do *spectrum* obsessivo-compulsivo, os transtornos por uso de substâncias não foram incorporados a esse *spectrum*, pelo menos por aqueles que trabalham originalmente com TOC. Em contrapartida, entre aqueles que trabalham com transtornos por uso de substâncias, há vários artigos que sugerem a proximidade conceitual e se valem de conceitos e até de escalas desenvolvidos na área do TOC e a aplicam na área de transtornos por uso de substâncias. Além disso, há propostas de envolvimento dos gânglios da base tanto na fisiopatologia do TOC quanto dos transtornos por uso de substâncias.

TRATAMENTO FARMACOLÓGICO

Abordaremos aspectos gerais do tratamento dos transtornos de ansiedade em comorbidade com os transtornos por uso de substâncias e faremos observações específicas sobre cada transtorno ansioso ou cada substância quando pertinente.

O tratamento dos transtornos de ansiedade pode ser farmacológico, psicoterápico ou com a associação das duas abordagens. Isso também vale para o tratamento dos transtornos por uso de substâncias e, por extensão, da comorbidade entre ambos.

A abordagem psicofarmacológica da comorbidade tem como primeiro problema o uso de benzodiazepínicos. Essas medicações têm amplo uso no tratamento dos transtornos de ansiedade, quer como medicações principais, quer como adjuvantes. Entretanto, podem ser associadas a abuso e dependência. Em razão disso, vários autores sugerem que não devam ser usadas em pacientes com história de abuso ou dependência de quaisquer substâncias. Essa contraindicação não é unânime, em primeiro lugar porque pressupõe a existência de uma vulnerabilidade comum a todas as substâncias psicoativas, entre os pacientes com transtornos por uso de substâncias. Essa vulnerabilidade ainda não foi cabalmente demonstrada. Além disso, outros autores acham que o risco de desenvolvimento de dependência tem sido superestimado, no caso da prescrição de benzodiazepínicos a pacientes com história de transtornos por uso de substâncias. O diagnóstico de transtorno por uso de substâncias deve ser visto como uma contraindicação relativa à prescrição de benzodiazepínicos pelas seguintes razões:

- potencial de abuso e dependência;
- reforço de que o alívio da ansiedade deve ser buscado através de substâncias psicoativas, o que não contribui para o desenvolvimento de estratégias alternativas;
- risco de interação com álcool ou outras drogas;
- necessidade de uso a longo prazo, uma vez que os transtornos de ansiedade tendem a ser crônicos; e
- existência de alternativas farmacológicas eficazes, sem risco de dependência ou abuso demonstrado.

O segundo problema da abordagem farmacológica é a interação farmacológica. A história do tratamento de transtornos por uso de substâncias inclui a possibilidade de recaídas. Nesse caso, a interação farmacológica entre as medicações usadas e as substâncias de abuso deve ser levada em conta. O problema é que há poucas informações disponíveis a respeito da interação das medicações usadas no tratamento dos transtornos de ansiedade com drogas, particularmente com o uso concomitante de várias drogas. Em geral, dispomos apenas de informações sobre a interação do álcool com medicamentos.

O terceiro problema é a falta de ensaios clínicos aleatórios com dados dos diferentes subgrupos que compõem essa população. Em outras palavras, os ensaios clínicos envolvendo drogas usadas no tratamento dos transtornos de ansiedade normalmente excluem pacientes com uso de álcool ou outras drogas, assim como os ensaios clínicos com medicações para tratamento dos transtornos por uso de substâncias excluem pacientes com outros transtornos psiquiátricos. Assim sendo, os dados disponíveis são de estudos naturalistas, relatos de casos, dados sobre a interação de substâncias e experiência clínica pessoal.

Com relação à interação medicamentosa, os antidepressivos tricíclicos têm duas propriedades inconvenientes: diminuição do limiar convulsivo e potencial arritmogênico. A diminuição do limiar convulsivo pode somar-se àquela provocada tanto por abstinência de álcool ou sedativos quanto por intoxicação por cocaína. A cocaína também tem propriedades arritmogênicas que podem se somar àquelas dos tricíclicos. Como não há nenhum benefício do uso de tricíclicos em pacientes com dependências, sugerimos que os antidepressivos tricíclicos sejam considerados segunda escolha no caso da comorbidade entre transtornos de ansiedade e transtornos por uso de substâncias. Vale ainda lembrar que quanto mais sedativo o antidepressivo, maior a potencialização da sedação produzida pelo álcool ou por outros sedativos.

Os inibidores clássicos da monoaminoxidase (IMAOs) não devem ser usados, a não ser em circunstâncias realmente excepcionais, como falta de resposta às outras alternativas (inclusive as não farmacológicas) e, ainda assim, sugerimos que o primeiro mês seja em ambiente controlado, para que só se mantenha a medicação caso os benefícios sejam realmente significativos. Toda essa precaução deve-se à possibilidade de reações hipertensivas, seja por não cumprimento da dieta, seja por uso de simpatomiméticos como cocaína, anfetaminas. No caso de altas doses dessas drogas, há risco significativo de vida.

Em suma, os inibidores seletivos da receptação da serotonina (SSRIs) e outros entre os chamados novos antidepressivos são a primeira escolha, quando se opta pela abordagem farmacológica desses pacientes. Ainda assim é bom ter em mente que não dispomos de informações seguras sobre a interação dessas medicações com drogas, como cocaína, *Cannabis* etc. Indicações precisas do uso de antidepressivos no tratamento dos transtornos de ansiedade poderão ser encontradas nos capítulos específicos.

Quanto ao uso de medicações para tratamento dos transtornos por uso de substâncias, podemos dividi-las em três grupos:

1. medicações usadas para o tratamento de síndromes de abstinência, p. ex., benzodiazepínicos para abstinência de álcool;
2. medicações que substituem as drogas, p. ex., manutenção com metadona para dependentes de heroína; e
3. medicações para diminuir o desejo de uso, que são o naltrexone e o acamprosato, usados no tratamento da dependência de álcool.

Vamos abordar apenas as medicações do terceiro grupo porque o tratamento da síndrome de abstinência é de curto prazo e fora do escopo deste capítulo, e dependência de heroína é um problema com relevância epidemiológica discutível no Brasil. Não abordaremos tampouco o uso de bupropiona e vareniclina porque os transtornos por uso de tabaco e de cafeína não foram aqui incluídos. O tratamento da síndrome de abstinência ao álcool e sedativos deve ser enérgico para evitar, se possível completamente, a piora do transtorno ansioso.

O naltrexone não tem interações significativas com antidepressivos, mas vale sempre lembrar que seu papel no tratamento da dependência de álcool ainda não está claramente estabelecido, embora tenha tido sua eficácia demonstrada, a magnitude de seu efeito ainda deixa a desejar. Há apenas relatos de caso de ataques de pânico associados a naltrexone. Não há relatos de interações adversas entre naltrexone e inibidores seletivos de receptação de serotonina (SSRI) ou antidepressivos tricíclicos (TCA), mas também não encontramos estudos específicos. Em relação à associação naltrexone e inibidores da monoaminoxidase (IMAO), também não encontramos estudos específicos. Entretanto, como há relatos de efeitos colaterais graves com o uso de tranilcipromina e outros opiáceos, não nos parece prudente a associação.

Em relação ao acamprosato, vale a mesma observação feita em relação ao naltrexone, de que seu papel no tratamento da dependência de álcool ainda não está claramente estabelecido, embora tenha tido sua eficácia demonstrada, a magnitude de seu efeito ainda deixa a desejar. Não encontramos relatos de ataques de pânico associados a seu uso. Há relatos de que o acamprosato não interfere no metabolismo de imipramina, mas não encontramos dados sobre a associação acamprosato e SSRIs e IMAOs.

TRATAMENTO NÃO FARMACOLÓGICO

A terapia cognitivo-comportamental (TCC) teve sua eficácia demonstrada no tratamento dos transtornos de ansiedade e também na dependência de álcool e de outras drogas. E a única modalidade terapêutica que teve sua eficácia demonstrada em ambos os grupos de transtornos independentemente e com dados sobre comorbidades especificas.* Além disso, algumas técnicas podem ser úteis para ambos os transtornos, como relaxamento e desenvolvimento de habilidades sociais. Por isso, a TCC é a escolha natural para a abordagem desses pacientes, mas tem limitações importantes sendo a principal delas a disponibilidade de profissionais habilitados e com experiência em ambos os transtornos. Outra limitação é que algumas técnicas empregadas em TCC para transtornos de ansiedade, como exposição, por exemplo, não são efetivas caso haja uso concomitante de depressores de SNC. A despeito dessas limitações, a TCC é a escolha natural no tratamento desses pacientes.

Na área do tratamento dos transtornos por uso de substâncias, os grupos de mútua ajuda desempenham e desempenharam um papel importante, mas nos casos de comorbidade seu papel ainda não está claro. Há uma característica histórica de alguns desses grupos que é a rejeição ao uso de qualquer substância psicoativa, ainda que seja medicação usada conforme prescrição. Essa postura varia entre os diversos grupos de mútua ajuda e tem se atenuado ao longo dos anos. De qualquer forma, creio que a participação em um grupo de mútua ajuda pode ser proveitosa, desde que não haja rejeição clara e sistemática a outros tratamentos propostos.

A associação de abordagens farmacológicas e psicoterápicas parece-me indicada, especialmente em casos complexos como aqueles com comorbidade. Em ambos os grupos de transtornos foi demonstrado que essas abordagens agem sinergicamente.

Algumas peculiaridades são dignas de nota. No caso de pacientes com fobia social, o encaminhamento no início do tratamento para grupos de mútua ajuda pode ser contraproducente. Por outro lado, pode ser extremamente útil quando o paciente puder (e dever) se expor a situações sociais – trata-se de grupos bastante acolhedores que, habitualmente, respeitam diferenças individuais. Foi mostrado que TCC é mais eficaz do que os grupos de mútua ajuda para mulheres com fobia social e problemas com uso de álcool, embora ainda seja discutível se é melhor tratar os dois transtornos simultaneamente. Também em relação a pânico, ainda não está bem estabelecida a melhor forma de combinar esses tratamentos.

O TAG tem uma abordagem farmacológica específica: a buspirona. Apesar de alguma esperança inicial, ela não se mostrou útil como tratamento da dependência de álcool, mas também não tem interação problemática com ele, ou seja, pode ser usada com segurança.

O TSPT tem recomendações terapêuticas específicas quando associado aos transtornos por uso de substâncias: estes devem ser tratados antes ou concomitantemente ao TSPT, mas não se deve começar o tratamento pelo TSPT. Há inclusive propostas específicas de técnicas e sequenciamento dessas técnicas para os casos de comorbidade.

---

* Nossa intenção aqui não é fazer uma revisão dos relatos da eficácia da TCC nos transtornos ansiosos e nos transtornos por uso de substâncias. As referências mencionadas são apenas exemplos.

CONCLUSÃO

A comorbidade entre transtornos de ansiedade e transtornos por uso de substâncias é significativa, tanto do ponto de vista clínico quanto epidemiológico. Entretanto, a maior parte dos dados disponíveis refere-se às associações biunívocas, ou seja, um dos transtornos de ansiedade e uma substância, em geral álcool. Com isso, há poucos dados, ou simplesmente não há dados disponíveis, a respeito de uma parcela significativa das pessoas com comorbidade: aqueles com uso de múltiplas substâncias, aqueles com múltiplos transtornos psiquiátricos, sejam ansiosos ou outros e aqueles com "tudo isso junto", que pode ser tecnicamente chamado multimorbidade. Essa parcela é responsável pelo uso de boa parte dos recursos disponíveis em saúde mental, mas é aquela sobre a qual sabemos menos.

A despeito disso, podemos afirmar que a pesquisa sistemática de transtornos por uso de substâncias é fundamental na avaliação e no tratamento dos transtornos de ansiedade, assim como a pesquisa de transtornos de ansiedade o é na avaliação e no tratamento dos transtornos por uso de substâncias.

Caso o paciente prefira não adotar a abstinência como meta inicial, a redução do consumo pode ser uma meta alternativa, ainda que apenas como passo intermediário para motivar o paciente a adotar a abstinência como meta.

Técnicas cognitivo-comportamentais podem ser empregadas para a prevenção de recaída do uso de substâncias, bem como para o tratamento de pânico e agorafobia.

Parte 5

Saúde pública

14

Saúde pública

Sandra Fortes
Dinarte Ballester
Luis Fernando Tófoli

A ANSIEDADE E SEUS DETERMINANTES NA ATENÇÃO PRIMÁRIA À SAÚDE

Quando falamos de cuidados na atenção primária (AP), estamos nos referindo a profissionais, equipes ou serviços que representam a primeira linha de assistência na saúde, aqueles mais próximos (muitas vezes até mesmo inseridos em seu território) à comunidade. Tais serviços são responsáveis não apenas pelo primeiro atendimento, mas também pelo trabalho de promoção de saúde e prevenção de agravos. Assim sendo, estamos falando de profissionais generalistas (médicos e enfermeiros não especialistas em saúde mental) e, com frequência, também de agentes comunitários de saúde, responsáveis pelo cuidado de pessoas que muitas vezes ainda não adoeceram. Essa realidade se aplica também ao sofrimento emocional presente nessas populações: ele se encontra próximo do que seriam reações emocionais esperadas nas condições de vida dessas pessoas. Ou seja, estamos lidando, muitas vezes, com sofrimentos mais próximos do que poderia ser definido como uma reação normal aos eventos adversos de vida. Essa é uma questão muito importante no cuidado dos transtornos ansiosos nos serviços de AP, de forma a nem ignorar os quadros de ansiedade quando estiverem presentes, nem a diagnosticar psiquiatricamente reações não patológicas, o que nem sempre é simples.

A ansiedade pode ser considerada uma resposta natural do ser humano diante de situações de ameaça e medo, em que ele se sente inseguro e preocupado. Nesse sentido, e em especial nas unidades de AP, pode ser considerado um processo normal, esperado, relacionado às lutas e às dificuldades da vida. Encontram-se associadas à reação normal de estresse, correspondendo à fase inicial, onde, sentindo-se ameaçadas, as pessoas reagem e diversas modificações físicas ocorrem, preparando o individuo para se defender, seja lutando ou fugindo, mobilizando sistemas orgânicos específicos, entre os quais se destaca o sistema nervoso autônomo. Assim sendo, a presença de sintomas ou mesmo quadros ansiosos é fortemente influenciada pelos determinantes psicossociais, como situações de pobreza, violência, conflitos pessoais, familiares e trabalhistas, e pela falta de apoio social. Esses fatores interagem desfavoravelmente com outros fatores de vulnerabilidade de origem biológica, como determinantes genéticos; por exemplo, muitas vezes associados à presença de uma história familiar de transtornos mentais, em que esses fatores de risco representam uma fragilidade a mais nessa luta permanente que é viver em condições sociais desfavoráveis, fonte de um permanente sofrimento.

Esse sofrimento acaba sendo trazido para as equipes de AP, mesmo essas não sendo especializadas em saúde mental, na busca do paciente por alguma forma de alívio. Esse paciente se apresenta com queixas múltiplas (denominados nas unidades de saúde "pacientes poliqueixosos"), em geral somáticas, em um quadro misto, inespecífico, depressivo-ansioso. Certamente não são a saúde e seus profissionais os únicos a serem procurados nesses momentos: outras formas de apoio social são importantes fatores protetores na prevenção de que esses quadros – que Vincent Valla definiu como *sofrimento difuso* – evoluam e se cronifiquem como um transtorno mental mais grave e estruturado. Podem-se citar, por exemplo, a religião e outras fontes sociais de apoio, como a solidariedade da comunidade e dos vizinhos como parte significativa dessa rede social protetora. Mas, em muitos casos, e em geral nos mais graves, os profissionais de saúde são um recurso importante de cuidado para os transtornos emocionais que se desenvolvem na vida diária sofrida, na realidade das comunidades.

AS APRESENTAÇÕES DA ANSIEDADE NA ATENÇÃO PRIMÁRIA

Entender essa clara associação da ansiedade – e da depressão, já que há uma aproximação dessas entidades nosológicas nessa esfera de atenção – com o sofrimento psicossocial nos pacientes que são atendidos na AP nos explica algumas das formas como se apresentam para os profissionais dessas unidades: a ansiedade manifestada pelos pacientes da AP é distinta daquela apresentada por uma pessoa que busca a atenção especializada em saúde mental. Esses pacientes muitas vezes procuram cuidado para sintomas físicos. Esses quadros, muito frequentes como veremos a seguir, se caracterizam pela valorização das queixas físicas associadas ao sofrimento emocional. São queixas de falta de ar, pressão no peito, sensação de inchaço, tonteira, zumbidos, problemas gastrintestinais, cansaço, tremores e alterações do sono e do apetite, além de muitas variedades de dores, e da persistente queixa de "nervoso". Essas queixas são parte do quadro clínico dos transtornos depressivos e ansiosos em geral, mas, no contexto especifico da AP, são hipervalorizados dada a busca de cuidado pelos profissionais de saúde.

As razões dessa valorização das queixas físicas são muitas, abrangendo desde os padrões culturalmente aceitos de manifestação do sofrimento e de adoecimento até o impacto da estrutura do sistema de saúde na forma como se obtém atendimento. Um aspecto importante é que as queixas físicas são avaliadas tanto pelos pacientes quanto por seus familiares como formas legítimas de adoecimento, trazendo consigo o apoio social necessário. Os próprios profissionais reforçam essa forma de apresentação, ao valorizarem e cuidarem com mais empenho dos pacientes quando esses apresentam queixas físicas, tendendo a ignorar ou mesmo a rejeitar os pacientes quando manifestam sofrimento emocional ou relatam problemas psicossociais.

É importante destacar como característica especifica dos transtornos ansiosos nesse nível assistencial que esses se apresentem como quadros mistos, depressivo-ansiosos, inespecíficos, que muitas vezes não preenchem os critérios dos transtornos ansiosos tradicionais, como o transtorno de ansiedade generalizada ou o transtorno do pânico. São considerados casos "subclínicos", e muitas vezes não são corretamente tratados, apesar de estarem associados à incapacitação e ao sofrimento. Esses quadros têm sido descritos como *transtornos mentais comuns* e representam um dos desafios das classificações nosológicas psiquiátricas nesse momento de reestruturação da *CID-11*, da *CID-11-AP* e do *DSM-V*, em que novas denominações estão sendo propostas para sua melhor definição.

Assim, ao olhar para os quadros de ansiedade na AP, deve-se sempre ter em mente que muitos deles não serão "puros", como os descritos em ambientes psiquiátricos de nível secundário ou mesmo terciário. Preenchendo critérios suficientes para diagnóstico psiquiátrico ou não, eles comumente estarão combinados com sintomas depressivos. Goldberg propõe que esse conjunto de quadros na AP seja denominado *transtorno emocional*. É ainda necessário lembrar que, assim como as síndromes, nesse cenário as intervenções muitas vezes também terão de ser menos específicas.

Alguns comentários são necessários, ainda, sobre as particularidades de como os transtornos ansiosos chegam ao olhar dos colegas da AP. Embora se saiba que a prevalência de todos esses transtornos é relativamente alta na clientela que frequenta esses serviços de saúde, alguns se apresentam de forma mais florida e outros passam praticamente incógnitos.

Nesta categoria está o transtorno obsessivo-compulsivo, para o qual os generalistas têm capacidade limitada de desconfiar da presença e de fazer o diagnóstico. Em geral, ele costuma ser identificado quando da intervenção de um especialista, cuja atenção para o paciente é solicitada principalmente pela comorbidade com a depressão. As fobias também passam bastante despercebidas. Quando são identificadas – em geral quando levam a grande comprometimento social, como na agorafobia e na fobia social – a sensação dos médicos da AP é de que não há recursos que possam ser usados em seu tratamento, e em geral esses casos são referenciados. Fobias simples são geralmente ignoradas. Os quadros ansiosos mais facilmente identificados na AP são os que mais geram busca dos serviços e que se mostram mais obviamente, como o transtorno de ansiedade generalizada, a agorafobia e o transtorno do pânico. No tocante ao último, é importante notar que muitas vezes os generalistas confundem crises isoladas de pânico (vertente "subclínica") com o transtorno completo. Apesar do enorme potencial dos cuidados primários para identificar precocemente quadros da síndrome do estresse pós-traumático – pela proximidade do convívio com a comunidade –, é mais habitual que tais quadros sejam diagnosticados tardiamente.

EPIDEMIOLOGIA

Estudos epidemiológicos têm se valido de instrumentos de rastreamento de sintomas psiquiátricos comuns, como o SRQ-20 e o GHQ-12, para identificar pacientes sob risco de quadros de ansiedade, depressão e sintomas físicos inexplicáveis. Normalmente na literatura são considerados uma das formas de transtorno mental comum e é grande sua prevalência na população atendida pela AP. No Brasil, estudos feitos desde a década de 1980 em diversas unidades gerais de saúde apontam uma prevalência de transtornos mentais comuns em torno de 50% dos pacientes atendidos, sendo que um terço desses é quadro de intensidade grave.

Embora o mais comum sejam apresentações "subclínicas" e mistas, a prevalência de subcategorias específicas de transtornos ansiosos na população atendida nas unidades de AP também é alta em todo mundo, situando-se em média em 7,9% dos pacientes atendidos para transtorno de ansiedade generalizada, 1,1% com transtorno do pânico, e entre 0,5% e 1,5% de agorafobias (com ou sem pânico) nos estudos *Psychological Problems in General Health Care (PPGHC)* da OMS realizados desde a década de 1990 em quinze centros mundiais.

É importante destacar que os estudos no Brasil desde a década de 1980 apontam altas prevalências, comparadas com outros estudos mundiais, e com algumas características particulares. No caso do transtorno de ansiedade generalizada, o estudo da OMS demonstrou prevalências que variaram de 1,9% em Xangai para 22,6% no Rio de Janeiro, tendo o estudo de Villano e cols. sido conduzido com os pacientes atendidos no Ambulatório de Medicina Integral do Hospital Universitário Pedro Ernesto (RJ) (Ustun et al., 1995). Outro estudo, realizado em unidades do Programa de Saúde da Família de Petrópolis em 2004, apontou que, entre os pacientes rastreados como portadores de transtornos mentais comuns na clientela em atendimento nessas unidades, cerca de 40% eram portadores de transtornos ansiosos, sendo comum a comorbidade com transtornos depressivos e transtornos somatoformes, com significativa presença de queixas somáticas inexplicáveis. Os transtornos de ansiedade generalizada, quadros fóbicos e o transtorno do estresse pós-traumático se destacaram como os transtornos ansiosos mais importantes. Como no estudo de Villano para a pesquisa da OMS, o transtorno do pânico não foi detectado.

TRATAMENTO

O que pode ser feito para o cuidado desses pacientes pelos profissionais da AP, em geral, e pelas equipes de saúde da família em particular? Qual deve ser o tratamento para os transtornos ansiosos na AP?

Os cuidados na AP para os transtornos emocionais em geral e para os transtornos ansiosos em especial podem ser divididos nos seguintes subtipos.

Promoção de Saúde

Os transtornos emocionais são frequentes e relacionados à presença de problemas de ordem psicossocial, mas em cerca de 30% dos casos têm remissão e resolução espontânea. Respondem à melhora dos problemas que os motivaram e a modificações nas rotinas de vida desses pacientes. Assim sendo, intervenções que promovam laços, ampliando as redes de apoio e uma estrutura de vida mais saudável são ações de promoção de saúde mental.

Aí podemos incluir varias das ações já feitas pelas equipes do Programa de Saúde da Família, como grupos de atividades físicas (caminhada e alongamento, entre outros), de atividades manuais (em grupos de mulheres, de idosos) e grupos de portadores de doenças crônicas, como diabetes e hipertensão. O próprio grupo já estrutura uma rede de apoio e reduz a tensão emocional. Entre os inúmeros grupos que podem ser organizados, destaca-se a Terapia Comunitária, técnica desenvolvida por Adalberto Barreto da Universidade Federal do Ceará para desenvolvimento da autonomia, autoestima e construção de redes sociais.

Prevenção de Doença

Como prevenir o transtorno emocional e as síndromes ansiosas em um contexto comunitário? A intervenção precoce no sofrimento emocional das pessoas é a melhor forma de ação. Aí se incluem desde ações de apoio em casos de catástrofes, em especial as naturais, como enchentes e deslizamentos, que representem um apoio para a população atendida nas unidades de PSF, como também ações junto às famílias, na promoção de bons tratos e apoio em situações de crise. Também intervenções como grupos de mães, de gestantes ou de mulheres.

Detecção e tratamento

A questão da detecção é crucial no atendimento dessa população. Como as queixas em geral são somáticas, e os pacientes não apresentam espontaneamente seu sofrimento emocional, muitas vezes esses quadros passam despercebidos nos atendimentos da AP. É importante que os transtornos emocionais sejam ativamente rastreados pelos profissionais. Não só porque complicam a evolução das outras patologias que esses pacientes possam porventura ter, mas também pelo grau de sofrimento e pelo comprometimento de sua qualidade de vida. É importante que o especialista da Saúde Mental, ao atuar na AP, domine instrumentos simplificados de rastreamento de casos. Goldberg e cols. propõem uma dessas ferramentas, baseada nas seguintes questões:

1. Você tem se preocupado demais?
2. Você tem se sentido esgotado, tenso?
3. Você tem se sentido muito irritado(a) ou com "problema nos nervos"?
4. Você tem tido dificuldade em relaxar?

Se houver pelo menos dois "sim", faça as perguntas a seguir:

5. Você tem dormido mal ou tem dificuldade para dormir?
6. Você tem sentido dor de cabeça, no pescoço ou mal-estar na cabeça?
7. Você tem sentido tontura, suor frio, diarreia, formigamentos, desconforto no estômago, batedeira etc. (sintomas autonômicos)?
8. Você está preocupado com sua saúde?
9. Esses problemas têm prejudicado sua qualidade de vida e suas relações com outras pessoas?

Segundo os autores, cinco ou mais respostas positivas, com pelo menos seis meses de evolução, indicariam forte risco para um transtorno de ansiedade.

Um aspecto interessante do processo de diagnóstico desses pacientes se refere à presença da queixa de "nervoso". Essa queixa, um padrão cultural de manifestação desse sofrimento psíquico difuso característico da população atendida na AP, está fortemente associada à presença de transtornos mentais comuns. Frequentemente ignorada pelos profissionais, para quem, devido à base biomédica estrita de suas concepções acerca do processo de saúde e doença, não trazem nenhum sentido, a queixa de "nervoso" parece ser a forma popular de descrição do transtorno emocional, a forma mais prevalente de transtorno ansioso na AP.

Resta podermos, como profissionais, entender e respeitar esse padrão de linguagem, acolhendo-o e procurando intervenções terapêuticas que aliviem esse sofrimento, tendo o cuidado de não propor tratamentos desnecessários que podem aumentar os custos para as pessoas e o sistema de saúde, e eventualmente até provocar maior sofrimento

Além dessas formas mistas de ansiedade, depressão e somatização, é importante que as equipes de AP estejam capacitadas para identificar precocemente as pessoas que apresentarem sintomas sugestivos de transtornos de ansiedade mais graves e incapacitantes, como o transtorno obsessivo-compulsivo e o estresse pós-traumático. A detecção desses casos num estágio inicial de evolução, seguida pela confirmação diagnóstica e pelo planejamento terapêutico por um especialista, seja mediante a estratégia do matriciamento, seja pela referência a um serviço especializado, evitará as complicações resultantes da cronificação desses problemas.

Intervenções Terapêuticas

As equipes de AP podem ser capacitadas no manejo de transtornos de ansiedade, seja pelo uso racional de psicofármacos, quando indicados, seja pelo emprego de materiais de autoajuda, intervenções psicossociais e outras técnicas terapêuticas de apoio baseadas em princípios psicoterapêuticos.

Uma vez que tenham sido identificados casos de transtornos ansiosos bem definidos, as condutas terapêuticas medicamentosas devem ser as mesmas indicadas nos outros capítulos deste livro. No entanto, medidas psicossociais simples devem sempre ser consideradas, como indicar a participação em um grupo comunitário que funcione nas proximidades e atenda pessoas do perfil do paciente, o reforço na participação em grupos de atividade física e outras medidas higiênicas gerais saudáveis à mente e ao corpo. A convivência mais próxima dos profissionais da AP com o universo do paciente facilita esse processo e muitas vezes aumenta a aderência, quando comparada a indicações feitas em ambulatórios especializados.

As intervenções psicossociais e de apoio na atenção primária têm sido pesquisadas e adotam diversas bases teóricas, como as intervenções psicoeducacionais, a terapia cognitivo-comportamental, em especial a terapia de resolução de problemas, e a terapia interpessoal. Em muitos casos são realizadas em grupo, o que por si só já oferece um espaço de apoio social que contribui para a recuperação dos pacientes, que, dessa forma, se tornam mais fortes e conseguem superar os eventos desencadeantes característicos desses quadros na AP. Na literatura podem ser encontrados diversos estudos recentes, cujo aprofundamento foge ao escopo deste capítulo. É considerada uma forma de tecnologia terapêutica leve, adequada para ser usada por profissionais não especialistas.

O uso de recursos mais especializados e que exijam treinamento, como terapias específicas para determinados diagnósticos, não deve ser adotado na AP. Assim, considerando a escassez de recursos em nosso país e o compromisso de parcimônia que o profissional que atua nesse cenário deve ter, é muito importante ponderar cuidadosamente quais pacientes, de fato, deverão ser referenciados para tratamento em outros serviços.

O Papel do Especialista

O papel do psiquiatra na AP é mais bem exercido se for desenvolvido de forma colaborativa com a equipe local. É mais eficiente, para os cuidados da população adstrita, que o especialista em Saúde Mental veja os casos em conjunto e os discuta, de forma pedagógica e interativa, com a equipe de AP. Há evidências que apontam que as respostas aparentemente simples de se colocar profissionais de Saúde Mental na AP ou treinar profissionais de AP por um período limitado de tempo não atendem satisfatoriamente às demandas em Saúde Mental da população.

Por outro lado, a presença de um profissional de Saúde Mental com conhecimento sobre a dinâmica da AP que visita regularmente a equipe local pode ser capaz de organizar a hierarquização dos casos, evitando a referência desnecessária, ao mesmo tempo que capacita seus interlocutores a lidar com esses tipos de caso. O grande cuidado a ser tomado aqui é lembrar sempre que as ferramentas da psiquiatria para os transtornos ansiosos foram desenvolvidos na Atenção Secundária, e por isso necessitam de um moderado grau de relativização nesse outro cenário.

REFERÊNCIAS BIBLIOGRÁFICAS

Fonseca MLG, Guimarães MBL, Vasconcelos EM. Sofrimento difuso e transtornos mentais comuns: uma revisão bibliográfica. Revista de APS, 11(3); 285-294, 2008.

Fortes S, Villano LA, Lopes CS. Perfil nosológico e prevalência de transtornos mentais comuns em pacientes atendidos em unidades do Programa de Saúde da Família (PSF) em Petrópolis, Rio de Janeiro. Rev Bras Psiquiatria, 30(1): 32-37, 2008.

Goldberg D, Gask L, Morriss R. Psychiatry in medical practice. London: Routledge, 2008.

Goldberg D.; Krueger FR, et al. Emotional Disorders: Cluster 4 of the proposed meta-structure for DSM-V and ICD-11. Psychological Medicine, 39: 2043-2050, 2009.

Jacob KS. The diagnosis and management of depression and anxiety in primary care: The need for a different framework. Postgraduate Medical Journal, 82: 836-9, 2006.

Ustun TB, Sartorius N. Mental Illness in General Health Care: an international study John Wiley & Sons Ltd, England 1995.

Índice Remissivo

A

B

C

D

E

F

G

H

I

J/K/L

M

N

O

P

Q/R

S

T

U

V/X/Z

Impresso nas oficinas da
SERMOGRAF - ARTES GRÁFICAS E EDITORA LTDA.
Rua São Sebastião, 199 - Petrópolis - RJ
Tel.: (24)2237-3769